원기단법 정해 국선도

국선도 원기단법 정해
ⓒ 김종무, 2011

초판 1쇄 펴낸날　2011년 4월 9일
초판 2쇄 펴낸날　2021년 4월 1일

편　　저	청화 김종무
펴　낸　이	김지혜, 이정구
펴　낸　곳	나무와달
출판등록	2009년 11월 5일(제408-2009-000006호)
주　　소	서울특별시 광진구 광장로1다길 11, 2층 (04966)
전　　화	02-3436-2608
팩　　스	02-3436-2609
이 메 일	tree.moon@daum.net
ISBN	978-89-963716-1-8 03690

이 책은 신저작권법에 의해 보호받는 저작물이므로 무단전재와 무단복제를 금지합니다.
이 책 내용의 일부나 전부를 재사용하려면 저작권자와 출판사의 동의를 반드시 받아야 합니다.
파본이나 잘못 만들어진 책은 구입하신 서점에서 교환해드립니다.

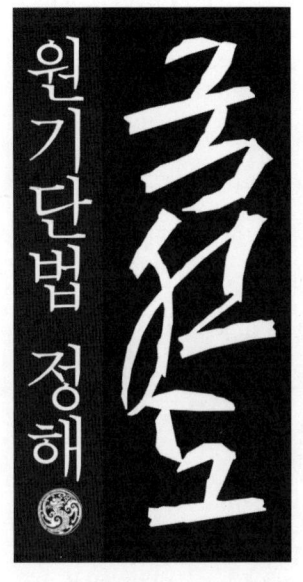

원기단법 정해

국선도

청화 김종무 편저

나무와달

서문

새순이 신록으로 가지 끝에서 밝은 빛을 받으며 대기 중에 찬란하고 활기찬 모습으로 우리를 향해 맑은 미소를 보내고 있듯이 우리 국선도인들도 서로 만나면 밝게 인사하고 웃는 마음이 되기를 간절히 바라며 《국선도 원기단법 정해》의 서序를 열고자 합니다.

국선도國仚道 행공行功 단법丹法은 듣고 보고 배우고 수련하여 도력道力을 얻을 수 없다면 천 가지 말이나 만 가지 설명이 모두 쓸데없는 수련법으로 누구나 수련하여 나타나는 효과로 입증하여 가치를 판단하는 것이 바로 국선도입니다. 현재 시중에 나와 있는 국선도 문헌 가운데 원기단법元氣丹法을 행공하면서 인체에 미치는 효능이 어떠한지를 자세히 풀어놓은 책이 드문 탓에 수련자들이 좌표 없이 동작을 행하는 실정이 안타까워 제가 원기단법을 배우던 시절 틈틈이 지도받은 것들을 세상에 내놓습니다. 거칠고 투박한 문장 그대로 내놓으면서 부끄러움을 무릅쓰는 까닭은 많은 분들에게서 바른 국선도법을 배우고 싶어 하는 갈망을 보았고 그 기대를 저버릴 수 없었기 때문입니다.

국선도 수련법 중 정각도正覺道 원기단법까지는 육체 수련 과정으로 강인한 체력을 만들면서 한편으로는 아래돌단자리에 정신을 내수內守하고 원기를 모으는 축기를 통해 임독任督 자개自開 수련에 진입하고 운기運氣해야 합니다. 여기서 말하는 운기란 오운육기五運六氣가 아니라 기氣의 운용을 말하는 것이며, 원기단법의 여러 동작을 통해 조신調身하고 정체正體하려면 기를 유기流氣하며 운용해야 청기淸氣가 되고 기의 운용이 없는 동작들은 근육 운동에 그칠 뿐 유기가 아니라는 점을 명심하셔야 합니다.

사람의 한 몸은 마음을 바르게 갖고 몸과 마음을 전력 경주하여 참고 인내하는 법을 배우며 한층 더 나아가 그 마음조차 털어버리고 비우며 아래돌단자리에 축기함으로써 임·독맥을 자개하기 위해 틈을 찾습니다. 이는 구체적으로 미려혈을 열고 일어나 짝을 찾음같이 독맥과 임맥의 유통을 의미함이니 한 밝점을 똑똑히 바라보고 인도해야만 원기단법에서 이루려는 행공의 결실을 볼 수 있습니다. 이는 국선도만의 법리로 청산 사부님께서 국선도 별책에 기록하신 것입니다. 또한 원기단법은 육체적 고행의 단법이므로 동작과 호흡을 행할 때 절대로 욕심을 부려 무리해서는 안 됩니다. 그렇게 동작과 호흡이 모두 임의로워야 함을 명심하고 행공에 임할 것이며 행공 조화가 잘되도록 동작과 호흡과 의식 집중을 통해 도심道心 속에 들어야 함을 또한 명심하십시오. 수련의 연륜이란 세월 따라 영글어 인연 따라 열매 맺는다 하지만 국선도 수련은 누가 얼마나 열심히 무릎 꿇고 앉아 수련했는지에 따라 도단이 결정되며 앞으로 국선도의 위계질서는 이 도단을 통해 결정될 것입니다.

원기단법을 행공하면서 각 동작을 왜 행하는지 이유도 모르고 효능도 모르면서 수련하게 되니 수련하는 분들의 동기가 약해지는 모습을 많이 보아왔습니다. 그래서 이 책에서는 각 행공 동작마다 정확한 행공 효능을 밝히는 것에 주력했습니다. 동작을 정확하게 취하는 방법과 동작을 취할 때 어느 혈穴자리를 위주로 몸을 꺾고 돌리고 트는지를 설명했을 뿐만 아니라, 각 동작마다 어느 근육을 강화하며 진기를 어찌 조정하고 기를 어찌 순환하도록 수련해야 하며 동작을 취할 때 어느 경락經絡과 경근經筋과 근육에 효과가 있는지를 정확하게 밝혔습니다. 수련자 여러분, 이 책을 원기단법 교과서처럼 이용하셔서 수련에 작은 도움이라도 되길 바랍니다.

마지막으로 한 가지 밝혀두고 싶은 점은, 이 책의 내용은 술이부작述而不作이지 저 청화가 창작한 것이 아니라는 점입니다. 저는 단지 저의 수련 시절에 공책에 적어놓은 글들이 말이 되도록 정리만 했을 뿐이고,

모든 내용은 청산 사부님과 비거 사백 어른의 가르침으로부터 온 것임을 밝히는 바입니다. 2004년에 펴낸 《국선초》에서 밝혔듯이 저는 청산 사부님의 명으로 미국에서 기약 없이 대기하며 기다리다 국선도 창립 30주년을 계기로 한국에 발을 들여놓게 되었습니다. 그때 돌아와 고향 집 다락방에서 묵직한 보따리를 하나 발견했는데, 제가 미국에 가서 죽었는지 살았는지도 몰랐던 아버지께서 제가 나타날 때까지 그 보따리를 버리지 않고 보관해두셨던 것입니다. 그 안에는 곰팡이 냄새 가득한 공책들이 들어 있었는데 자세히 살펴보니 산중에서 사백 어른과 사부님으로부터 가르침을 받을 때마다 적어놓은 수련일지였습니다. 산삼을 캔 것보다도 기뻤고 국선도 중흥에 도움을 줄 도화선이 될 수 있겠구나 싶었습니다. 다른 감사패나 일본 후지 TV에서 받은 감사장도 찾아보았지만 그것들은 다 사라지고 없었습니다.

    제가 열 살 되던 해에 집으로 찾아온 어린 스님 같은 분(당시의 청산 사부님)이 있었는데, 나중에 그분이 바로 다섯 살 손위의 친형이라는 사실을 알고 충격에 빠진 적이 있습니다. 하지만 그분이 겨울에 추위 타지 말라며 아랫배에 힘주는 법을 가르쳐준 것이 계기가 되어 친해졌고 그 후 집에 찾아올 때마다 이것저것 가르쳐주는 것이 신기하여 여러 가지를 물어보게 되었습니다. 나중에는 형을 따라 수련까지 하게 되었는데 수련의 경지가 높은 것을 알게 되면서 같은 형제라도 정말로 사부님이라 여겨질 도력을 보는 기회가 많이 따르게 되었습니다. 그러나 어느 형제를 보더라도 형이 동생의 공부를 가르칠 수 없듯이 사부님 또한 저를 가르칠 때 답답해서서 한 번도 언급한 적이 없던 과외 선생을 붙여주셨는데 그분이 바로 비거 사백 어른이셨습니다. 제가 만나 뵈올 당시 선풍도골에 연세가 많은 분이셨는데 자상하셔서 수련의 열정에 불분은 제가 못 알아듣더라도 반복해서 가르침을 주셨습니다. 거의 10개월 뒤에 그 기록들을 가지고 나와서 사부님께 "사백 어른께서 형한테 못 듣던 말씀도 많이 해주시던데" 하며 보여드렸더니 "안 밝히려 했던 부분인데 어른이 밝히시니" 하시며 제가 실수로 잘못 기록한 것들을 정정해주셨고 그때부터 높은 경지의 수련에 대해 말씀해주시기 시작하셨습니다. 무서운 사부님을 피해 존재도 몰랐던 사백 어른을 만나 수련의 가르침을 받던 그때의 기록들이 이렇게 제 손에 다시 돌아오게 된 것은 기적과도 같은 일입니다.

  이 책은 그 기록들 가운데 하나입니다. 하루아침에 지어서 나온 책이 아니고 이렇듯 여러 곡절을 거쳐 여러분께 어렵사리 전해지는 책입니다. 해서 저는 가르침을 주신 분들의 원문에 충실하려고 노력했음을 밝힙니다. 다만 구체적인 수련 방법은 이 책에 담겨 있지 않습니다. 정확한 내공 수련은 지도의 기회가 주어지는 대로 직접 지도로 밝히기를 원합니다. 내밀한 가족사까지 어렵게 꺼내놓으며 이 책을 펴게 된 이유를 밝히는 것은 수련을 포함하여 앞으로는 어떤 것도 숨기지 않겠다는 저의 의지로 봐주시길 바라기 때문이며, 이 기록들이 전해지도록 해주신 사부님과 사백 어른 그리고 부모님께 깊은 감사의 절을 올립니다. 끝으로 저의 유일한 사형으로 이 책의 출판을 격려해주신 국선도무예협회 박진후 총재님과 원고 검수 및 출판에 도움을 주신 국선도무예협회 사범님들에게 심심한 감사를 전합니다. 수련자 여러분 모두에게 국선도의 밝은 빛이 깃들길 두 손 모아 합장합니다.

단기 4344년 봄
미국 뉴저지 한 모퉁이에서 청화

차례

004 서문
012 원기 단전 행공법
014 원기단법과 행공 효능
016 경락 운기법

원기단법 1편
020 일신법의 원법 021 정심법의 지법 022 신심법의 각법 023 인심법의 파법
024 파심법의 일법 025 전심법의 인법 026 해심법의 해법 027 휴심법의 전법
028 동심법의 작법 029 합심법의 휴법 030 일관법의 염법 031 사리법의 공법

원기단법 2편
034 일신법의 형법 035 정심법의 생법 036 신심법의 평법 037 인심법의 곤법
038 파심법의 용법 039 전심법의 창법 040 해심법의 지법 041 휴심법의 회법
042 동심법의 분법 043 합심법의 행법 044 일관법의 시법 045 사리법의 이법

원기단법 3편
048 일신법의 활법 049 정심법의 중법 050 신심법의 낙법 051 인심법의 황법
052 파심법의 효법 053 전심법의 의법 054 해심법의 철법 055 휴심법의 진법
056 동심법의 화법 057 합심법의 전법 058 일관법의 청법 059 사리법의 통법

원기단법 4편
062 일신법의 체법 063 정심법의 구법 064 신심법의 전법 065 인심법의 당법
066 파심법의 본법 067 전심법의 인법 068 해심법의 옥법 069 휴심법의 연법
070 동심법의 화법 071 합심법의 이법 072 일관법의 목법 073 사리법의 신법

원기단법 5편
076 일신법의 기법 077 정심법의 창법 078 신심법의 본법 079 인심법의 궁법
080 파심법의 영법 081 전심법의 예법 082 해심법의 은법 083 휴심법의 정법
084 동심법의 결법 085 합심법의 문법 086 일관법의 안법 087 사리법의 경법

원기단법 6편
090 일신법의 단법 091 정심법의 기법 092 신심법의 강법 093 인심법의 명법
094 파심법의 진법 095 전심법의 성법 096 해심법의 형법 097 휴심법의 교법
098 동심법의 낙법 099 합심법의 훈법 100 일관법의 홍법 101 사리법의 직법

원기단법 7편
104 일신법의 전법 105 정심법의 주법 106 신심법의 단법 107 인심법의 광법
108 파심법의 귀법 109 전심법의 품법 110 해심법의 상법 111 휴심법의 견법
112 동심법의 회법 113 합심법의 군법 114 일관법의 환법 115 사리법의 황법

원기단법 8번
118 일신법의 적법   119 정심법의 왕법   120 신심법의 정법   121 인심법의 발법
122 파심법의 공법   123 전심법의 지법   124 해심법의 포법   125 휴심법의 평법
126 동심법의 태법   127 합심법의 파법   128 일관법의 영법   129 사리법의 혼법

원기단법 9편
132 일신법의 광법   133 정심법의 휘법   134 신심법의 능법   135 인심법의 원법
136 파심법의 사법   137 전심법의 거법   138 해심법의 안법   139 휴심법의 동법
140 동심법의 무법   141 합심법의 인법   142 일관법의 사법   143 사리법의 이법

원기단법 10편
146 일신법의 근법   147 정심법의 무법   148 신심법의 기법   149 인심법의 래법
150 파심법의 사법   151 전심법의 창법   152 해심법의 전법   153 휴심법의 곡법
154 동심법의 영법   155 합심법의 공법   156 일관법의 상법   157 사리법의 수법

원기단법 11편
160 일신법의 창법   161 정심법의 고법   162 신심법의 화법   163 인심법의 죽법
164 파심법의 양법   165 전심법의 향법   166 해심법의 금법   167 휴심법의 병법
168 동심법의 허법   169 합심법의 표법   170 일관법의 이법   171 사리법의 상법

원기단법 12편
174 일신법의 구법   175 정심법의 정법   176 신심법의 집법   177 인심법의 목법
178 파심법의 착법   179 전심법의 외법   180 해심법의 비법   181 휴심법의 견법
182 동심법의 우법   183 합심법의 환법   184 일관법의 준법   185 사리법의 원법

원기단법 13편
188 일신법의 즉법   189 정심법의 중법   190 신심법의 준법   191 인심법의 오법
192 파심법의 각법   193 전심법의 폐법   194 해심법의 욕법   195 휴심법의 수법
196 동심법의 지법   197 합심법의 식법   198 일관법의 송법   199 사리법의 세법

원기단법 14편
202 일신법의 소법   203 정심법의 격법   204 신심법의 미법   205 인심법의 대법
206 파심법의 사법   207 전심법의 인법   208 해심법의 비법   209 휴심법의 간법
210 동심법의 부법   211 합심법의 성법   212 일관법의 영법   213 사리법의 장법

원기단법 15편
216 일신법의 개법   217 정심법의 도법   218 신심법의 안법   219 인심법의 정법
220 파심법의 과법   221 전심법의 가법   222 해심법의 근법   223 휴심법의 취법
224 동심법의 단법   225 합심법의 금법   226 일관법의 반법   227 사리법의 시법

원기단법 16편
230 일신법의 총법   231 정심법의 조법   232 신심법의 적법   233 인심법의 왕법
234 파심법의 진법   235 전심법의 관법   236 해심법의 방법   237 휴심법의 부법
238 동심법의 재법   239 합심법의 속법   240 일관법의 옥법   241 사리법의 충법

원기단법 17편
244 일신법의 직법   245 정심법의 사법   246 신심법의 조법   247 인심법의 화법
248 파심법의 연법   249 전심법의 부법   250 해심법의 적법   251 휴심법의 원법
252 동심법의 조법   253 합심법의 진법   254 일관법의 의법   255 사리법의 지법

원기단법 18편
258 일신법의 용법   259 정심법의 종법   260 신심법의 봉법   261 인심법의 현법
262 파심법의 운법   263 전심법의 황법   264 해심법의 도법   265 휴심법의 사법
266 동심법의 암법   267 합심법의 현법   268 일관법의 서법   269 사리법의 태법

원기단법 19편
272 일신법의 건법   273 정심법의 굴법   274 신심법의 성법   275 인심법의 천법
276 파심법의 창법   277 전심법의 지법   278 해심법의 군법   279 휴심법의 명법
280 동심법의 갑법   281 합심법의 양법   282 일관법의 계법   283 사리법의 승법

원기단법 20편
286 일신법의 월법   287 정심법의 윤법   288 신심법의 야법   289 인심법의 환법
290 파심법의 갈법   291 전심법의 세법   292 해심법의 사법   293 휴심법의 교법
294 동심법의 승법   295 합심법의 행법   296 일관법의 답법   297 사리법의 쌍법

원기단법 21편
300 일신법의 곡법   301 정심법의 양법   302 신심법의 통법   303 인심법의 구법
304 파심법의 등법   305 전심법의 망법   306 해심법의 등법   307 휴심법의 주법
308 동심법의 원법   309 합심법의 형법   310 일관법의 적법   311 사리법의 내법

원기단법 22편
314 일신법의 덕법   315 정심법의 보법   316 신심법의 축법   317 인심법의 담법
318 파심법의 영법   319 전심법의 경법   320 해심법의 번법   321 휴심법의 소법
322 동심법의 오법   323 합심법의 항법   324 일관법의 동법   325 사리법의 천법

원기단법 23편
328 일신법의 은법   329 정심법의 연법   330 신심법의 현법   331 인심법의 홍법
332 파심법의 감법   333 전심법의 찰법   334 해심법의 국법   335 휴심법의 양법
336 동심법의 이법   337 합심법의 구법   338 일관법의 황법   339 사리법의 농법

원기단법 24편

- 342 일신법의 불법
- 343 정심법의 학법
- 344 신심법의 별법
- 345 인심법의 기법
- 346 파심법의 취법
- 347 전심법의 경법
- 348 해심법의 기법
- 349 휴심법의 반법
- 350 동심법의 업법
- 351 합심법의 정법
- 352 일관법의 헌법
- 353 사리법의 온법

원기단법 25편

- 356 일신법의 해법
- 357 정심법의 성법
- 358 신심법의 도법
- 359 인심법의 은법
- 360 파심법의 장법
- 361 전심법의 묘법
- 362 해심법의 개법
- 363 휴심법의 상법
- 364 동심법의 조법
- 365 합심법의 횡법
- 366 일관법의 용법
- 367 사리법의 악법

원기단법 26편

- 370 일신법의 쌍법
- 371 정심법의 수법
- 372 신심법의 임법
- 373 인심법의 구법
- 374 파심법의 작법
- 375 전심법의 유법
- 376 해심법의 풍법
- 377 휴심법의 흥법
- 378 동심법의 비법
- 379 합심법의 금법
- 380 일관법의 매법
- 381 사리법의 아법

원기단법 27편

- 384 일신법의 통법
- 385 정심법의 숭법
- 386 신심법의 능법
- 387 인심법의 관법
- 388 파심법의 방법
- 389 전심법의 양법
- 390 해심법의 광법
- 391 휴심법의 만법
- 392 동심법의 낭법
- 393 합심법의 희법
- 394 일관법의 우법
- 395 사리법의 연법

원기단법 28편

- 398 일신법의 금법
- 399 정심법의 구법
- 400 신심법의 암법
- 401 인심법의 주법
- 402 파심법의 신법
- 403 전심법의 부법
- 404 해심법의 조법
- 405 휴심법의 서법
- 406 동심법의 소법
- 407 합심법의 붕법
- 408 일관법의 노법
- 409 사리법의 제법

원기단법 29편

- 412 일신법의 백법
- 413 정심법의 반법
- 414 신심법의 유법
- 415 인심법의 가법
- 416 파심법의 개법
- 417 전심법의 두법
- 418 해심법의 상법
- 419 휴심법의 전법
- 420 동심법의 두법
- 421 합심법의 애법
- 422 일관법의 봉법
- 423 사리법의 양법

원기단법 30편

- 426 일신법의 선법
- 427 정심법의 정법
- 428 신심법의 우법
- 429 인심법의 가법
- 430 파심법의 시법
- 431 전심법의 약법
- 432 해심법의 정법
- 433 휴심법의 맹법
- 434 동심법의 혈법
- 435 합심법의 월법
- 436 일관법의 포법
- 437 사리법의 촌법

438 원기단법 행공 총정리

원기元氣 단전丹田 행공법行功法

本法	別法	
一身法	元亨活體己	丹田赤光根
正心法	地生中救蒼	氣主旺揮無
身心法	覺平樂前本	江檀玎能機
忍心法	破坤黃當穹	明光發源來
破心法	日用曉本永	眞貴公事司
轉心法	忍晴義仁禮	性品至去昌
解心法	解知鐵玉銀	形象包安前
休心法	轉回進連庭	校見平同曲
動心法	作分化華結	落回兌無零
合心法	休行全耳問	煮君巴忍功
一觀法	念視聽目眼	渶丸靈思想
事理法	空理通神經	直恍魂理水

別法

蒼眖卽小開	總直龍乾月	谷德銀佛海	雙通金白仙
高丼中格度	曹寺鐘窟輪	養普蓮鶴星	壽崇區般貞
花執準美案	寂照奉誠野	通竺賢別到	林能岩諭牛
竹目悟大正	往華峴泉歡	句潭弘基恩	舊觀珠伽伽
涼泥篤查科	陳然雲倉葛	登迎甘取臟	雀方新開始
香外肺人加	寬扶皇紙細	望敬察景妙	維楊浮豆藥
今秘浴脾近	芳尺都郡舍	燈番菊器蓋	豊廣吊床精
炳筧修肝取	芙院師明教	珠所兩半尚	興滿瑞田盂
虛又止府單	在棗庵甲升	遠梧梨業烏	飛郞昭斗穴
表還式成金	束津懸裏杏	亨項邱丁橫	錦希朋愛越
移俊松英反	沃儀捿界畓	赤同黃玄蓉	梅友老峰浦
想原世長視	忠池台乘雙	來川籠溫岳	牙燕濟涼村

원기단법과 행공 효능

국선도國仚道 정각도正覺道 원기단법元氣丹法은 아래돌단자리에 정신精神을 내수內守하고 고요하게 원기元氣를 모으면서 정지우정靜之又靜[1]하여 음양동정陰陽動靜[2]하는 것으로 구성되어 있다.

원기단법의 본법은 일신一身을 갖추어 정심正心으로 신심身心을 합合하여 인忍하고 파破하며 전심轉心으로 해解하고 휴심休心하였다가 동動하는 것을 합合하여 일관一觀하므로 사리事理 통달通達하는 것이니, 이 순서를 잊지 않으면 원기단법을 올바로 알 것이다.

다시 말해 원기단법의 본법은 한 몸一身을 갖추기 위해 바른 마음正心으로 몸과 마음身心을 다 합해 참는忍 마음조차 헐破고 비우며 축기蓄氣에 힘쓰기轉를 좇아解 틈休을 얻고 일어나動 짝을 찾는 마음合心을 똑똑히 바라보고一觀 다스려야 이치事理를 통달한다.

다시 본의本意를 쉽게 풀이하면, 사람의 한 몸은 마음을 바르게 갖고 몸과 마음을 전력 경주하여 참고 인내하는 법을 배우고 한층 더 나아가 그 마음조차 헐어버리고 비우며 아래돌단자리의 축기를 통해 임독맥 자개自開를 위한 틈을 얻는다. 이는 미려혈을 열고 일어나 짝을 찾음같이 독맥督脈과 임맥任脈의 유통을 의미함이니 한 밝점을 똑똑히 바라보고 인도해야만 원기단법에서 이루려는 행공의 결실을 얻는다는 법리로 청산靑山 사부님께서 국선도 별책에 기록하신 것이다. 원기단법은 육체적 고행苦行의 단법이므로 동작과 호흡을 할 때 절대 욕심 부리지 말고 무리하지 않는 가운데 임의로워야 한다는 점을 명심하면서, 행공 조화가 잘 이루어지도록 동작과 호흡과 의식을 하나로 집중하여 도심道心 속에 들어야 하는 행공行功이다.

주해 | 원기단법 행공 수련에서 '고개 숙이고' '고개 들고'라는 동작에는 백회혈百會穴 아래 천령개天靈蓋[3]가 항상 천공天空[4]을 향해 수직적垂直的 관계를 유지함으로써 천문天門[5]으로 천기天氣를 받아들이고 천문을 개문開門할 준비를 하라는 뜻이 내포되어 있다. '상체 뒤로 바짝 젖히고'라는 동작은 요추腰椎[6]를 중심으로 상체를 뒤로 강하게 젖히라는 뜻이며 '상체 뒤로 젖히고'라는 동작은 영대혈靈臺穴[7]이나 신종혈神宗穴[8]을 중심점으로 삼아 상체를 뒤로 젖히라는 뜻이다. 원기단법 수련자들이 많은 의문을 가졌을 법한 것 가운데 하나가 이 동작을 취하는 의미인데, 원기단법 모든 편에서 '상체 뒤로 젖히는' 동작은 무려 27회나 나온다. 그중 '뒤로 바짝 젖히는' 동작이 단 4회, 나머지 23회가 '뒤로 젖히는' 동작인데 왜 이렇게 여러 번 상체를 뒤로 젖히는 것일까? 그 까닭은 영대혈이나 신종혈을 중심으로 상체를 뒤로 젖히는 동작들이 섞여 있기 때문이다. 원기단법의 원리를 알지 못하면 힘의 중추가 되는 요추의 힘을 강건하게 하기 위한 동작들로 뭉뚱그려 설명하기 때문에 이 법法을 밝히는 바이다.

---

1 고요하고 또 고요하다는 뜻.
2 음陰의 고요함과 양陽의 움직임으로 음정陰靜인 흡식吸息의 효용과 양동陽動의 동작動作 두 가지가 음양합실陰陽合實의 효과를 나타냄을 의미한다.
3 두정골頭頂骨을 말하며 머리 제일 꼭짓점이 되는 부분.
4 무한대로 열려 있는 하늘, 공중空中을 뜻하며 다른 말로 천궁天宮이라 표현한다.
5 천문泉門을 말하는 어린아이 때 두정골의 말랑말랑하던 숨구멍으로 볼록볼록 움직이던 곳을 말한다.
6 허리띠를 매는 부분의 5개 뼈의 이름이며 척추 하단부에 있다.
7 척추 등마루 6번째 마디 아래 움푹 들어간 곳의 혈 이름.
8 척추 등마루 11번째 마디 아래 움푹 들어간 곳의 혈 이름脊中.

경락 운기법

사람이 세상에 태어나 첫울음을 터트리면 난원공卵圓孔이 폐쇄되고 임독任督 두 맥이 나뉘면서 대자연으로부터 오는 선천지기先天之氣가 단절되고 후천지기後天之氣라 불리는 타고난 기운으로 세상을 살아나간다. 이때부터 사람은 촛불[火燭] 같은 한정된 삶을 영위하게 되는데 순천順天을 하지 못하는 잘못된 생활 방식과 경쟁의식과 자기중심적인 편협한 사회생활 등을 통해 육체에 부조화를 가져오면서 촛불의 초는 망가지고 쪼개져 희미한 불빛이 비치듯 밝은 빛을 잃어가는 삶을 살게 된다. 이런 잡다한 역천적逆天的 행위로 말미암아 마음은 굳어가고 욕심과 욕망으로 가득 찬 육신에 숨 쉴 구멍 하나 남기지 않고 봉해버리는 결과를 초래하니, 이제 우리는 마음을 열어 마음 가운데 밝은 빛을 받아 욕망과 욕심과 이기심이라는 음습陰濕한 찌꺼기들을 태워야 한다.

중기단법에서는 마음과 육체의 중심을 잡는 수련을 통해 단절된 대우주의 기운을 받아들이고자 육체의 왜곡을 교정하고, 건곤단법에서는 하늘 기운과 땅 기운이 인간 체내에서 만나는 행공을 통해 세상에 태어나면서 단절된 임독 유통을 시도하여 임독 자개를 위한 행타行打 수련에 임한다. 중기단법과 건곤단법을 수련하면 12경經이 활성화되고 건곤단법에서는 임독맥을 열며 원기단법에서는 12경과 365락絡을 유통한다. 14경 유통 과정에서 독맥督脈을 통해 진기眞氣를 올릴 때는 반드시 임독 유통 행로를 따라야 하고, 365락 유통 과정에서 대추혈大椎穴에서 요유혈腰兪穴로 진기를 하강시킬 때는 반드시 독맥으로 내려야 한다. 척추脊椎의 척강脊腔, 즉 척추 가운데는 한자 풀이대로 비어 있는데, 여기에는 정수精髓가 만수滿髓돼 있어 진기眞氣가 승강하는 데 아무런 장애가 없기 때문이다.

구이지학□耳之學한 분들은 진기가 척강脊腔으로 승강昇降한다는 것을 알지 못하니 자신의 얄팍한 한의학 지식에 기대어 등에 있는 방광경으로 진기를 내려 하지下肢로 보내라고 지도하는 실정이다.

임독 유통 시에도 진기가 미려혈尾閭穴을 뚫고 척강 속으로 들어가야 한다. 이것은 천지가 변한다 해도 바뀔 수 없는 구결口訣이다. 단기丹氣는 절대 임맥으로 상승하게 해서는 안 되며 이는 필자가 체험을 통해 체득한 것이기에 다시 한번 주의를 주는 바이다.

12경 유통을 하려면 먼저 아래돌단자리에 돌단을 쌓고 쌓은 돌단 기운을 응축시켜야 하니 이때 단기丹氣를 마는 듯이 하는데, 실질적인 느낌을 갖기 위해 아래돌단자리에서 단기丹氣를 두어 번 마는 듯이 하다가 장강혈長强穴 쪽으로 내리라 하는 것이다. 일단 단기丹氣가 시공역동변時空力動變의 원리를 따라 움직이는 힘으로 나타나면 회음혈會陰穴을 거쳐 장강혈을 통해 미려혈을 경유하여 독맥의 요유혈까지 올려 무혈無穴 통로를 통해 족삼양경足三陽經으로 발끝까지 하강시켰다가 족삼음경足三陰經으로 요유혈까지 올려 진기를 응집시킨 뒤, 독맥으로 상승시키다, 목 부위 하부 대추혈에서 무혈 통로를 통해 수삼음경手三陰經을 따라 손끝까지 내렸다가 다시 수삼양경手三陽經으로 올려 무혈 통로를 통해 대추혈에 응집시키고, 임독 유통의 길을 따라 독맥을 타고 위돌단자리를 돌아 나와 임맥을 따라 내려오다가 석문혈石門穴에서 무혈 통로를 통해 포문胞門을 거쳐 아래돌단자리로 진입시키고 호출한다.

다음으로 14경 유통은 임독 유통을 먼저 행한 뒤 위에서 설명한 대로 12경 유통을 하면 14경 유통이 된다.

365락 유통은 전신에 산재散在해 있는 각 혈점을 유통하는 것으로, 아래돌단자리에서 장강혈을 통해 미려혈을 거쳐 요유혈에서 족삼양경을 통해 왼쪽 발끝까지 내렸다가 족삼음경으로 요유혈까지 다시 올려 진기를 응집시켜 독맥으로 상승시키다 목 부위 하부 대추혈에서 오른손 끝까지 수삼음경으로 진기를 보냈다가 수삼양경으로 진기를 올려 대추혈에 응집시켜 독맥으로 하강시킨 뒤 요유혈에서 족삼양경을 통해 오른발 끝까지 진기를 보냈다가 요유혈로 진기를 응집시키고 독맥으로 상승시켜 대추혈에서 다시 왼손 끝까지 수삼음경을 통해 진기를 보냈다가 수삼양경으로 진기를 대추혈까지 끌어올린 다음 임독 유통 행로를 통해 위돌단자리를 돌아 나와 임맥으로 따라 내려오다가 석문혈에서 무혈 통로를 통해 포문胞門을 거쳐 아래돌단자리로 진입시킨다. 흡지吸止가 길지 않을 경우 억지로 하면 안 되니 중간에 호흡을 조절하고 다시 유통시키다가 흡지가 길어지면 한 번의 흡식吸息으로 유통시키도록 한다.

원기단법 1편

원기단법 1편 1번   일신법一身法의 원법元法

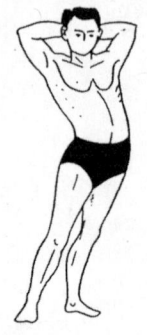

서서 양발을 어깨너비로 벌리고 양손을 목 뒤로 깍지 끼고 상체를 뒤로 젖혀 가슴을 벌리고 고개를 숙이며 아래돌단자리를 내밀고 아래돌단자리 호흡을 한다.

행 · 공 · 효 · 능

영대혈靈臺穴을 중심점으로 상체를 뒤로 젖히며 팔꿈치를 좌우로 넓게 벌려야 종근宗筋과 족태양근足太陽筋이 강인해진다. 이때 깍지 낀 손을 천주혈天柱穴[1]과 풍지혈風池穴[2]에 가볍게 대주면 몸을 뒤로 젖힐 때 자연스럽게 자극을 받게 되어 족태양방광경足太陽膀胱經과 족소양담경足少陰膽經에 진기眞氣의 유주流周[3]를 돕고 소뇌小腦의 발달을 도와 운동력을 조절해준다. 또한 아래돌단자리를 앞으로 내밀어 축기蓄氣[4]된 기운의 응집력凝集力을 높이고 요추腰椎를 기력氣力이 튼튼한 힘의 중추가 되도록 만들기 위해 긴장과 이완을 반복하여 청신淸新한 기혈의 순환을 원활하게 해주며, 하체下體 근골筋骨[5]을 강인強靭하게 만들기 위해 허벅지와 엉덩이 근육을 긴장시키고 상체를 엉덩이 위에 가볍게 올려놓은 듯한 상태로 몸을 뒤로 젖히고 하는 행공이다.

1 방광경膀胱經에 소속되어 있고 목 뒤 상단 부분 양쪽에 움푹 들어간 곳의 혈 이름.
2 담경膽經에 소속되어 있고 천주혈 외측에 있는 혈 이름.
3 신체 구석구석으로 골고루 흐른다는 뜻.
4 돌단을 쌓는다, 기氣를 밝점에 모은다는 뜻.
5 근육과 뼈를 모두 아울러 말한다.

원기단법 1편 2번   정심법正心法의 지법地法

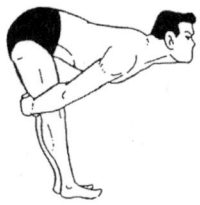

상체 앞으로 숙이고 양손으로 학골鶴骨[6] 뒷부분 위중혈[7] 부위를 깍지 끼어 감싸 안으며 양발과 무릎은 수직을, 허리는 수평을 유지하고 양방괄약근兩方括約筋[8]을 안으로 당기며 고개 들고 아래돌단자리 호흡을 한다.

행 · 공 · 효 · 능

원법元法 자세에서 긴장되어 있던 요추의 긴장을 이완시켜 요추간연골腰椎間軟骨에 청신한 기혈의 활달한 주회周廻를 통해 분욕憤慾을 제어하니 혈기血氣를 견고히 해주는 행공이다. 상체를 앞으로 굽히므로 반막양근半膜樣筋과 비복근腓腹筋을 강인하게 하고 요추의 왜곡을 교정하며 오장육부를 평안한 상태로 유도하여 오장육부의 울혈鬱血을 풀어주며, 위중혈委中穴을 감싸 안을 때는 엄지손가락 횡문橫紋[9] 부위로 양관혈陽關穴[10]을 자극하여 방광경膀胱經과 담경膽經에 압력을 전이해줌으로써 담즙膽汁의 생성을 도와준다.

---

6 무릎뼈를 일컫는 말.
7 무릎 뒤쪽 오금 중간 부위에 있는 혈 이름.
8 항문 주변에 있는 괄약근을 말하며 수축 이완이 마음대로 가능한 근육.
9 가로무늬를 말하나 여기서는 엄지손가락 지문 부위를 말한다.
10 담경에 소속되어 있고 무릎 양옆 구부러지는 부분 중간에 있는 혈 이름(슬양관膝陽關).

원기단법 1편 3번　　신심법身心法의 각법覺法

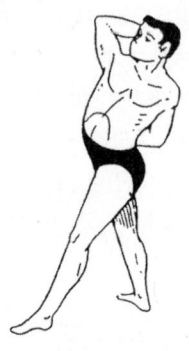

서서 오른손으로 목 뒷부분을 잡고 왼손은 뒷짐 지고 상체를 뒤로 젖히며 왼쪽으로 틀고 아래돌단자리 호흡을 한다.

행 · 공 · 효 · 능

척추 등마루 전체를 활 모양으로 휘면서 무릎은 곧게 펴고 왼쪽으로 몸을 틀 때 몸의 균형과 중심이 어느 한쪽으로 치우치지 않도록 한다. 양정陽精[11]은 빠르고 음정陰精[12]은 더디게 유주流周하도록 수련하여 선골仙骨[13]과 미려혈尾閭穴[14]에 자극을 주고 치골恥骨[15] 결합 부분을 강화하며 요추의 기혈 순환을 극대화하고 신경절神經節[16]을 자극하는 행공으로 위장, 혈관, 방광, 내분비샘의 기능이 강화되어 침샘과 땀샘 및 췌장의 기능이 강화되며 기氣를 맑게 하여 위돌단자리가 상쾌해지고 기를 섭취하도록 관념觀念을 모아 위돌단자리를 내관內觀하며 행공한다.

---

11 양陽의 정기精氣. 생기 있고 빛이 나는 기운.
12 음陰의 정기. 만물 생성의 원천적 기운.
13 신선의 골격이라고 말하기도 하나 여기서는 인체의 꼬리뼈에 있는 천골을 이르는 말.
14 꼬리뼈 안쪽으로 손가락 한 마디 정도 위쪽에 위치한 혈로 침구 경혈에는 나와 있지 않으며 중국 도가에서는 미려관이라 호칭하지만 장강혈의 옛 이름이기도 하다.
15 좌골 앞쪽에 있으며 골반을 에워싼 불두덩뼈.
16 말초신경이 지나가는 길에 혹처럼 부풀어 올라온 세포체에 들어 있는 것으로 지각신경계知覺神經系와 자율신경계自律神經系, 두 종류가 있다.

원기단법 1편 4번 — 인심법忍心法의 파법破法

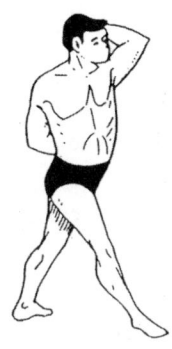

서서 왼손으로 목 뒷부분을 잡고 오른손은 뒷짐 지고 상체를 뒤로 젖히며 오른쪽으로 틀고 아래돌단자리 호흡을 한다.

행·공·효·능

척추 등마루 전체를 활 모양으로 휘면서 무릎은 곧게 펴고 왼쪽으로 몸을 틀 때 몸의 균형과 중심이 어느 한쪽으로 치우치지 않도록 한다. 양정陽精은 빠르고 음정陰精은 더디게 유주流周하도록 수련하여 선골仙骨과 미려혈尾閭穴에 자극을 주고 치골恥骨 결합 부분을 강화하며 요추의 기혈 순환을 극대화하고 신경절神經節을 자극하는 행공으로 위장, 혈관, 방광, 내분비샘의 기능이 강화되어 침샘과 땀샘 및 췌장의 기능이 강화되며 기氣를 맑게 하여 위돌단자리가 상쾌해지고 기를 섭취하도록 관념觀念을 모아 위돌단자리를 내관內觀하며 행공한다.

원기단법 1편 5번   파심법破心法의 일법日法

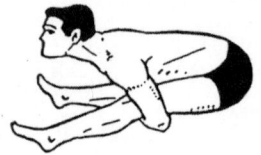

서서히 앉아 양발 좌우로 벌리고 양손으로 학골 뒤 위중혈 부위를 끌어안듯 잡고 상체를 앞으로 바짝 숙이며 고개 들고 발가락에 은은한 힘이 가 있는 듯 생각하며 아래돌단자리 호흡을 한다.

행 · 공 · 효 · 능

대퇴이두근大腿二頭筋,[17] 반막양근, 박근薄筋, 비복근腓腹筋,[18] 아킬레스건을 강인하게 하며 아래돌단자리에 자극을 주어 응집 축기蓄氣된 단화기丹火氣를 깊이 압축시킨 다음 진기眞氣를 전신으로 순환시키며 음양의 기를 화순和順케 하니, 사념思念이 비산飛散하거나 몸이 피로하지 않으며 정신이 흐트러지지 않고 두려움이 없어지며 음사陰邪가 마음을 움직이지 못하게 하니 혼정魂停[19]의 기틀을 다지는 행공이다. 족태음근足太陰筋[20]과 족소음근足少陰筋[21]의 기능을 강화하여 하지 근육 또한 강화하며 무릎과 넓적다리 근육이 뭉쳐 통증이 유발하는 것을 예방해준다.

---

17 넓적다리 대퇴大腿 뒤쪽에 있는 긴 근육.
18 하퇴부 뒤쪽 피하에 있는 강대한 근육으로 발뒤꿈치를 들어 올리거나 달리기 또는 걷기 운동을 할 때 중요한 역할을 하는 근육.
19 혼이 머무는 곳.
20 엄지발가락에서 시작하여 안쪽 복사뼈를 지나 무릎과 넓적다리를 거쳐 음부陰部에 모였다가 위로 복부 속을 거쳐 가슴에서 흩어졌다가 등에서 합하는 힘줄.
21 새끼발가락에서 시작하여 발바닥을 통해 발꿈치를 거쳐 사타구니를 따라 음부를 경유해 척추를 따라 목에 이르러 족태양근과 합하는 힘줄.

원기단법 1편 6번 　　　　전심법轉心法의 인법忍法

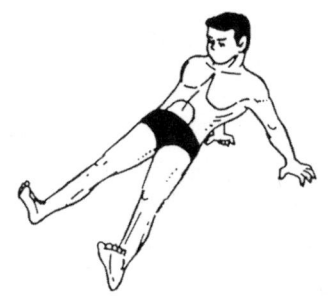

몸을 뒤로 젖히며 발뒤꿈치와 열 손가락으로 바닥 짚고 양발을 벌리고 전신을 들어 올리며 고개를 앞으로 숙이듯 하고 눈은 반개半開하며 아래돌단자리를 은은히 보는 듯한 상태에서 아래돌단자리 호흡을 한다.

행 · 공 · 효 · 능

상완삼두근上腕三頭筋[22]과 상완이두근上腕二頭筋[23]의 신축성과 강인성을 배양하는 동작으로, 진기가 유주하며 요골신경橈骨神經[24]과 근피신경筋皮神經[25]의 기능을 강화하니 수육경手六經에 자극을 줌으로써 활성화하려는 12경에 진기의 흐름이 원활하도록 기혈 순환의 방해물들, 예를 들어 불포화지방 및 콜레스테롤을 태워주며 혈기血氣와 간기肝氣와 장기臟氣를 양생養生해주니 기가 정련精鍊되어 전신의 기혈 순환이 원활해지며 탄력 있는 근육과 피부의 조화를 만들어주는 행공이다.

---

22 위팔 뒤쪽에 있는 큰 근육으로 주로 팔꿈치를 펴는 작용을 하며 요골신경橈骨神經의 지배를 받는다.
23 위팔 앞쪽에 있는 큰 근육으로 팔을 굽히는 작용을 하고 근피신경筋皮神經의 지배를 받으며, 이 근육이 수축되며 나타나는 현상을 알통이라 한다.
24 팔을 지배하는 신경으로 상완삼두근을 뚫고 상완골上腕骨 뒤쪽을 돌아 팔꿈치 바깥쪽에서 깊고 낮은 두 개의 가지로 나뉘어 손으로 뻗은 신경.
25 상완이두근과 상완근을 지배하는 신경으로 외측外側 전완前腕을 따라 운동신경과 감각신경을 포함하고 있는 신경.

원기단법 1편 7번   해심법解心法의 해법解法

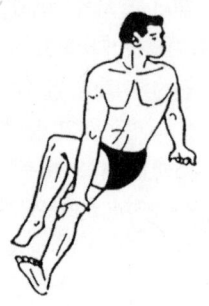

오른발은 앞으로 뻗고 왼발은 구부려 세워 발바닥을 오른 무릎 바깥쪽에 놓고 오른손으로 오른발 무릎 부분을 잡고 상체를 왼쪽으로 틀되 왼 손가락으로 바닥 짚고 머리도 왼쪽으로 틀어주며 아래돌단자리 호흡을 한다.

행 · 공 · 효 · 능

신체에서 잘 움직이지 않는 근육의 신축성을 발달시켜 근육이 강력한 동작을 만들어갈 수 있도록 골격근骨格筋[26]을 강인하게 해주는 행공이다. 유연하고 꿈틀거리는 동작을 잘하도록 내장근內臟筋[27]을 강화하여 기육肌肉이 견고해지니 혈맥血脈이 성만盛滿해지며 걸음걸이가 반듯해지고 혈기가 통하여 진기가 하지下肢에 유주되며 몸이 가벼워지고 족태음근足太陰筋과 족소음근足少陰筋을 강화하니 음부와 연결된 힘줄들이 강인해지며 경추頸椎와 척추의 왜곡이 바로잡힌다.

---

26   골격을 움직이는 근육으로 근섬유筋纖維 횡문에 있으며 운동신경의 지배로 수의근隨意筋이다.
27   불수의근不隨意筋에 속하며 내장의 모든 기관을 이루고 있는 근육.

원기단법 1편 8번   휴심법休心法의 전법轉法

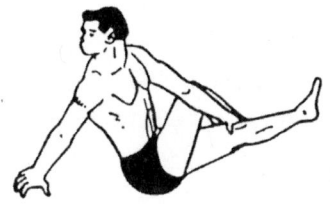

왼발은 앞으로 뻗고 오른발은 구부려 세워 발바닥을 왼 무릎 바깥쪽에 놓고 왼손으로 왼발 무릎 부분을 잡고 상체를 오른쪽으로 틀되 오른 손가락으로 바닥 짚고 머리도 오른쪽으로 틀어주며 아래돌단자리 호흡을 한다.

행 · 공 · 효 · 능

신체에서 잘 움직이지 않는 근육의 신축성을 발달시켜 근육이 강력한 동작을 만들어갈 수 있도록 골격근骨格筋을 강인하게 해주는 행공이다. 유연하고 꿈틀거리는 동작을 잘하도록 내장근內臟筋을 강화하여 기육肌肉이 견고해지니 혈맥血脈이 성만盛滿해지며 걸음걸이가 반듯해지고 혈기가 통하여 진기가 하지下肢에 유주되며 몸이 가벼워지고 족태음근足太陰筋과 족소음근足少陰筋을 강화하니 음부와 연결된 힘줄들이 강인해지며 경추頸椎와 척추의 왜곡이 바로잡힌다.

원기단법 1편 9번   동심법動心法의 작법作法

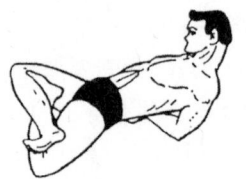

자세를 밝돌엎거리앉음세[結跏趺坐]²⁸로 바꾸며 상체를 뒤로 눕듯이 하고 양 손바닥으로 허리를 받쳐주며 팔꿈치는 바닥에 대고 양방괄약근을 안으로 바짝 당기며 눈은 반개하고 아래돌단자리를 바라보며 호흡한다.

행 · 공 · 효 · 능

수태양근手太陽筋²⁹과 수소양근手少陽筋³⁰의 기능이 강화되어 안眼, 이耳, 설舌의 기능 또한 강화되며 신유혈腎兪穴, 지실혈志室穴, 명문혈命門穴과 삼초유三焦兪와 기해유氣海兪에 손바닥 노궁혈勞宮穴로부터 발산되는 양화기陽火氣를 주입시켜준다는 관념觀念을 가지고 수련에 임하면 오장육부五臟六腑와 12경맥이 모두 태성太盛하도록 평정平定하며, 상기한 모든 혈들이 미치는 신체 반응점들을 예민하면서 강인하게 만들어가는 행공이다.

---

28 밝돌법의 엎거리앉음세(결과부좌)에는 두 가지 종류가 있는데 돌단엎거리앉음세와 밝돌엎거리앉음세다. 돌단엎거리앉음세는 마음을 안온하고 화평하게 해주는 앉음세로 수행하는 사람들의 기본 앉음세가 되고 수행 중 피로를 풀어주며 정심靜心에 들기 위해 취하는 앉음세이다. 밝돌엎거리앉음세는 밝의 참빛을 받아들여 돌의 이치에 참여한다는 뜻과 어둠의 세력을 쫓아내고 수행에 방해가 되는 마魔의 침범을 물리치는 힘이 있어 산중의 수도인들이 독자적으로 축시丑時부터 묘시卯時까지 기문氣門이 열리기 시작하는 시간에 많이 취한다. 돌단엎거리앉음세를 취할 때는 왼발을 먼저 당겨 오른쪽 허벅지 위에 올려놓고 오른발을 상단 전면에 올려놓으며, 밝돌엎거리앉음세는 오른발을 먼저 당겨 왼쪽 허벅지 위에 올려놓고 왼발을 상단 전면에 올려놓는다. 따라서 위 동작 그림의 발 모양은 반대가 되어야 한다.
29 소지小指부터 상완上腕을 두루 돌아 어깨와 목을 따라 귀 뒤 완골完骨까지 연결된 힘줄.
30 소지와 무명지無名指 끝에서 시작해 상완을 지나 어깨를 통해 목에 이르고 지근支筋은 허로 들어가 연락連絡되며 귀 앞을 따라 눈초리까지 연결된다.

원기단법 1편 10번　　합심법合心法의 휴법休法

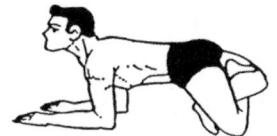

천천히 편안하게 밝돌었거리앉음세를 유지하며 무릎과 팔꿈치부터 손바닥까지 바닥에 대고 고개는 들고 옆에서 볼 때 상체가 평행을 유지하도록 하면서 아래돌단자리 호흡을 한다.

행 · 공 · 효 · 능

오장육부를 편안한 상태로 이끌어 육신의 평안을 꾀하며 음식물에서 얻는 곡기穀氣와 사람이 본디 가지고 있는 원기元氣가 평형平衡을 유지하도록 조화造化하니 육신이 강건해지고 정기精氣를 보존하는 행공이다. 척추 등마루의 왜곡을 바로잡아 평안한 마음속에 유아乳兒들의 깨끗하고 티 없는 마음과 웃음을 배운다는 생각으로 유아들의 삶을 배우며 모태에서 막 태어난 아기의 호흡을 배우고 그들 마음속 무욕無慾을 배우며 번뇌망상煩惱妄想[31]도 없고 더러움도 없는 가운데 자아自我를 발견하도록 힘쓴다.

31　이치에 맞지 않는 망령된 생각 때문에 마음이 시달려 괴로움을 당하는 현상.

원기단법 1편 11번   일관법一觀法의 염법念法

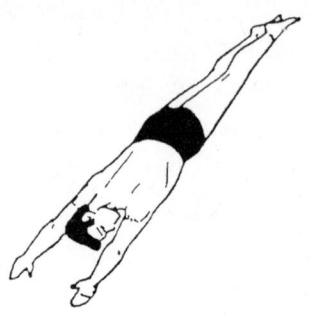

천천히 평안히게 엎드려 양손을 머리 위로 수직으로 뻗되 손바닥을 바닥에 대고 얼굴은 좌우 어느 쪽으로나 돌리되 양발을 가지런히 모아 뻗고 양 무릎을 붙이고 임독 유통하며 아래돌단자리 호흡을 한다.

행 · 공 · 효 · 능

합심법合心法의 휴법休法에서 수련한 자아 발견을 위한 정결한 마음 상태에서 염법수련念法修煉[32]으로 이어진다. 사심邪心과 욕심慾心과 욕망慾望이 많으면 음경陰經이 탁해지고 불평不平과 욕구불만慾求不滿은 양경陽經을 탁하게 만드는 원인이 되니 임독맥을 유통할 때는 잡다한 생각들을 털어버리고 마음의 평온을 유지하며 양陽, 음陰의 기가 조화를 이루도록 하루에 2회 또는 3회까지만 임독맥을 유통한다. 하루 3회 이상은 임독맥 유통을 금하며 임독맥 유통을 할 때도 밝점으로 진기를 잘 인도하고 잘 호위해주기 위한 행공이다.

---

32 긍정적인 생각 위에 영묘靈妙한 마음으로 진입하기 위한 덕스러운 마음을 키우고자 정결한 것만 생각하며 묵언으로 이루는 수련.

원기단법 1편 12번   사리법事理法의 공법空法

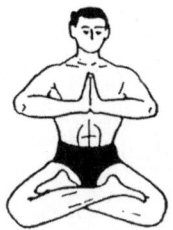

천천히 돌단었거리앉음세로 앉아 양손을 합장合掌하고 눈은 반깨한 채 손가락 끝이 은은히 보일 정도로 하고 척추의 경우 위로는 들어올리고 아래로는 당기듯이 하여 편안하고 안정된 자세로 마음의 평안을 찾으며 고요한 경지에서 아래돌단자리 호흡을 한다.

행 · 공 · 효 · 능

신腎을 강화하여 정기精氣를 기르기 위해 신腎을 보익補益하되 오욕五慾과 칠정七情은 경맥經脈을 막아 우주기宇宙氣와 불통不通하게 만드는 요인이니 고요한 경지로 수련자 자신을 이끌어 편안한 마음으로 순수하고 아름다우며 완전한 생명을 발현하고 있는 자신을 바라본다. 이를 저해沮害하는 요소들은 다 없어진다는 긍정적인 생각 위에 자신은 완전한 건강의 소유자라는 신념을 가지고 밝점을 아래돌단자리에 고정시켜 공空을 집수執守하며 주위에 흐르는 공기空氣의 흐름(기류氣流)을 체감하기 위해 고요한 경지로 진입한다.

원기단법 2편

원기단법 2편 1번 　　　일신법一身法의 형법亨法

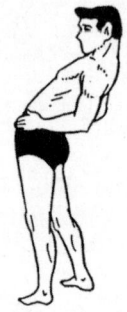

서서 양손을 아래돌단자리에 대고 상체를 뒤로 젖히며 양발을 어깨너비로 벌리고 고개는 앞으로 숙이고 양방괄약근을 당기며 발가락에 은은한 힘을 주면서 아래돌단자리 호흡을 한다.

행 · 공 · 효 · 능

상체를 뒤로 젖힐 때 근축혈筋縮穴,[1] 중추혈中樞穴, 척중혈脊中穴[2] 부위를 앞으로 내밀면 활배근闊背筋[3]이 강인해지고 신종神宗에 양陽이 허虛해지는 것을 예방하여 양맥陽脈의 총령總領인 독맥으로 양기陽氣가 화통化通하게 상승하니 관골근髖骨筋[4]의 근육이 강화된다. 특히 아래돌단자리 호흡을 통해 복강腹腔 안에서 시작되는 내관골근內髖骨筋[5]을 강인하게 만들어 이로 인해 내장골근內腸骨筋,[6] 대요근大腰筋,[7] 장요근腸腰筋,[8] 소요근小腰筋을 강고强固히 하며 골반강骨盤腔을 강화하는 행공이다.

1　척추 9번 마디 하단부 오목 들어간 부분의 혈 이름.
2　척추 11번째 마디 하단부 오목 들어간 부분의 혈 이름.
3　허리에서 등에 걸쳐 퍼져 있는 평편하고 큰 삼각형 모양의 힘줄로 상완을 내리거나 후방으로 당기는 작용을 하는 힘줄.
4　골반 뼈를 덮고 있는 근육으로 대퇴골 상단에 부착되어 있는 두 개의 근육을 말하며 지근支筋으로는 내관골근, 내장골근, 대요근, 장요근, 육요근이 있다.
5　관골근의 지근으로 복강 안에서 시작하여 관골의 뒤쪽 엉덩이뼈를 덮은 근육.
6　내장골격內臟骨格을 형성하고 있는 뼈나 연골을 감싸 안고 있는 근육.
7　요추 양쪽 측면에서 시작해 서혜인대鼠蹊靭帶 밑을 지나 대퇴골 상단 내측에 붙어 있는 긴 근육.
8　요추에서 시작해 복강을 지나 서혜인대 부위에서 장골근과 결합하여 장골 테두리 상단을 지나 대퇴 소전자에 사선으로 뒤 아래쪽에 부착된 힘줄.

원기단법 2편 2번   정심법正心法의 생법生法

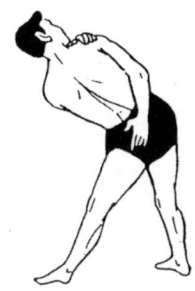

왼손을 앞으로 하여 오른쪽 어깨를 잡되 손바닥의 노궁혈을 견정혈 부위에 밀착하고 오른손을 뒤로 돌려 손바닥이 왼쪽 골반 엉덩이에 대고 상체를 앞으로 숙이며 오른쪽으로 틀고 아래돌단자리 호흡을 한다.

행·공·효·능

골반을 자극함으로써 골반강骨盤腔의 후측벽을 형성하는 대요근大腰筋, 소요근小腰筋,[9] 장골근腸骨筋을 강인하게 해주며, 왼쪽 골반에 손바닥을 밀착함으로써 골반강에 은은한 온기溫氣를 불어넣어 관골臗骨[10]과 천골薦骨[11]과 미골尾骨[12]에 들어 있는 성기性器, 분비기分泌器, 소화기消化器의 기능을 향상시키며, 견정혈肩井穴[13]에 온기가 통함으로써 수소양삼초경手少陽三焦經의 진기眞氣 유주流周를 통해 상초上焦, 중초中焦, 하초下焦의 기능 강화를 꾀하는 행공이다.

---

9 척추 등마루 12번 뼈의 하단 요추 1번에 접착된 대요근의 상단으로 서혜인대에 연결된 힘줄.
10 하지대下肢帶를 이루는 한 쌍의 큰 뼈로 무창골無唱骨이라고 부르는 뼈.
11 일명 선골仙骨이라 부르기도 하며 골반을 구성하고 있는 천추薦椎뼈 다섯 개가 융합된 것으로 척주脊柱를 구성하는 뼈 중에 가장 큰 뼈.
12 미저골尾低骨 혹은 일반적으로 꼬리뼈라 부르는 뼈.
13 어깨뼈 두 개가 벌어진 부분 중간에 돌기한 혈 이름.

원기단법 2편 3번   신심법身心法의 평법平法

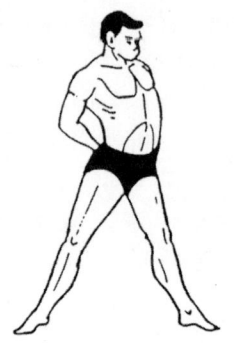

양손을 수직으로 세워 엉덩이에 대고 상체를 뒤로 젖혀 왼쪽으로 틀며 고개는 앞으로 당기고 아래 돌단자리 호흡을 한다.

행 · 공 · 효 · 능

몸의 중심이 양발에 균등히 분배되도록 하고 상체를 틀 때 요추와 선골, 미골까지 틀어준다는 생각으로 하면 대요근이 튼실해지고 유연해진다. 또한 척골脊骨의 근筋(힘줄)을 강인하게 만들어 수곡水穀의 정精을 받아 정충精充하는 신장腎臟의 기능을 견고하게 조작造作하여 요배통腰背痛을 방지하고 사기邪氣가 침입하지 못하게 하는 행공이다.

원기단법 2편 4번   인심법忍心法의 곤법坤法

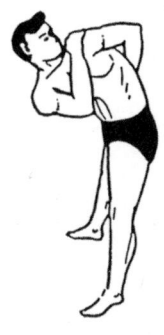

오른손을 앞으로 하여 왼쪽 어깨를 잡되 손바닥의 노궁혈을 견정혈 부위에 밀착하고 왼손을 뒤로 돌려 손바닥이 오른쪽 골반 엉덩이에 대고 상체를 앞으로 숙이며 왼쪽으로 틀고 아래돌단자리 호흡을 한다.

행·공·효·능

골반을 자극함으로써 골반강骨盤腔의 후측벽을 형성하는 대요근大腰筋, 소요근小腰筋, 장골근腸骨筋을 강인하게 해주며, 왼쪽 골반에 손바닥을 밀착함으로써 골반강에 은은한 온기溫氣를 불어넣어 관골臗骨과 천골薦骨과 미골尾骨에 들어 있는 성기性器, 분비기分泌器, 소화기消化器의 기능을 향상시키며, 견정혈肩井穴에 온기가 통함으로써 수소양삼초경手少陽三焦經의 진기眞氣 유주流周를 통해 상초上焦, 중초中焦, 하초下焦의 기능 강화를 꾀하는 행공이다.

원기단법 2편 5번 　　파심법破心法의 용법用法

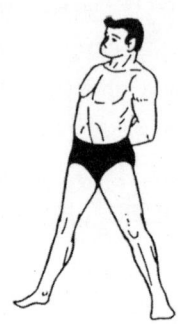

양손을 수직으로 세워 엉덩이에 대고 상체를 뒤로 젖혀 오른쪽으로 틀며 고개는 앞으로 당기고 아래돌단자리 호흡을 한다.

행·공·효·능

몸의 중심이 양발에 균등히 분배되도록 하고 상체를 틀 때 요추와 선골, 미골까지 틀어준다는 생각으로 하면 대요근이 튼실해지고 유연해진다. 또한 척골脊骨의 근筋(힘줄)을 강인하게 만들어 수곡水穀의 정精을 받아 정충精充하는 신장腎臟의 기능을 견고하게 조작造作하여 요배통腰背痛을 방지하고 사기邪氣가 침입하지 못하도록 하는 행공이다.

원기단법 2편 6번   　　전심법轉心法의 청법晴法

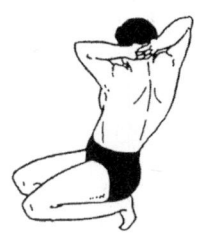

천천히 발가락 눌러 무릎 꿇고 앉아 양손을 목 뒤로 깍지 끼고 상체를 오른쪽으로 틀며 아래돌단자리 호흡을 한다.

행 · 공 · 효 · 능

전거근前擧筋14과 대흉근大胸筋15을 강인하고 유연하게 만들어가며 외관골근外髖骨筋16에 소속된 대둔근大臀筋,17 중둔근中臀筋, 소둔근小臀筋, 이상근梨狀筋, 내폐쇄근內閉鎖筋, 쌍자근雙孖筋을 강인하면서도 탄력 있고 유연하게 만들어 둔부臀部에 탄력감을 주며, 요추와 척추 추간연골椎間軟骨에 탄력성을 주고 기혈 유통이 원활해지며 또한 강인하게 만들어가는 행공이다.

14　가슴 옆에 있는 톱날 모양의 넓은 근육으로 가슴 외측을 덮고 있으며 외측거근外側擧筋이라 부르기도 하는 힘줄로 호흡할 때 늑골을 당겨 올리고 내리는 기능을 한다.
15　가슴에 있는 삼각형의 큰 근육으로 호흡 운동에 관여하는 힘줄.
16　둔부의 곡선을 형성하는 커다란 근육으로 천골신경총에서 갈라져 나온 하둔신경의 지배를 받는 힘줄.
17　골반 후면에 있는 외관골근 중 하나며 둔근 가운데 가장 크고 하지를 뒤쪽으로 당기거나 고정시키며 골반과 체간을 뒤로 당겨 똑바로 서게 하는 힘줄로, 엉덩이 약간 상단에 있으며 근육 주사를 맞는 곳. 중둔근과 소둔근은 대둔근 아래쪽에 붙어 있는 힘줄.

원기단법 2편 7번   해심법解心法의 지법知法

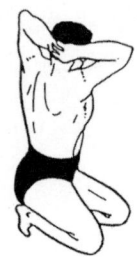

천전히 발가락 눌러 무릎 꿇고 앉아 양손을 목 뒤로 깍지 끼고 상체를 왼쪽으로 틀며 아래돌단자리 호흡을 한다.

행·공·효·능

전거근前擧筋(외측거근外側擧筋)과 대흉근大胸筋을 강인하고 유연하게 만들어가며 외관골근外髖骨筋에 소속된 대둔근大臀筋, 중둔근中臀筋, 소둔근小臀筋, 이상근梨狀筋, 내폐쇄근內閉鎖筋, 쌍자근雙孖筋을 강인하면서도 탄력 있고 유연하게 만들어 둔부臀部에 탄력감을 주며, 요추와 척추 추간연골椎間軟骨에 탄력성을 주고 기혈 유통이 원활해지며 또한 강인하게 만들어가는 행공이다.

원기단법 2편 8번   휴심법休心法의 회법回法

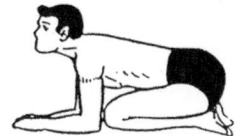

천천히 무릎을 꿇고 앉아 상체를 앞으로 바짝 숙이며 팔꿈치부터 손바닥까지 바닥에 댄다. 이때 팔꿈치를 무릎에 붙이고 등을 곧게 펴며 고개는 들고 **임독 유통**하며 아래돌단자리 호흡을 한다.

행·공·효·능

척추의 독맥혈督脈穴들 가운데 영대혈靈臺穴에 자극을 주고 척추를 곧고 수평이 되도록 만들어 왜곡된 신체의 균형을 바로잡아주기 위한 행공으로, 양경陽經의 총수總帥인 독맥의 혈들에 자극을 줌으로써 임독 유통할 때 각 혈자리에서 느끼는 기운을 체지體智하며 혈들이 오장육부에 어떤 형태의 기운으로 동動하며 상생相生 작용을 하는지 체능體能하고 오장육부가 평안한 상태에서 임독 유통을 하며 느껴지는 기운의 주회周廻를 체지體智한다.

원기단법 2편 9번   동심법動心法의 분법分法

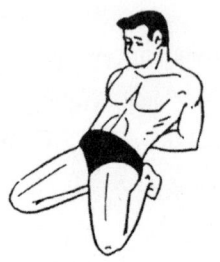

부릎을 꿇은 채 상체를 뒤로 눕히듯 하며 손바닥으로 허리를 받치고 팔꿈치를 바닥에 대고 고개는 아래돌단자리를 바라보듯 하며 아래돌단자리 호흡을 한다.

행 · 공 · 효 · 능

족삼양근足三陽筋[18] 가운데 음부근陰部筋의 기능을 강화하고 아래돌단자리에 압박을 가해 음정陰精과 양정陽精의 유주流周를 균형 있게 바로잡아 이기二氣가 체내에서 조화를 이뤄 화기和氣를 제작製作하는 행공이다. 비측광근腓側廣筋, 대퇴직근大腿直筋, 경측광근脛側廣筋의 기능을 강화하여 강인한 근육으로 만들어가고 하지下肢의 혈류血流를 완만하게 만들었다가 일시에 터줌으로써 그들 근육에 기혈 순환이 원활해지도록 막힌 곳은 터주고 닫힌 곳은 열어주는 행공이다.

---

18 족태양足太陽, 족소양足少陽, 족양명足陽明의 세 양근陽筋을 말한다.

원기단법 2편 10번 　　합심법合心法의 행법行法

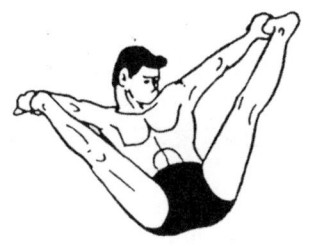

천천히 누워 양손으로 양발의 용천혈을 잡고 하늘 향하면서 두 다리를 좌우로 넓게 벌리고 상체를 들어 올리며 아래돌단자리 호흡을 한다.

행 · 공 · 효 · 능

동심법動心法의 분법分法 자세에서 동작을 풀어 하체 혈류가 완만히 흐르도록 해주는 행공으로 하지의 기혈 순환을 활달하게 하여 맺힌 곳은 풀어주고 막힌 곳은 터뜨려주도록 진기를 유통하며 긴장과 이완을 반복하는 사이, 외측광근外側廣筋, 대퇴직근大腿直筋, 내측광근內側廣筋의 유연성과 강인함을 기르며 족육경足六經에 소속된 장부의 기능을 강화하기 위한 행공이다.

원기단법 2편 11번 　　　　일관법─觀法의 시법視法

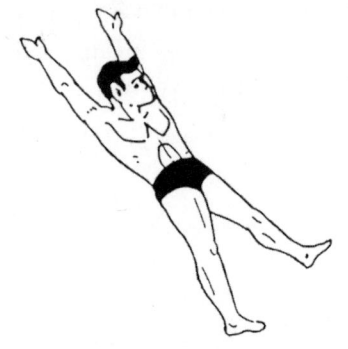

천천히 반듯하게 누워 양손과 양발이 엑스x 자가 되도록 약간씩 벌리고 손바닥의 노궁혈이 하늘을 향하도록 놓고 12경 유통하며 아래돌단자리 호흡을 한다.

행 · 공 · 효 · 능

천천히 반듯이 누워서 머리 위로 양손을 뻗는다. 이때 양손과 양발을 어깨너비보다 약간 넓게 벌리고 양 손바닥이 하늘을 향하게 하며 척추를 아래위로 당겨서 척추가 늘어난 듯한 기분으로 아래돌단자리 호흡을 하되, 조심調心을 통해 마음이 화평和平해지고 육신도 화평하도록 유도할 것이며, 육신이 화평하면 기氣가 화평해지고 기가 화평하면 기통既通되어 있는 12경에 진기眞氣 주회周廻가 창일漲溢하도록 조화造化 제작製作하는 행공이다.

원기단법 2편 12번   사리법事理法의 이법理法

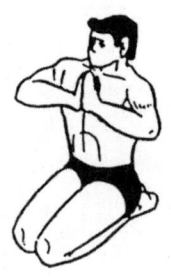

천천히 무릎 꿇고 앉되 발가락을 모두 꺾어 눌러앉으며 척추를 곧게 펴고 두 손을 단중혈 앞에 합장한 자세에서 손끝이 보일 듯 말 듯 은은히 눈을 반개하고 아래돌단자리 호흡을 한다.

행·공·효·능

심평기화心平氣和가 이루어진 가운데 아래돌단자리 밝점에 영기靈氣를 잡아 가둔다는 생각을 가지고 하늘 자리와 땅 자리의 만남이 수련자 체내에서 이루어진다는 긍정적 사고 위에 자신의 내면內面에 존재하는 참자아自我를 바라보기 시작하면서 자신 안에 존재하는 자신의 능력을 일깨우고 깨달아가야 한다. 만약 참자아를 바라보기 위한 고요함으로 마음을 인도하지 못하고 지도자들만 바라본다면 수련자 마음속에 존재하는 자신의 능력을 깨닫지 못하게 될 뿐만 아니라 자신 내면에 깃들어 있는 능력도 알지 못하는 불상사가 발생하기에 자아 능력을 계발하기 위해 밝점에 의식을 집중하는 행공이다.

원기단법 3편

원기단법 3편 1번   일신법一身法의 활법活法

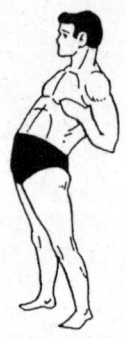

직립 자세에서 양손 엄지손가락을 각 겨드랑이 밑에 넣고 손바닥을 가슴 부위에 대며 발을 어깨너비로 벌리고 상체를 뒤로 젖히며 고개를 앞으로 숙이고 아래돌단자리 호흡을 한다.

행·공·효·능

요추 부위에 은은한 힘을 보내며 양방괄약근兩方括約筋을 안으로 바짝 당기면서 상체를 뒤로 젖힌다. 이때 엄지 지문으로 겨드랑이 밑의 연액혈淵液穴이나 첩근혈輒筋穴을 약하게 눌러주어 신경계神經系의 피로로 인해 감정이 발작적으로 격변激變하는 상태를 다스리고 간담肝膽의 기능을 강화하며, 상체를 뒤로 젖힐 때 신종혈神宗穴을 중심으로 젖혀야 내관골근內臗骨筋에 기운이 가며 양방괄약근을 강인하게 만들어 요실금尿失禁을 예방하고 치골 결합 부위와 선골과 미골에 자극을 주니, 좌골坐骨과 대퇴골大腿骨 연접 부분에 기혈의 흐름을 원활하게 해주고 관골구의 연골을 강인하게 하기 위한 동작으로 무게의 중심이 장내전근長內轉筋[1]과 대퇴직근大腿直筋[2]에 걸리게 함으로써 이들 근육을 활성화시켜 전신 근육의 유연함과 수축성收縮性, 확장성擴張性이 뛰어나도록 탄력을 주는 행공이다.

---

1   치골 결합 부위 외측면부터 대퇴골 중간 부위까지 연결된 힘줄.
2   넓적다리 앞부분에 수직으로 뻗어 있는 큰 근육.

원기단법 3편 2번   정심법正心法의 중법中法

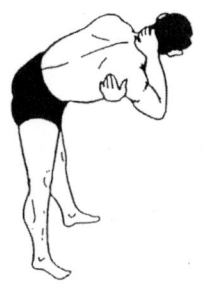

오른손으로 목 뒷부분을 잡고 왼손을 앞쪽 겨드랑이 밑으로 하여 견갑골肩胛骨 하단 부위를 잡으면서 상체를 앞으로 바짝 숙이고 왼쪽으로 틀며 아래돌단자리 호흡을 한다.

행 · 공 · 효 · 능

오른손으로 목 뒤를 잡을 때 손바닥 복판의 노궁혈이 아문혈瘂門穴이나 풍부혈風府穴에 닿도록 해야 어혈瘀血이 상초上焦에 축혈蓄血되어 생기는 건망증을 예방하고 뇌혈관腦血管 기능을 도와 기혈 순환이 원활해지며 신경과민을 완화하여 불면증 해소에 도움을 준다. 경추를 강건하게 하고 늑간근肋間筋을 강인하게 만들어 흡기吸氣 능력을 고취시켜 신경통을 완화하고 척추를 틀어줌으로써 기혈 순환이 원활해지도록 하고 소장의 기능을 강화하며 척추 측만증을 교정하기 위한 행공이다.

원기단법 3편 3번　　　　신심법身心法의 낙법樂法

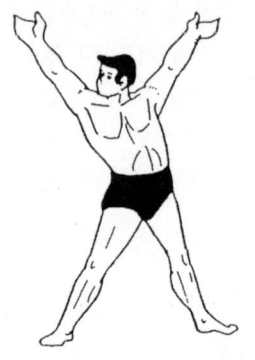

양발을 벌리고 양 손바닥을 하늘 향해 높이 들되 위에서 누가 붙잡 아준다는 느낌을 가지면서 상체를 오른쪽으로 틀어 뒤로 바짝 젖히 고 아래돌단자리 호흡을 한다.

행 · 공 · 효 · 능

양손 노궁혈로 천기天氣를 끌어들여 아래돌단까지 내리고 용천혈로 지기地氣를 끌어올려 아래 돌단자리에 가두며 수육경手六經에 양기陽氣의 원활한 순환을 도와 오장육부를 튼실하게 해주는 행공이다. 또한 장문혈章門穴과 경문혈京門穴 부위에 자극을 줌으로써 비장과 신장을 강건하게 해주고, 특히 간으로 소장에서 수곡식물水穀植物을 소화하여 단기丹氣를 받아 보내오는 수곡진액水穀津液의 영양물을 혈기血氣로 변화 저장하는 간장혈肝臟血을 충일充溢하게 해주며 담즙膽汁의 제조製造 기능을 활성화시킨다.

원기단법 3편 4번 　　인심법忍心法의 황법黃法

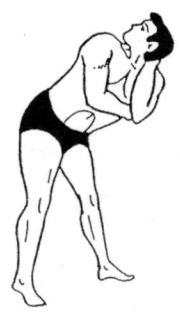

왼손으로 목 뒷부분을 잡고 오른손을 앞쪽 겨드랑이 밑으로 하여 견갑골 하단 부위를 잡으면서 상체를 앞으로 바짝 숙이고 오른쪽으로 틀며 아래돌단자리 호흡을 한다.

행·공·효·능

왼손으로 목 뒷부분을 잡을 때 손바닥 복판의 노궁혈이 아문혈瘂門穴이나 풍부혈風府穴에 닿도록 해야 어혈瘀血이 상초上焦에 축혈蓄血되어 생기는 건망증을 예방하고 뇌혈관腦血管 기능을 도와 기혈 순환이 원활해지며 신경과민을 완화하여 불면증 해소에 도움을 준다. 경추를 강건하게 하고 늑간근肋間筋을 강인하게 만들어 흡기吸氣 능력을 고취하여 신경통을 완화하고 척추를 틀어줌으로써 기혈 순환이 원활해지도록 하고 소장의 기능을 강화하며 척추측만증을 교정하기 위한 행공이다.

원기단법 3편 5번   파심법破心法의 효법曉法

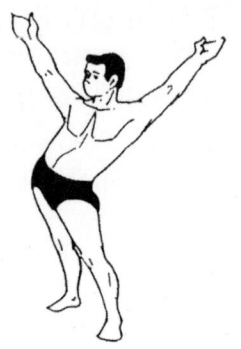

양발을 벌리고 양손을 하늘 향해 높이 들되 위에서 누가 붙잡아준다는 느낌을 가지면서 상체를 왼쪽으로 틀어 뒤로 약간 젖히고 아래돌단자리 호흡을 한다.

행 · 공 · 효 · 능

양손 노궁혈로 천기天氣를 끌어들여 아래돌단까지 내리고 용천혈로 지기地氣를 끌어올려 아래 돌단자리에 가두며 수육경手六經에 양기陽氣의 원활한 순환을 도와 오장육부를 튼실하게 해주는 행공이다. 또한 장문혈章門穴과 경문혈京門穴 부위에 자극을 줌으로써 비장과 신장을 강건하게 해주고, 특히 간으로 소장에서 수곡식물水穀植物을 소화해서 단기丹氣를 받아 보내오는 수곡진액水穀津液의 영양물을 혈기血氣로 변화 저장하는 간장혈肝臟血을 충일充溢하게 해주며 담즙膽汁의 제조製造 기능을 활성화시킨다.

원기단법 3편 6번   전심법轉心法의 의법義法

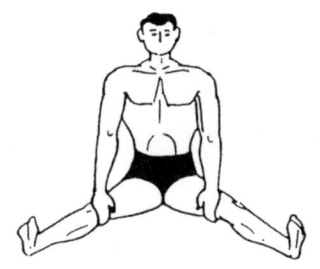

앉아서 양발을 최대한 좌우로 넓게 벌리고 양손으로 허벅지 안쪽을 잡으며 척추를 반듯이 세우고 가슴을 넓게 펴며 양방괄약근을 당겨 대둔근에 은은하게 힘을 주고 **임독 유통**하면서 아래돌단자리 호흡을 한다.

행·공·효·능

족궐음간경足厥陰肝經과 족소음신경足少陰腎經을 자극하기 위해 장내전근長內轉筋이 최대한 늘어나도록 두 다리를 넓게 벌리면 족소음신경이 자극을 받아 선천원기先天元氣가 발효發效되어 사기邪氣가 신기腎氣를 침범치 못하니, 신수腎水가 부족하여 생기는 음허陰虛를 다스려주고 기초 호흡의 잘못으로 기氣가 역상逆上하여 내려가지 못하고 협하脇下에 쌓여 나타나는 간장肝臟의 이상 증상을 교정해주는 행공이다.

원기단법 3편 7번   해심법解心法의 철법鐵法

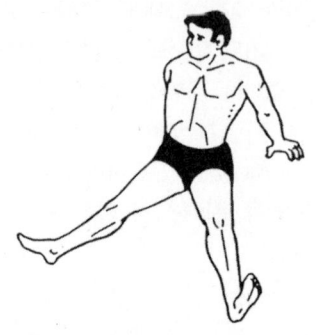

천천히 상체를 뒤로 젖히며 열 손가락으로 바닥 짚고 가슴을 활짝 펴고 12경 유통하며 아래돌단자리 호흡을 한다.

행·공·효·능

상체를 뒤로 젖혀 손으로 바닥을 짚을 때 척추 등마루가 곧게 펴지도록 하고 손가락 끝 부분의 십선혈十宣穴로 바닥을 짚어 지단마비肢端麻痺를 예방한다. 심장과 췌장과 수담관輸膽管[3]의 기능을 강화하며 특히 심장에 있는 불수의不隨意 횡문근橫紋筋이 단기丹氣를 받아 심장의 항동恒動을 도와 심박동心搏動의 균형을 유지한다. 체중의 무게중심이 아래돌단자리에 머물도록 하고 12경 유통에 필요한 경혈經穴들을 자극하고 경맥經脈 강화를 꾀하며 족육경足六經을 활성화하는 행공으로 12경 유통을 실시하되 하루에 3회 정도만 한다.

---

[3] 간과 담낭에서 담즙을 받아 십이지장으로 보내는 관管을 통틀어 이르는 말. 길이는 약 두 치 반에서 세 치(약 6-7센티미터)되는 관의 총칭으로 간관肝管, 담낭관膽囊管, 총담관總膽管이 있으며 일명 쓸개관이라 부르기도 한다.

원기단법 3편 8번　　휴심법休心法의 진법進法

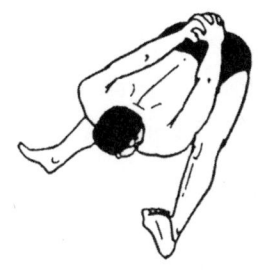

양발을 최대한 넓게 벌리고 천천히 양손을 뒤로 깍지 낀 채 높이 들어 올려 상체를 앞으로 바짝 숙이며 고개는 반듯하게 들고 양어깨와 가슴을 넓게 벌리고 아래돌단자리 호흡을 한다.

행 · 공 · 효 · 능

인체 안에서 발생하는 천지기天地氣의 불순환不循環으로 말미암아 초래되는 혈血의 정淨치 못함과 양기兩氣의 불균형을 조절하고 족태음근足太陰筋 가운데 직근直筋의 강인함을 배양하여 음고陰股를 따라 음부陰部의 기능이 향상되는 행공이다. 흉쇄유돌근胸鎖乳突筋,[4] 활경근, 대흉근大胸筋, 전거근前擧筋, 삼각근, 상완이두근의 강인함을 꾀하며 늑간근을 강인하게 만들어 흡기吸氣 능력을 광대하게 만들어주고 방광경膀胱經의 실조失調를 교정하며 하체 봉공근縫工筋[5]에 강한 자극을 주고 선장관절仙腸關節,[6] 선골, 요추의 기혈 순환이 활달하도록[7] 도와 골수를 윤택하게 조화제작造化制作한다.

4　가슴뼈(흉골) 위 끝과 쇄골의 안쪽 끝부터 시작하여 귀 뒤쪽까지 대각선으로 뻗어 있는 목 양 옆부분의 긴 근육.
5　인체에서 가장 긴 근육으로 손가락 두 개 정도의 넓이로 장골 앞쪽부터 경골 내측근 부위까지 넓적다리 안쪽 표면으로 무릎 안쪽 부위를 가로질러 내려오는 대각선 모양의 근육으로 무릎관절을 구부리거나 넓적다리를 돌리는 기능을 한다.
6　천장관절薦腸關節과 동의어. 움직임이 없는 관절에 속하고 강력한 인대 결합 조직에 의해 지탱되면서 척추의 모든 무게를 지탱하는 골반에 박혀 있다.
7　여기서는 기혈 순환이 시원스럽게 유주流周된다는 뜻.

원기단법 3편 9번   동심법動心法의 화법化法

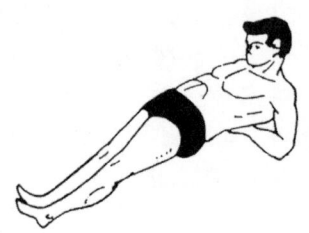

천천히 양발을 모아 쭉 뻗고 팔꿈치를 굽혀 손바닥을 허리의 신유혈腎兪穴 부위에 대고 누워 팔꿈치와 발뒤꿈치만 바닥에 대고 몸 전체를 들며 아래돌단자리 호흡을 한다.

행 · 공 · 효 · 능

심첨운동心尖運動 시 흉벽胸壁의 좌유방左乳房 아래쪽을 압박하여 나타나는 심장의 고동鼓動 불화不和를 달래고 기력氣力을 높이며 신장에 압박을 가하는 행공이다. 생식生殖 정액精液은 천지天地 기운이 합실合實한 독특한 정물精物이기에 진정眞精을 배양하는 것이 중요하다. 놀람에서 오는 좌신장左腎臟의 신수腎水 부족으로 인한 음허陰虛나 두려움에서 오는 우신장右腎臟의 병원病源을 예방하고 선천 원기를 보기補氣하여 신장 동맥과 정맥의 혈류를 활달하게 하니 양정養精에 도움을 준다.

원기단법 3편 10번 　　합심법合心法의 전법全法

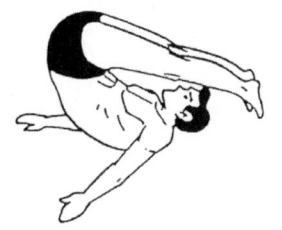

천천히 양손으로 허리 부분을 받치고 양발을 머리 뒤로 넘겨 발가락이 바닥에 닿게 하며 양팔과 손바닥 전체를 바닥에 대고 목을 조심하면서 아래돌단자리 호흡을 한다.

행 · 공 · 효 · 능

활개[8]를 강인하게 해주며 방광경에 자극을 줌으로써 유혈兪穴들이 활성화되어 전신에 운기運氣 순환을 돕고 경추와 척추의 기력을 고강하게 만들어 연골軟骨의 신축성을 높여 기혈 순환이 활달하니 전신에 활력이 넘치며, 목의 외경동맥과 내경정맥, 흉쇄유돌근의 강인을 꾀하고 폐장, 비장, 간장, 신장의 기혈 순환을 도와 호연지기浩然之氣[9]를 배양하는 행공이다.

8　어깨에서 양쪽 팔까지, 엉덩이에서 양쪽 다리까지를 말한다.
9　도의道義에 뿌리를 박고 공명정대하여 조금도 부끄러운 바 없는 도덕적 용기로 거침이 없는 넓고 큰 기개.

원기단법 3편 11번 　　　　일관법一觀法의 청법聽法

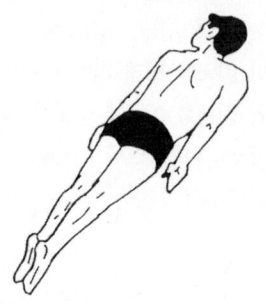

편안한 자세로 엎드려 양팔을 몸 옆에 두고 손바닥은 하늘 향하며 자기가 좋아하지 않는 방향으로 뺨을 대고서 발가락 끝에 은은히 힘을 주며 아래돌단자리 호흡을 한다.

행 · 공 · 효 · 능

전신의 긴장을 풀어주고 맥파脈波를 체능體能하기 위해 고요함을 간직하고, 혈관벽血管壁을 안에서 밖으로 압출壓出하는 힘의 생발生發을 잠재워 신경절神經節의 안정을 도모하며, 신경절과 통해 있는 심장과 위장과 대소장의 장관腸管및 수곡도水穀道[10]의 활동력을 증강시켜주는 행공이다.

10　창자를 이르는 말.

원기단법 3편 12번   사리법事法理의 통법通法

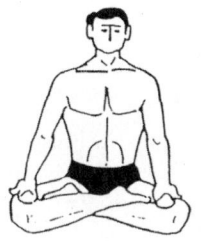

서서히 돌단얹거리앉음세로 앉아 양손의 노궁혈이 하늘을 향하도록 무릎 위에 올려놓고 척추를 기울어짐 없이 반듯이 펴고 양방괄약근을 안으로 바짝 당기며 모든 잡념을 떨치고 아래돌단자리 호흡을 한다.

행 · 공 · 효 · 능

마음에 안온함과 화평함을 주는 행공으로 몸을 밝히고 살펴 주위에 덕德을 베풀려는 화합의 마음을 일으켜 빛과 지혜로 세상을 살리며 자연 만물自然萬物과 함께 공존共存하려는 마음을 품어 내적인 향기로움을 지니도록 한다. 지금까지 몸동작에서 오는 피로를 풀어주고 수련은 수련인 자신이 해야 한다는 각오를 통해 사욕私慾이 깃들지 않게 하며 자신의 내면에 깃들어 있는 잠재능력을 계발하기 위해 잠재의식을 일깨우면서 마음속에서 자기 능력의 한계를 크게 부각시키고 대기大氣의 흐름을 몸으로 느끼며 마음에 형성시키기 위한 적적성성寂寂醒醒[11]의 행공이다.

---

11 고요한 가운데 깨우쳐 깨닫는 상태.

원기단법 4편

원기단법 4편 1번   일신법一身法의 체법體法

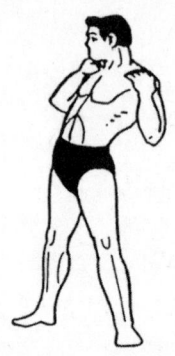

양손을 어깨에 대고 상체를 뒤로 젖히면서 양발을 어깨너비로 벌리고 고개를 앞으로 약간 숙이고 아래돌단자리 호흡을 한다.

행 · 공 · 효 · 능

영대혈을 중심점으로 삼아 척추를 활대 모양으로 휘게 하여 상체를 뒤로 젖혀야 방광경에서 무혈無穴 통로를 통해 독맥의 요유혈로 운기된다. 12경 유통 시 하지下肢로 진기를 보내는 중추적 역할을 하는 요유혈을 통해 생식선生殖腺으로 진기를 유도하여 내원기內元氣로 전환시키고 전신으로 주회周廻시키니 미려혈에서 직접 양기를 받아 직장과 방광의 기능을 강화하며, 신경절神經節에 양기가 유주流周되어 변요便尿를 독촉하니 변비와 요실금尿失禁[1]을 미연에 방지하고 대흉근大胸筋을 강인하게 하며 폐활량을 증가시켜 전신의 기혈을 맑고 기운차게 만들어주는 행공이다.

---

[1] 소변이 마렵지 않은데도 무의식적으로 방뇨하는 상태.

원기단법 4편 2번   정심법正心法의 구법救法

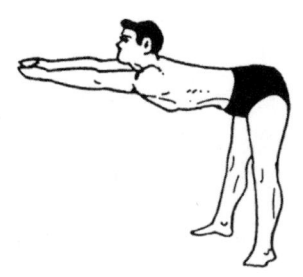

상체를 앞으로 숙이고 양손을 귀 밑 수직으로 뻗으며 고개를 들고 아래돌단자리 호흡을 한다.

행 · 공 · 효 · 능

옆에서 보면 두 팔과 상체가 수평에 가깝도록 동작을 취함으로써 전거근前擧筋을 강화하고 동시에 삼각근의 근력을 증강시키며 대둔근大臀筋의 신축력을 높여 탄력 있게 만들고 안으로는 수태음근手太陰筋을 강인하게 하니, 혈맥血脈에 한기寒氣로 인해 생기는 힘줄의 견강堅強과 습기로 인해 힘줄이 무력인장無力引長되는 것을 예방하고 장요근腸腰筋을 강인하게 하며 누정漏精과 몽정夢精을 방지하여 정기精氣를 돋워 아래돌단자리에 축기된 진기를 응축시키는 능력을 배양하는 행공이다.

원기단법 4편 3번   신심법身心法의 전법前法

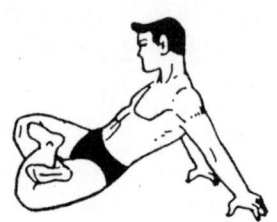

밝돌얹거리앉음세로 앉아 상체를 뒤로 젖히고 양손을 뒤로하여 손가락으로 바닥을 짚고 고개를 앞으로 숙이며 아래돌단자리 호흡을 한다.

행·공·효·능

밝의 참빛을 받아 돌의 이치에 참여하여 어둠의 기운을 몰아내니 사기邪氣가 흩어지고 상완이두근과 요방형근腰方形筋[2]을 강인하게 만들어주며 추간연골椎間軟骨을 강화하여 좌골신경통을 미연에 방지하고 척수에 진기를 순환 유통하여 신경세포와 척수막섬유脊髓膜纖維[3]의 기능을 강화해 뇌와 말초신경 사이의 지각 운동[4]과 자극의 전달 및 반사 기능이 예민해지도록 보輔하는 행공이다.

---

2   자세의 중심을 바로잡아주는 근육으로 요추 좌우에 있으며 중둔근 바로 위에 있는 근육.
3   척수를 싸안고 있는 섬유로 된 막의 섬유.
4   감각 기관을 통해 외부의 사물을 분별하고 의식하는 운동.

원기단법 4편 4번　　　　인심법忍心法의 당법當法

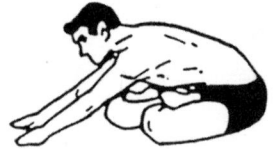
밝돌얹거리앉음세를 유지하며 상체를 앞으로 바짝 숙이되 독맥 가운데 신도혈, 영대혈, 지양혈에 자극이 가야 올바른 자세를 취한 것이며 손가락으로 앞쪽 바닥을 짚고 아래돌단자리 호흡을 한다.

행·공·효·능

신도혈神道穴과 영대혈靈臺穴을 단화기로 다스려 중뇌中腦와 연결된 연수延髓[5]로부터 선수仙髓에 이르도록 척추에 가벼운 자극을 주고 척수의 수액髓液을 양수養髓[6]하여 호흡 운동과 혈관 운동 및 반사 운동의 무력無力을 교정해주는 행공이다. 수髓는 뇌에 속하는 고로 위로는 뇌에 이르고 아래로는 미저尾骶에 이르도록 정수精髓의 승강升降을 돕고 부교감신경을 우위로 끌어올려준다.

5　뇌의 마지막 부분 뇌교腦橋를 통해 중뇌와 연결되어 있고 뒤쪽으로는 척수로 이어져 있으며 자율신경 활동을 관장하는 기능적 중추가 있어 호흡, 심박동, 소화 과정을 조절하고 소뇌와 함께 운동을 조절한다.
6　골수를 기른다, 키운다, 배양한다는 뜻.

원기단법 4편 5번   파심법破心法의 본법本法

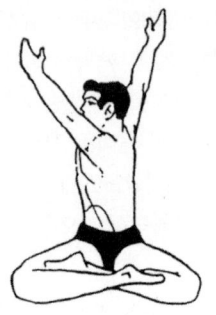

밝돌얹거리앉음세[7]를 유시하며 양손을 하늘 향해 뻗어 올리고 노궁혈을 마주 보도록 하며 상체를 오른쪽으로 틀고 아래돌단자리 호흡을 한다.

행 · 공 · 효 · 능

간경과 담경 및 비경에 기氣 유통이 원활해지도록 하여 간장의 해독작용과 담즙의 분비 기능을 돕고 비장의 적혈구 생성과 파괴 능력을 향상시킨다. 내부로는 늑막과 늑막강肋膜腔,[8] 흉막과 흉막강胸膜腔에 단화기를 순환시켜 이물질의 유입을 차단하며 치골 결합 부분과 요추 및 척추 전체를 틀어 추간연골에 진기 순환이 원활해져 강인해지며 외복사근外腹斜筋과 요방형근腰方形筋을 강인하게 해주고 치골과 치골 결합 부분까지 움직이도록 짜인 행공이다.

---

7 밝돌얹거리앉음세는 오른발을 먼저 당겨 왼쪽 허벅지 위에 올려놓고 왼발을 상단 전면에 올려놓는다. 따라서 위 동작 그림의 발 모양은 반대가 되어야 한다.
8 늑막으로 둘러싸여 완전히 막힌 빈 공간.

원기단법 4편 6번　　　전심법轉心法의 인법仁法

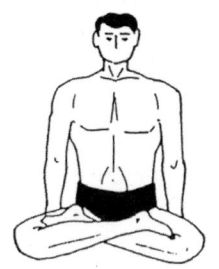

밝돌얹거리앉음세[9]를 유지하며 편안히 손바닥의 노궁혈이 바닥을 향하도록 하고 **임독 유통**하며 아래돌단자리 호흡을 한다.

행 · 공 · 효 · 능

파심법破心法의 본법本法에서 긴장감을 주었던 늑막과 늑막강, 흉막과 흉막강, 추간연골, 외복사근과 요방형근의 긴장을 풀어주고 마음을 최단시간 안에 숙정肅靜하도록 훈련해나가며 임독맥의 혈자리 52개[10]를 관념觀念으로 내관內觀하며 심안心眼으로 밝점을 따라 임독을 유통하고, 또한 마음으로는 노궁혈을 통해 대자연의 천지天地의 기를 흡입한다는 관념으로 분심법分心法을 적용하면서 노궁혈이 예민해지도록 만들어가는 행공이다.

9　위 동작 그림의 발 모양도 반대가 되어야 한다.
10　임맥 혈자리 24개와 독맥 혈자리 28개.

원기단법 4편 7번　　　해심법解心法의 옥법玉法

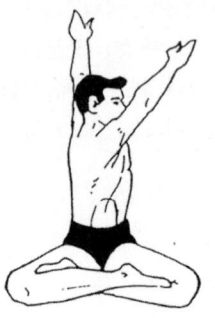

밝돌얹기리잎음세[11]를 유지하며 양손을 하늘 향해 뻗어 올리고 노궁혈을 마주 보도록 하며 상체를 왼쪽으로 틀고 아래돌단자리 호흡을 한다.

행 · 공 · 효 · 능

간경과 담경 및 비경에 기氣 유통이 원활해지도록 하여 간장의 해독 작용과 담즙의 분비 기능을 돕고 비장의 적혈구 생성과 파괴 능력을 향상시킨다. 내부로는 늑막과 늑막강肋膜腔, 흉막과 흉막강胸膜腔에 단화기를 순환시켜 이물질의 유입을 차단하며 치골 결합 부분과 요추 및 척추 전체를 틀어 추간연골에 진기 순환이 원활해져 강인해지며 외복사근外腹斜筋과 요방형근腰方形筋을 강인하게 해주고 치골과 치골 결합 부분까지 움직이도록 짜인 행공이다.

---

11 위 동작 그림의 발 모양도 반대가 되어야 한다.

원기단법 4편 8번 　　　휴심법休心法의 연법連法

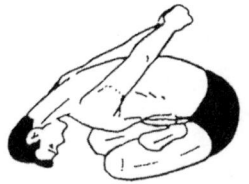

밝돌었거리앉음세를 유지하며 양손을 뒤로 깍지 낀 채 하늘 향해 높이 들고 상체를 앞으로 숙이며 이마를 바닥에 대고서 아래돌단자리 호흡을 한다.

행 · 공 · 효 · 능

심포경心包經과 심경心經에 유주하는 기력氣力을 강건하게 만들어 심장을 견고하게 도와 사기邪氣가 심신心神에 침입하지 못하게 하며 등배근육等背筋肉을 강화하고 흉추를 자극함으로써 뇌와 말초신경 사이의 지각 운동이 활발해지도록 해준다. 늑간근을 강인하게 만들어 흡기吸氣 능력이 광대廣大해지고 방광경의 실조失調를 교정하며 하체 봉공근縫工筋에 강한 압박을 주고 선장관절仙腸關節과 선골과 요추의 기혈 순환을 활달하게 도와 골수를 윤택하게 조화제작造化製作하며 인체의 반사 기능을 발달시켜주는 행공이다.

원기단법 4편 9번　　　　동심법動心法의 화법華法

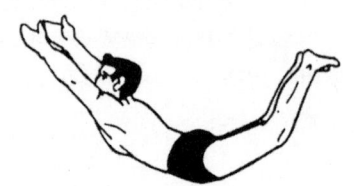

천천히 양발을 모아 뻗고 양손을 귀밑에서 수직으로 뻗은 채 아래 돌단자리만 바닥에 대고 상하체를 들어 올리며 아래돌단자리 호흡을 한다.

행 · 공 · 효 · 능

12경의 양기陽氣와 음혈陰血이 조화를 이루며 순행하도록 하니 활배근闊背筋[12]과 대원근大圓筋을 강인하게 만들어 신체에 생동감과 활력을 주고 자세를 바르게 만드는 행공으로, 등줄기 전체에 혈류 수급受給을 원활히 해주고 복압을 높여줌으로써 복강 내에 침체하거나 울혈된 부분들을 풀어 오장육부를 강건하게 해주고 복직근을 강인하게 해준다. 또한 정신精神의 집을 견고히 하여 사기가 침입하지 못하도록 족궐음간경足厥陰肝經을 활성화하여 혈血로 혼魂을 보補해주니 불안한 마음이 없도록 도와준다.

12　등 아래쪽과 팔뼈 윗부분을 연결하는 좌우의 넓은 근육으로 팔을 후내측後內側으로 당기는 기능을 한다.

원기단법 4편 10번

합심법合心法의 이법耳法

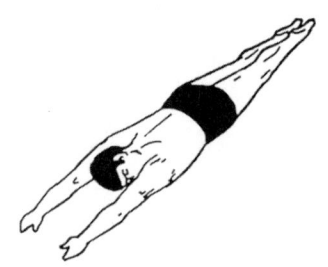

서서히 엎드린 상태에서 몸의 긴장을 이완하고 편안한 자세에서 손바닥을 바닥에 대고 **12경 유통**하며 아래돌단자리 호흡을 한다. **12경 유통**은 하루에 3회 이상 하지 말 것.

행 · 공 · 효 · 능

동심법動心法의 화법華法에서 긴장했던 육체를 이완하며 아래돌단자리에 진기를 모아 독맥으로 올리는 행공으로, 이때 아래돌단자리에서 밝점을 축으로 삼되 한 밝점으로는 진기를 응축하고 다른 한 밝점으로는 응축된 기운으로 돌단을 제조한 뒤에 독맥으로 올려 12경 유통으로 들어간다. 전신에 기혈 순환이 활달해지고 신체에 활기가 넘치며 흉격胸膈 간에 백사百邪가 상충上衝하지 않고 혈기의 승강이 원활해지니 복강 안에 서행하던 혈류를 빠르게 심장으로 되돌리며 12경 유통하는 행공이다.

원기단법 4편 11번   일관법一觀法의 목법目法

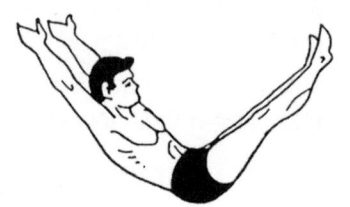

천전히 반듯하게 바로 누워 양손을 귀밑 수직으로 뻗고 엉덩이 부분만 바닥에 대고 몸 전체를 들며 아래돌단자리 호흡을 한다.

행·공·효·능

인체에 존재하는 팔허八虛에 진기가 지나며 혈락血絡을 견고하게 조화시키니 경락을 튼실하게 해주는 행공이다. 위경, 담경, 간경, 비경, 신경腎經으로 유주하는 양기와 음혈이 조화를 이루고 복직근과 요방형근을 강화하여 요추를 강인하게 해주는 공능功能이 있으며 신경 중추를 자극하여 척수신경계 전후근前後根의 운동신경과 지각신경을 발달시켜 준다.

원기단법 4편 12번   사리법事理法의 신법神法

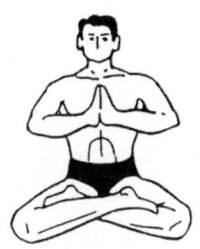

서서히 돌단얹거리앉음세로 앉아 마음을 안온하고 평안하게 만들며 아래돌단자리 호흡을 한다.

행 · 공 · 효 · 능

안온한 마음 가운데 뜻[意]을 성실하게 이루고자 무지無知와 편협심을 버리고 스스로를 속이는 일이 없어야 수양하는 길에 들어서는 것이다. 자신을 성찰하면서 턱 밑에 숨어 있는 교만을 버리고 마음에서 자랑하기 위해 꾸미는 모사謀事도 버리며 자신을 과장하려는 마음을 정화하여 영靈이 채워지도록 영의 조건에 순응하며 마음이 책임을 수행하도록 한다. 이때 영이 스스로 일어나 범사凡事를 진행할 수 있도록 마음으로 하여금 발동發動 거는 역할을 하게끔 심법心法을 운용하면서 대기大氣의 흐름에 민감해져 자연의 파장을 느끼고자 안온한 가운데 피부에 전달되는 감각 기능을 민첩하게 단련시키도록 한다.

원기단법 5편

원기단법 5편 1번   일신법一身法의 기법己法

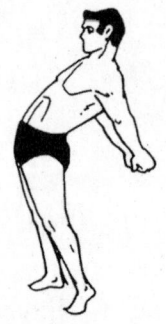

천천히 양발 어깨너비로 벌리고 서서 양손을 뒤로하여 깍지 낀 채 수직으로 뻗고 상체의 신종혈을 중심으로 뒤로 젖히며 고개를 앞으로 숙이듯 하고 아래돌단자리 호흡을 한다.

행·공·효·능

흉골을 벌려 흉강을 넓혀줌으로써 체벽體壁의 근육을 강인하게 만들어 흡기吸氣 능력을 높여주고 요추를 강인하게 하며, 치골 결합 부위와 미골과 선골에 자극을 주어 좌골과 대퇴골 연접 부분에 기혈의 흐름을 원활하게 하고 비구髀臼[1]의 연골을 강인하게 해주는 행공이다. 무게중심이 장내전근과 대퇴직근大腿直根에 걸리게 함으로써 이들 근육을 활성화시켜 전신 근육의 유연성과 신축성과 확장성이 뛰어나도록 탄력을 주고 대흉근大胸筋을 강인하게 하니 수삼양근의 기혈 순환이 촉진된다.

---

[1] 넓적다리뼈에서 치골과 연결된 부분에 있는 절구공이처럼 생긴 뼈.

원기단법 5편 2번   정심법正心法의 창법蒼法

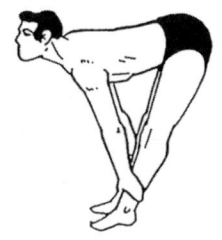

선 자세에서 상체를 앞으로 숙이며 양손으로 발목을 잡고 고개를 들어 얼굴이 정면을 향하도록 하며 양발을 어깨너비로 벌리되 양 방괄약근을 당기면서 엉덩이 부분에 은은히 힘을 넣고 아래돌단자리 호흡을 한다.

행 · 공 · 효 · 능

요추의 긴장을 이완하며 요추간연골腰椎間軟骨에 청신한 기혈을 원활하게 주회周廻시키는 동작으로 분욕噴慾을 제어하고 혈기를 견고히 하며 수족手足의 삼음三陰과 삼양三陽이 서로 상하上下로 승강昇降하여 화순和順한 기운이 되니 기혈이 온윤溫潤해지고 신체가 따뜻해지는 행공이다. 상체를 앞으로 굽혀 오장육부를 평안한 상태로 유도하니 오장육부의 울혈을 풀어주고 해계혈解谿穴[2]을 감싸 안을 때 비복근과 아킬레스건이 당기는 자세를 취해 경골신경脛骨神經[3]을 강화하며 대퇴이두근을 강인하게 해주고 신축성과 확장성을 뛰어나게 만들어 비복근 경련이나 혈류 장애, 탈수 증상 등 노년층에 오는 질병을 예방한다.

---

2 발목 앞쪽 정중앙 부위의 함몰된 부분에 있는 혈 이름(족양명위경足陽明胃經).
3 좌골신경에서 갈라져 내려온 가지로 오금 안쪽에서 다리 안쪽 복사뼈를 지나 발바닥까지 흐르는 신경.

원기단법 5편 3번 　　　신심법身心法의 본법本法

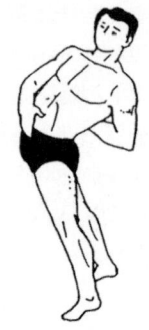

선 자세에서 오른손 노궁혈을 아래돌단자리에 대고 왼쪽 손바닥을 엉덩이 부위에 대고 상체를 뒤로 젖히며 왼쪽으로 틀고 아래돌단자리 호흡을 한다.

행·공·효·능

상체를 왼쪽으로 틀 때 몸의 중심이 어느 한쪽으로 쏠리면 안 되고 양정陽精은 빠르게, 음정陰精은 느리고 더디게 유주流周하도록 수련하여 선골에 자극을 주고 치골 결합 부분을 강화하는 행공이다. 족태양방광경足太陽膀胱經과 족소음신경足少陰腎經으로 진기 주회周廻가 활발해지니 신장과 방광의 기능이 강화되고, 특히 기氣 부족과 골궐骨厥[4]을 다스려주며 변便과 요尿를 독촉하니 변비를 없애주고 요실금을 미연에 방지해준다.

---

4 깜짝깜짝 놀라는 증상.

원기단법 5편 4번   인심법忍心法의 궁법弓法

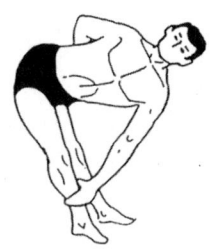

상체를 천천히 앞으로 숙이면서 왼손으로 오른 발목을 잡고 오른손은 뒤로 돌려 손바닥으로 왼쪽 엉덩이 관골 부분을 잡고서 상체를 오른쪽으로 틀며 아래돌단자리 호흡을 한다.

행 · 공 · 효 · 능

체중이 양발에 균등하게 실리도록 몸의 중심을 잡으며 등심대(脊柱) 전체가 틀어지도록 돌려 골반을 자극함으로써 골반강의 후측벽을 형성하는 대요근, 소요근, 장골근을 강인하게 해주는 행공이다. 관골과 천골과 미골에 배치된 성기性器, 분비기分泌器, 소화기消化器의 기능을 향상시킬 뿐만 아니라 등심대로 진기를 운기하므로 골수를 통해 척수신경계에 소속된 대퇴신경大腿神經, 늑간신경肋間神經, 경신경총頸神經叢,[5] 뇌신경의 기능을 강화하며 추간연골[6]을 강인하게 만들어준다.

---

5 제1번, 제4번 경추 경신경의 앞가지에서 구성되는 신경총으로 흉쇄유돌근에 쌓여 목뼈頸部脊柱 양쪽에 있다.
6 척추뼈 사이에 있는 편평한 판상板狀의 연골로 척추 운동을 할 때 척추 사이에서 완충 역할을 하며 이 연골의 탄력성에 의존하여 척추 운동을 한다.

원기단법 5편 5번   파심법破心法의 영법永法

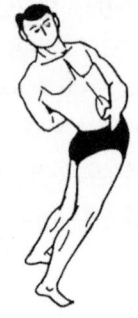

선 자세에서 왼손 노궁혈을 아래 돌단자리에 대고 오른쪽 손바닥을 엉덩이 부위에 대고 상체를 뒤로 젖히며 오른쪽으로 틀고 아래돌단 자리 호흡을 한다.

행 · 공 · 효 · 능

상체를 오른쪽으로 틀 때 몸의 중심이 어느 한쪽으로 쏠리면 안 되고 양정陽精은 빠르게, 음정陰精은 느리고 더디게 유주流周하도록 수련하여 선골에 자극을 주고 치골 결합 부분을 강화하는 행공이다. 족태양방광경足太陽膀胱經과 족소음신경足少陰腎經으로 진기 주회周廻가 활발해지니 신장과 방광의 기능이 강화되고, 특히 기氣 부족과 골궐骨厥을 다스려주며 변便과 요尿를 독촉하니 변비를 없애주고 요실금을 미연에 방지해준다.

원기단법 5편 6번   전심법轉心法의 예법禮法

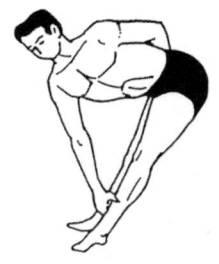

상체를 천천히 앞으로 숙이면서 오른손으로 왼쪽 발목을 잡고 왼손은 뒤로 돌려 손바닥으로 왼쪽 엉덩이 관골 부분을 잡고서 상체를 왼쪽으로 틀며 아래돌단지리 호흡을 한다.

행·공·효·능

체중이 양발에 균등하게 실리도록 몸의 중심을 잡으며 등심대[脊柱] 전체가 틀어지도록 돌려 골반을 자극함으로써 골반강의 후측벽을 형성하는 대요근, 소요근, 장골근을 강인하게 해주는 행공이다. 관골과 천골과 미골에 배치된 성기性器, 분비기分泌器, 소화기消化器의 기능을 향상시킬 뿐만 아니라 등심대로 진기를 운기하므로 골수를 통해 척수신경계에 소속된 대퇴신경大腿神經, 늑간신경肋間神經, 경신경총頸神經叢, 뇌신경의 기능을 강화하며 추간연골을 강인하게 만들어준다.

원기단법 5편 7번   해심법解心法의 은법銀法

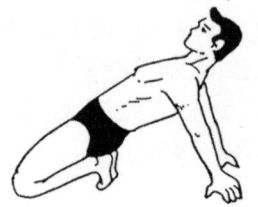

천천히 발가락 눌러 꿇어앉고 상체를 뒤로 젖혀 열 손가락으로 바닥 짚고 고개를 앞으로 숙이며 아래돌단자리 호흡을 한다.

행 · 공 · 효 · 능

천도天道가 하제下劑하니 광명光明하고 지도地道가 낮으므로 상행上行하니 진기가 따뜻해져 밀어 올리는 힘이 되어 혈이 윤택해지니 족육경足六經의 기류氣流를 원활하게 만들고 넓적다리 근육 및 넓적다리 힘줄과 대퇴이두근大腿二頭筋의 신축성을 강화하는 행공이다. 대퇴사두근大腿四頭筋이 부분적으로 잘 발육하지 못해 보행하는 데 지장 있는 사람의 경우에는 무릎을 펴고 구부리는 활동을 도와주고 족육경足六經을 강화해주는 행공이다.

원기단법 5편 8번　　휴심법休心法의 정법庭法

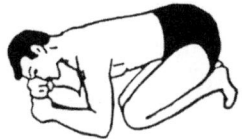

무릎 꿇은 자세에서 천천히 상체를 앞으로 숙이며 양손을 주먹 쥐어 포갠 채 신정혈 부위 아래 천정天庭[7]에 대고 **임독 유통**하며 아래 돌단자리 호흡을 한다.

행 · 공 · 효 · 능

이마에 손을 대고 엎드리면 척추 독맥혈에 소속된 영대혈을 자극하게 되어 왜곡된 신체의 균형을 바로잡아준다. 임독이 자개할 때 각 혈자리마다 느껴지는 기운을 통해 오장육부에 어떤 형태의 기운으로 동動하며 상생 작용을 하는지 체지體智하고, 족육경에 자극을 주며 기혈 순환을 유도하여 소속된 장부의 기능도 강인하게 만들어준다. 삼차三叉,[8] 안면顔面, 전두前頭[9] 세 신경을 강화하니 두통과 구토증을 예방하고 복압을 높여 생기생동生氣生動하며 축기하려는 기운이 응축되고 시공역동변時空力動變[10]의 원리에 의해 움직임을 강하게 유도해주니, 임독을 유통하면서 눈, 코, 입, 귀가 아름답다는 것을 느껴 더욱 사랑하게 만들고 어깨와 허리와 엉덩이로부터 오는 게으른 활동력을 부지런하게 변화시켜주는 행공이다.

7　신정혈 아래쪽 이마를 부르는 고어古語.
8　뇌신경 중에 가장 강대한 제5신경으로 얼굴의 피부 및 비강 및 구강 점막에 분포되어 있는 지각성知覺性 신경과 저작근咀嚼筋에 분포된 운동신경이 있으며, 안眼신경, 상악上顎신경, 하악下顎신경 세 갈래가 있다.
9　두개頭蓋의 전두부前頭部 가운데 양옆에 퍼져 있는 신경으로 눈썹 중앙 부위 위쪽에 있다.
10　돌단에 쌓인 힘이 움직이려고 변하는 상태.

원기단법 5편 9번   동심법動心法의 결법結法

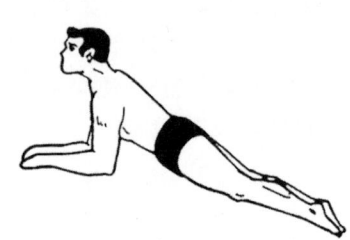

천천히 잎드린 자세에서 상체를 들며 양 팔꿈치부터 손바닥까지 바닥에 대고 고개를 들어 얼굴이 정면을 향하도록 하며 아래돌단자리 호흡을 한다.

행 · 공 · 효 · 능

심경心經, 심포경心包經, 폐경肺經의 운기運氣 주회周廻를 활성화하고 혈액 정화에 치중하는 행공으로, 혈액의 산성酸性 농도를 엷게 해주고 흉추를 역逆으로 구부려줌으로써 추간연골에 청신한 기혈의 공급이 원활해진다. 또한 높은 복압을 유지하여 복강 내에 천천히 흐르던 혈액과 응혈된 혈액을 융해시켜 심장으로 빠르게 순환하며 전신으로 청신한 기혈의 순환을 도와 심장과 위장과 대소장의 활동력을 강화해준다.

원기단법 5편 10번 　　합심법合心法의 문법問法

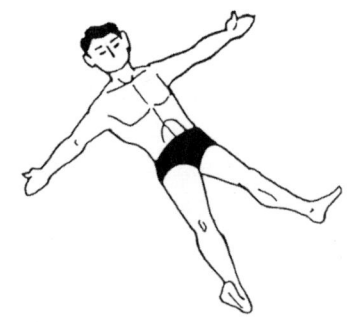

천천히 평안하게 누워 손발을 벌리고 양 손바닥을 하늘 향하게 놓고 12경 유통하며 아래돌단자리 호흡을 한다.

행 · 공 · 효 · 능

모든 긴장을 풀고 어진 마음과 공평한 마음 가운데 정선正善을 바로 알기 위한 마음을 가지면서 생명으로 규제되는 순수한 생각의 흐름을 방해하는 요소를 제거한다는 생각으로 12경 유통하며 수련하는 가운데, 심평기화心平氣和를 통해 몸은 깨끗하고 따뜻하게, 눈과 귀는 신선하게, 안색은 돋보이게 만들어가는 행공이다.

원기단법 5편 11번　　　일관법一觀法의 안법眼法

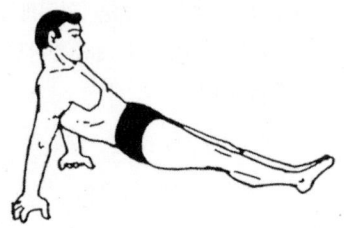

천천히 양발을 모아 뒤꿈치만 바닥에 대고 발끝을 전방으로 쭉 뻗으며 양손을 뒤로 돌려 열 손가락으로 바닥 짚고 몸통을 들어 올리며 고개 앞으로 숙이고 아래돌단자리 호흡을 한다.

행·공·효·능

신경腎經과 방광경의 운기 주회를 통해 동기動氣하는 진기에 음기의 편승을 예방하여 음양陰陽 이기二氣가 균형을 유지하도록 만들어주고, 상완삼두근上腕三頭筋과 상완이두근上腕二頭筋의 신축성과 강인성을 배양하고 요골橈骨신경[11]과 근피筋皮신경[12]의 기능을 강화하며, 상완골上腕骨 윗부분의 대결절과 하부의 오탁와인대[13] 결체結締 조직[14]을 탄력성 있게 해주며 도르래 모양의 활차滑車 기능 향상 및 하지下肢 근육의 강인성과 신축성을 길러주는 행공이다.

11　팔의 지배신경으로 상완上腕 및 전완前腕의 모든 신근伸筋을 지배하며 팔의 바깥쪽과 손등 및 엄지손가락 쪽 피부를 지배하는 혼합성 신경. 신근은 사지를 뻗는 작용을 하는 근육의 총칭.
12　상완근을 지배하는 신경으로 전완 바깥쪽을 따라 액와腋窩신경의 운동신경과 감각신경이 있으며 상완근, 상완이두근, 삼각근을 지배하는 신경.
13　상완을 형성하고 있는 원기둥 모양의 뼈인 상완골 아래쪽에 반구상의 머리 모양으로 척골尺骨과 요골橈骨에 붙어 있는 인대.
14　기관 조직에 산재해 있는 소수의 세포 사이를 메우거나 붙들어 버티게 해주는 간충질로 되어 있는 결합 조직.

원기단법 5편 12번　　사리법事理法의 경법經法

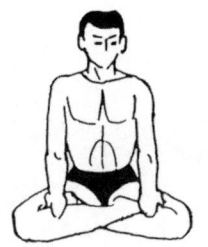

밝돌얹거리앉음세[15]로 앉아 양손을 무릎 위에 놓되 손바닥이 하늘 향하도록 하고 아래돌단자리 호흡을 한다.

행 · 공 · 효 · 능

밝을 받아 양심을 일깨워 수련자 자신을 시정是正하고 스스로를 질책하며 마음을 불안하게 하는 양심의 소리를 듣고 의義를 인정하며 자신의 심층에서 들려오는 도덕적 가치 기준을 판단하여 스스로에게 정선正善[16]을 명령하여 사악한 기운을 물리치려는 노력을 해야 한다. 이 가운데 세상 온갖 더러운 소문들은 잠재우고 자신의 본디 모습 그대로 양심의 소리를 들으려 노력하면서 지식智識 작용의 속임수에 빠져 스스로가 많은 지식知識을 보유한 것인 양 착각하는 우를 범해 사람들을 속이고 더 나아가 하늘도 속인다는 죄를 범하지 않기 위해 진의眞意 가운데 한 마음으로는 밝점을 통해 고요한 깨달음을 찾으면서 또 한 마음으로는 공기의 기류를 몸으로 익혀나가는 행공이다.

15　밝돌얹거리앉음세는 오른발을 먼저 당겨 왼쪽 허벅지 위에 올려놓고 왼발을 상단 전면에 올려 놓는다. 따라서 위 동작 그림의 발 모양은 반대가 되어야 한다.
16　일상의 실천적 관심을 이탈하여 순수한 이성 활동에 따른 오성悟性에 의해 포착되고 사유할 수 있는 대상, 그것을 분별하고 인식하는 상태에서 관념을 운용할 때 마음속에 일어나는 바르고 어질고 착한 생각.

원기단법 6편

원기단법 6편 1번   일신법―身法의 단법丹法

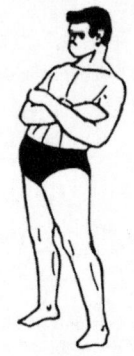

양발을 어깨너비로 벌리고 천천히 양손을 팔짱 끼되 이때 엄지로 응창혈을 지그시 눌러주고 상체를 뒤로 젖히며 고개를 앞으로 숙이고 아래돌단자리 호흡을 한다.

행 · 공 · 효 · 능

엄지로 응창혈膺窓穴[1]을 눌러 족양명위경足陽明胃經[2]에 자극을 주고 요추간 연골腰椎間軟骨을 강인하게 하며 상체를 젖힐 때 영대혈에 자극을 줌으로써 기관지가답氣管枝加答兒[3], 즉 기관지 점막에 조직 파괴를 수반하지 않는 삼출성滲出性[3] 염증의 발생을 예방해주는(흡연자) 행공이다. 또한 치골 결합 부위에 자극을 주어 좌골[4]과 대퇴골[5] 연접 부분, 관골구[6]의 인대를 강인하게 해주는 행공으로 무게 중심이 장내전근과 대퇴직근大腿直根에 걸려 이들 근육의 강인성을 배양하고 전신 근육을 유연하게 해주며 또한 신축성과 확장성이 뛰어나도록 탄력을 준다.

---

1 엄지손가락을 가슴 바깥쪽으로 내놓으며 팔짱을 낄 때 엄지손가락이 자연스럽게 닿는 부분에 위치한 위경胃經에 소속된 혈.
2 눈 아래 승읍혈承泣穴에서 시작해 여태혈廉兌穴에서 끝나는 좌우 각 45혈을 일컫는 12경 중 하나.
3 혈관, 임파관 등 맥관脈管들의 내용물들이 맥관 외부로 스며 나오는 성질로 급성 염증의 하나.
4 무명골無名骨이라 호칭하기도 하는데 볼기 아래쪽에 붙어, 앉으면 바닥에 닿는 골반을 이루는 좌우 한 쌍의 뼈.
5 사람 뼈 중 가장 큰 넓적다리 뼈.
6 몸과 하지下肢를 연결하는 깔때기 모양의 뼈 바깥쪽에 오목하게 들어간 곳.

원기단법 6편 2번   정심법正心法의 기법氣法

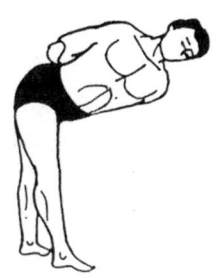

양손을 뒤로 돌려 팔짱 끼고 상체를 앞으로 숙이되 척추가 수평이 되게 하며 오른쪽으로 몸 틀고 아래돌단자리 호흡을 한다.

행·공·효·능

상체를 앞으로 숙여 틀 때 흉격胸膈을 넓게 벌려 폐장肺臟으로의 역기逆氣를 예방하며 경항頸項(목덜미)을 바르게 틀어 족태양방광경足太陽膀胱經과 족소음신경足少陰腎經의 표리表裏 관계로 인해 족태양에 발생하는 풍습風濕과 신요身腰[7]의 반장反張[8]을 차단해주는 행공이다. 신경腎經과 방광경膀胱經을 강화하여, 신허腎虛로 인해 정혈精血을 근筋에 보양하지 못하는 음허陰虛 또는 양허陽虛로 인한 요연증腰軟症[9]을 다스려주고 요추를 강건하게 해준다. 양발에 중심을 실어 비복근의 신축성을 도와 경련을 예방하고 경골신경脛骨神經을 강화하며 골반을 자극함으로써 골반강의 후측벽을 형성하는 요근들을 강화해주고 또한 흉골을 활짝 폄으로써 대흉근大胸筋과 늑간근의 활력을 증진시켜 신체에 기혈의 활달한 순행을 보익해주는 행공이다.

---

7   몸통에 있는 허리를 이르는 고어古語.
8   몸에 경련이 일어 신체가 뒤로 젖히는 병증.
9   간과 신장에서 복열伏熱이 발생하는 증상.

원기단법 6편 3번   신심법身心法의 강법江法

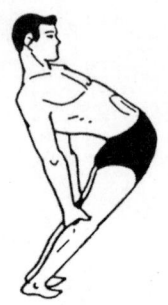

상체를 천천히 뒤로 젖히며 양손으로 학골 뒤편 위중혈 부위를 잡고 고개를 앞으로 숙이고 **임독 유통**하며 아래돌단자리 호흡을 한다.

행·공·효·능

흉협胸脇을 실實하게 도와 간장이 견고해지고 협골脇骨을 바로잡아 간기肝氣의 균형을 도우며 비경과 간경의 운기 능력을 향상시켜 협근頰筋[10]과 간격肝膈[11]을 강인하게 해주는 행공이다. 간열肝熱로 인한 구취와 음주나 흡연으로 인해 발생하는 간열을 소진시켜 균형을 유지해주는데, 음주로 인해 발생한 간열은 몸의 피로와 눈의 피로를 쉽게 불러오며 시력 저하까지 동반한다. 이 행공을 수련하면 불규칙적인 식습관과 인스턴트 음식이나 과도한 다이어트로 인한 비위의 습담濕痰[12]을 다스릴 수 있다.

---

10 상하 두 턱뼈에서 시작해 두 입술에 붙은 근육.
11 심장과 비장 사이의 흉부로 마음, 가슴속이라 표현하기도 한다.
12 습기로 인해 생기는 담痰.

원기단법 6편 4번   인심법忍心法의 명법明法

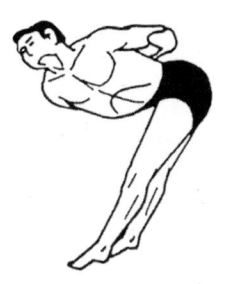

양손을 뒤로 돌려 팔짱 끼고 상체를 앞으로 숙이되 척추가 수평이 되게 하며 왼쪽으로 몸 틀고 아래 돌단자리 호흡을 한다.

행·공·효·능

상체를 앞으로 숙여 틀 때 흉격胸膈을 넓게 벌려 폐장肺臟으로의 역기逆氣를 예방하며 경항頸項(목덜미)을 바르게 틀어 족태양방광경足太陽膀胱經과 족소음신경足少陰腎經의 표리表裏 관계로 인해 족태양에 발생하는 풍습風濕과 신요身腰의 반장反張을 차단해주는 행공이다. 신경腎經과 방광경膀胱經을 강화하여, 신허腎虛로 인해 정혈精血을 근筋에 보양하지 못하는 음허陰虛 또는 양허陽虛로 인한 요연증腰軟症을 다스려주고 요추를 강건하게 해준다. 양발에 중심을 실어 비복근의 신축성을 도와 경련을 예방하고 경골신경脛骨神經을 강화하며 골반을 자극함으로써 골반강의 후측벽을 형성하는 요근들을 강화해주고 또한 흉골을 활짝 폄으로써 대흉근大胸筋과 늑간근의 활력을 증진시켜 신체에 기혈의 활달한 순행을 보익해주는 행공이다.

원기단법 6편 5번　　파심법破心法의 진법眞法

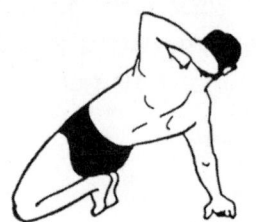

발가락 눌러 무릎 꿇고 앉은 자세에서 상체를 오른쪽으로 틀고 오른 손가락으로 바닥 짚고 왼손으로 목 뒷부분 천주혈을 감싸 안고 아래돌단자리 호흡을 한다.

행 · 공 · 효 · 능

족육경足六經의 기 순환을 돕고 특히 신경腎經과 비경脾經과 간경肝經의 운기運氣 유주流周를 활성화하여 혈액 가운데 불필요한 물질을 제거해주는 행공이다. 정력과 관계있는 신장 기능을 강화하고 비기脾氣를 충일하게 만들어 오장을 안온하게 하며 간기肝氣를 강화하여 외부의 충격으로 신체에 잔유된 악혈惡血의 근根을 소진시켜준다. 또한 외측거근外側擧筋과 대흉근大胸筋을 강인하고 신축성 있게 만들어가며 외관골근外髖骨筋에 소속된 대둔근大臀筋, 중둔근中臀筋, 소둔근小臀筋, 이상근梨狀筋, 내폐쇄근內閉鎖筋, 쌍자근雙孖筋을 탄력 있고 강인하게 만들어 둔부에 탄력감을 주고 허벅지 대퇴직근大腿直筋을 강인하고 신축성 있게 만들어준다.

원기단법 6편 6번   전심법轉心法의 성법性法

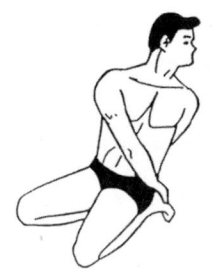

무릎 꿇은 상태에서 상체를 천천히 왼쪽으로 틀고 왼손으로 오른발 뒤꿈치를 잡고 오른손으로 왼발 뒤꿈치를 잡은 채 아래돌단자리 호흡을 한다.

행·공·효·능

흉배부胸背部[13] 늑간근의 신축성을 강화하고 방광경 가운데 격유혈隔兪穴과 격관혈隔關穴에 강한 자극을 주어 횡격막신경의 기능을 돕고, 견갑관절肩胛關節[14]의 관절낭關節囊[15]과 관절연골關節軟骨을 강화하고 견갑근肩胛筋[16]을 강인하게 만들어 오십견을 예방하는 행공이다. 척추를 돌려줌으로써 추간연골을 자극하여 수강髓腔 속 수액髓液의 활동력을 고취시켜 강건한 척추를 만들어주며 교감신경과 부교감신경의 기능을 강화해준다.

---

13 가슴과 등허리를 일컫는 말.
14 견갑골과 상완골 사이에 있는, 움직임이 가장 자유로운 전형적 구球 관절.
15 두 개의 뼈를 연결하는 막으로 바깥쪽의 활막층滑膜層과 안쪽의 섬유층纖維層 두 층으로 이루어져 있다.
16 어깨뼈에 붙어 있는 근육.

원기단법 6편 7번 해심법解心法의 형법形法

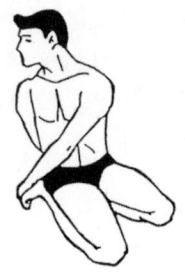

무릎 꿇은 상태에서 상체를 천천히 오른쪽으로 틀고 오른손으로 왼발 뒤꿈치를 잡고 왼손으로 오른발 뒤꿈치를 잡은 채 아래돌단자리 호흡을 한다.

행 · 공 · 효 · 능

흉배부胸背部 늑간근의 신축성을 강화하고 방광경 가운데 격유혈膈兪穴과 격관혈膈關穴에 강한 자극을 주어 횡격막신경의 기능을 돕고, 견갑관절肩胛關節의 관절낭關節囊과 관절연골關節軟骨을 강화하고 견갑근肩胛筋을 강인하게 만들어 오십견을 예방하는 행공이다. 척추를 돌려줌으로써 추간연골을 자극하여 수강髓腔 속 수액髓液의 활동력을 고취하여 강건한 척추를 만들어주며 교감신경과 부교감신경의 기능을 강화해준다.

원기단법 6편 8번

휴심법休心法의 교법校法

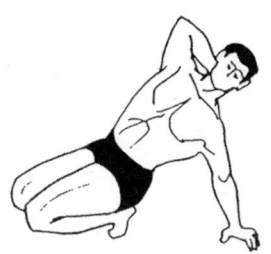

발가락 눌러 무릎 꿇고 앉아 상체를 왼쪽으로 틀어 왼손 손가락으로 바닥 짚고 오른손으로 목 뒷부분 천주혈을 감싸 안은 채 아래돌 단자리 호흡을 한다.

행·공·효·능

족육경足六經의 기 순환을 돕고 특히 신경腎經과 비경脾經과 간경肝經의 운기運氣 유주流周를 활성화하여 혈액 가운데 불필요한 물질을 제거해주는 행공이다. 정력과 관계있는 신장 기능을 강화하고 비기脾氣를 충일하게 만들어 오장을 안온하게 하며 간기肝氣를 강화하여 외부의 충격으로 신체에 잔유된 악혈惡血의 근根을 소진시켜준다. 또한 외측거근外側擧筋과 대흉근大胸筋을 강인하고 신축성 있게 만들어가며 외관골근外髖骨筋에 소속된 대둔근大臀筋, 중둔근中臀筋, 소둔근小臀筋, 이상근梨狀筋, 내폐쇄근內閉鎖筋, 쌍자근雙孖筋을 탄력 있고 강인하게 만들어 둔부에 탄력감을 주고 허벅지 대퇴직근大腿直筋을 강인하고 신축성 있게 만들어준다.

원기단법 6편 9번 — 동심법動心法의 낙법落法

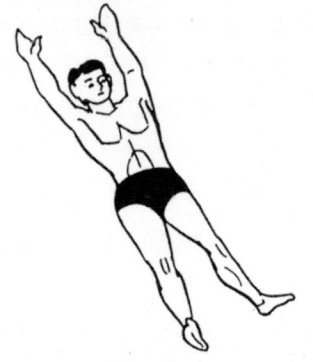

반듯하게 누워 두 손을 위로 뻗고 손바닥이 하늘 향하게 하면서 12경 유통하며 아래돌단자리 호흡을 한다.

행 · 공 · 효 · 능

경력통순勁力通順[17]을 하기 위한 준비 단계로 밝점을 통해 아래돌단자리에 축기된 유감화有感化된 내원기內元氣를 12경으로 유통해야 하며 이를 통해 기세홍롱氣勢汎濃[18]을 이뤄 12정경을 더욱 활성화해야 한다. 심평기화心平氣和 가운데 다른 한 마음은 척추를 늘인다는 생각을 발상發想함으로써 추간연골을 내적으로 자극해 섬유윤纖維輪을 강인하게 하고 탄력성을 높여주며 척수 수액의 순환 유통을 도와 추간연골을 강인하게 해주는 행공이다.

---

17 강건한 힘을 운용하더라도 순후醇厚하게 운용해야 한다.
18 돌단을 쌓을 때는 관념으로 깊은 물이 흐르듯 유연하게 하고 운용할 때는 이슬방울을 다루듯 해야 한다. 여기서는 밝점을 잘 잡아야 한다는 뜻으로 받아들이면 된다.

원기단법 6편 10번　　　합심법合心法의 훈법燾法

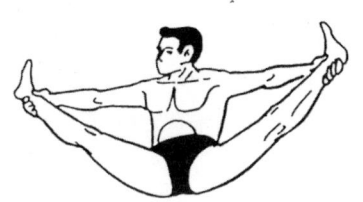

천천히 상체를 일으키며 양손으로 양 발목을 잡고 하체를 좌우로 벌리며 엉덩이 부위만 바닥에 대고 **14경 유통**하며 아래돌단자리 호흡을 한다.

행 · 공 · 효 · 능

신수腎水가 공허空虛해 심화心火를 평정平定하지 못해 야기되는 심화心火의 염상炎上으로 폐금肺金을 상하게 하는 것을 방지하고자 신경腎經을 다스리는 행공이다. 엉덩이 부분을 바닥에 댄 채 균형을 잡아 안정된 자세를 취해야 자율신경 중추가 더욱 활성화되어 내장과 혈관의 활동 또한 왕성해지니, 신체의 건강에 기여하는 이 자세에서 14경을 유통하는 의의가 매우 큰 행공이다.

원기단법 6편 11번   일관법一觀法의 홍법䂯法

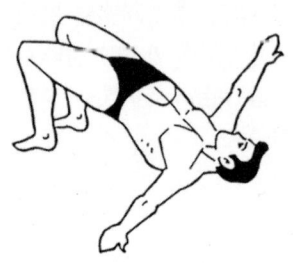

빈듯이 누운 사세에서 양 손바닥을 하늘 향하고 두 팔을 좌우로 벌리며 양어깨와 발바닥만 바닥에 대고 무릎을 세워 하체 들어 올리며 아래돌단자리 호흡을 한다.

행 · 공 · 효 · 능

비경脾經을 보補하므로 기氣가 비脾 가운데 모여 흩어지지 않고 주기酒氣와 곡기穀氣가 상호 공박攻搏하여 발생하는 비열脾熱을 잠재우며 비기脾氣의 허함으로 말미암아 사지가 허약하고 오장이 불안정한 증상을 없애주는 행공으로 대소변을 원활하게 해주고 비기를 보해주는 기능이 있다. 무릎 세우고 하체를 들 때는 발가락과 발바닥 전 부위로 체중을 들어 올려야 하며 전경골근前脛骨筋, 장지굴근長指屈筋, 대퇴직근大腿直根, 장요근, 내측광근이 강인해진다.

원기단법 6편 12번　　　사리법事理法의 직법直法

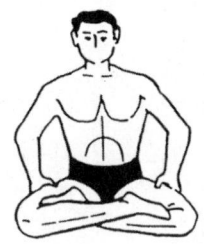

서서히 밝돌얹거리앉음세[19]로 앉아 적적성성에 든다.

―――― 행 · 공 · 효 · 능 ――――

원기단법 6편에서는 신체 근육들의 신축성과 강인성을 기르는 수련을 하였으므로 밝돌얹거리앉음세로 앉아 참밝[眞曬]을 받아들여 돌의 이치에 참여한다. 우선 수행에 방해가 되는 어둠의 세력과 음마淫魔가 틈타지 못하도록 고요한 경지에서 정죄淨罪하는 마음으로 삶을 온전히 보존하며, 산골에 피어나는 아침 안개가 낮은 곳으로 모이듯이 낮아지는 마음을 배우고, 창공에 떠오르는 해를 보며 참밝을 전신에 고루 편다는 마음으로 욕심을 버리며 세상에 이름 내기를 피하고 양심을 정결하게 만들어 직관을 소생시켜야만 하늘의 작은 떨림도 놓치지 않고 고요한 경지의 호흡을 통해 기류氣流의 파장波長을 체능體能할 수 있다. 근면함으로 적적성성寂寂醒醒 가운데 수련한다.

---

19 밝돌얹거리앉음세는 오른발을 먼저 당겨 왼쪽 허벅지 위에 올려놓고 왼발을 상단 전면에 올려 놓는다. 따라서 위 동작 그림의 발 모양은 반대가 되어야 한다.

원기단법 7편

원기단법 7편 1번　　　일신법一身法의 전법田法

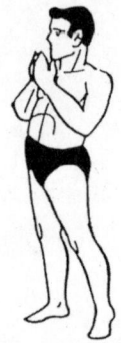

천천히 양손 합장하여 교차한 엄지 가운데 마디를 가슴 단중혈에 대고[1] 상체 뒤로 젖히며 아래돌단자리 내밀고 고개 앞으로 숙이며 양발 어깨너비로 벌린 자세에서 아래돌단자리 호흡을 한다.

행 · 공 · 효 · 능

엄지 가운데 마디와 인지人指를 가슴 부위에 갖다 대면 양 팔꿈치가 올라가면서 가슴이 넓게 펴지고 대흉근大胸筋과 늑간근의 활력을 증진시켜 흡기吸氣 능력이 높아진다. 또한 심하心下 횡격막에 위치한 심포락心包絡이 격막膈膜과 연관돼 있어 심폐 기능이 강화된다. 견갑골 하단부와 영대혈, 지양혈至陽穴에 강한 자극을 줌으로써 좌우승모근左右僧帽筋[2]의 기혈 순환을 돕고 후늑간동맥後肋間動脈[3]의 혈관벽에 접착된 이물질을 태워주며 기능을 강화하고 배추신경背椎神經을 활성화하는 행공이다.

---

1 포갠 두 엄지 가운데 마디를 단중혈에 닿게 하면 저절로 늑골과 늑간근이 들리면서 흡량이 늘어난다. 이하 양손 합장하여 가슴에 대는 동작을 행할 시에는 엄지 가운데 마디를 단중혈膻中穴에 대도록 하되, 자연스럽게 합장하는 자세를 취해도 좋다.
2 등줄기 한가운데서 시작해 다른 근육과 함께 어깨 좌우 뼈를 움직이는 삼각형 근육으로 어깨를 뒤쪽으로 끌어당기는 작용을 하는 근육.
3 갈비뼈 바로 아래 늑간, 신경과 동맥 정맥이 같이 지나가는 곳의 동맥류.

원기단법 7편 2번   정심법正心法의 주법主法

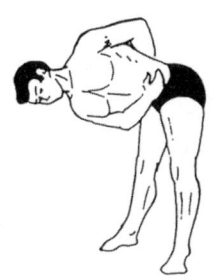

상체를 앞으로 숙이며 오른손으로 왼쪽 옆구리를 잡고 왼손은 뒤로 하여 오른쪽 옆구리를 잡고 상체를 왼쪽으로 틀며 아래돌단자리 호흡을 한다.

행 · 공 · 효 · 능

폐경肺經을 다스려, 폐에 한열寒熱이 왕래하여 생기는 상기上氣를 방지하니 여기서 말하는 상기란 흡단호장吸短呼長[4]이 인위적이 아닌 병적으로 와서 기식氣息이 촉급促急한 것을 말한다. 왼쪽 어깨의 오탁돌기[5]와 연결된 견갑골 관절과 외측의 활막층滑膜層과 내측의 섬유층纖維層 기능을 활성화하고 어깨의 통증 발생을 미연에 방지하며 늑간근에 강인한 활력을 배양하므로 흡기 능력을 고취하여 신경통을 완화하는 효능이 있다.

---

4 들숨은 짧고 날숨은 길어서 기식氣息이 촉급함을 뜻한다.
5 견갑골, 쇄골鎖骨과 함께 상지대上肢帶를 구성하는 하나의 뼈로 오훼골이라 부르기도 한다.

원기단법 7편 3번　　신심법身心法의 단법丹法

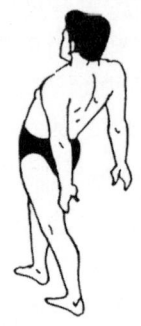

상체를 천천히 오른쪽으로 틀며 고개를 앞으로 숙이고 양손을 뒤로하여 수직으로 뻗고 아래돌단자리 호흡을 한다.

행 · 공 · 효 · 능

간경肝經과 담경膽經을 다스려 보익補益하고 간담의 기를 보양하므로 열기熱氣 균형을 조절하고 강정과단剛正果斷한 기를 품수稟受하여 직재直載하니 의심과 사私가 생기지 않도록 담기膽氣를 바르게 하며 간기肝氣가 허하여 눈이 희미해지는 것을 방제防除한다. 또한 족소양담경足少陽膽經의 기 순환이 촉진되고 요추와 척추의 왜곡을 바로잡아주니 좌측 비구관절髀臼關節[6]과 윤대輪帶[7]가 강인해지고 관절연골이 활성화되며 관절낭關節囊의 기능이 향상되어 관절강關節腔[8]의 활액滑液[9]이 증진되는 행공이다.

---

6 넓적다리뼈에서 절구 공이 모양같이 생겨 치골과 연결하는 관절로 엉치등뼈 바깥쪽에 우묵하게 들어간 곳으로 넓적다리뼈의 위쪽이 닿아서 비구관절을 이룬다.
7 물래 모양으로 돌려주는 돌림판.
8 관절의 두 뼈 사이에 있는 텅 빈 부분으로, 뼈의 운동을 원활하게 해주는 윤활액이 차 있다.
9 윤활액을 일컫는 말로 일명 활액초라 부르기도 한다.

원기단법 7편 4번　　　인심법忍心法의 광법光法

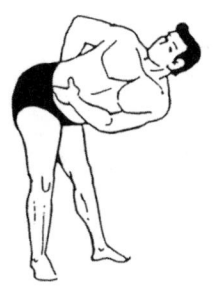

상체를 앞으로 숙이며 왼손으로 오른쪽 옆구리를 잡고 오른손은 뒤로하여 왼쪽 옆구리를 잡고 상체 오른쪽으로 틀며 아래돌단자리 호흡을 한다.

행 · 공 · 효 · 능

폐경肺經을 다스려, 폐에 한열寒熱이 왕래하여 생기는 상기上氣를 방지하니 여기서 말하는 상기란 흡단호장吸短呼長이 인위적이 아닌 병적으로 와서 기식氣息이 촉급促急한 것을 말한다. 왼쪽 어깨의 오탁돌기와 연결된 견갑골 관절과 외측의 활막층滑膜層과 내측의 섬유층纖維層 기능을 활성화하고 어깨의 통증 발생을 미연에 방지하며 늑간근에 강인한 활력을 배양하므로 흡기 능력을 고취시켜 신경통을 완화하는 효능이 있다.

원기단법 7편 5번　　파심법破心法의 귀법貴法

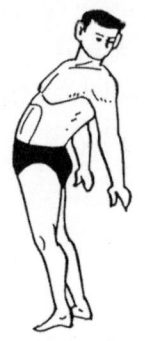

상체를 천천히 왼쪽으로 들며 고개를 앞으로 숙이고 양손을 뒤로 하여 수직으로 뻗고 아래돌단자리 호흡을 한다.

행·공·효·능

간경肝經과 담경膽經을 다스려 보익補益하고 간담의 기를 보양하므로 열기熱氣 균형을 조절하고 강정과단剛正果斷한 기를 품수稟受하여 직재直裁하니 의심과 사私가 생기지 않도록 담기膽氣를 바르게 하며 간기肝氣가 허하여 눈이 희미해지는 것을 방제防除한다. 또한 족소양담경足少陽膽經의 기 순환이 촉진되고 요추와 척추의 왜곡을 바로잡아주니 좌측 비구관절髀臼關節과 윤대輪帶가 강인해지고 관절연골이 활성화되며 관절낭關節囊의 기능이 향상되어 관절강關節腔의 활액滑液이 증진되는 행공이다.

원기단법 7편 6번 — 전심법轉心法의 품법品法

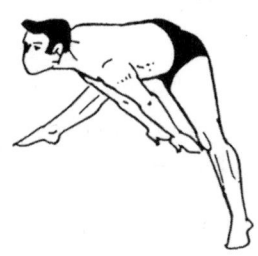

양발을 천천히 좌우로 멀리 벌리고 양손을 양발 사이로 수직으로 뻗어 내려 손가락으로 바닥 짚고 고개 들고 아래돌단지리 호흡을 한다.

행 · 공 · 효 · 능

십선혈十宣穴을 강화하는 행공으로 운기를 통해 발출發出하는 진기의 통로를 개혈開穴할 수 있는 집약점集約點을 강인하게 해준다. 또한 전신의 기혈 순환을 촉진시켜 혈액을 온화하고 윤활토록 하니 정기正氣를 되살려 정혈精血을 만들고 실혈失血의 기를 귀원歸元[10]시키며 치골 결합 부분에 자극을 줌으로써 선장관절仙腸關節의 기능을 향상시키고 대퇴이두근장두大腿二頭筋長頭, 비복근, 장지굴근의 강인성을 길러주며 관골구 연골의 윤활력을 높여준다.

---

10 본래의 자리로 되돌린다는 뜻인데, 여기서는 실혈失血로 인한 기氣를 본래처럼 충익하게 되돌린다는 뜻.

원기단법 7편 7번

해심법解心法의 상법象法

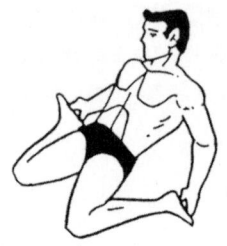

천천히 양발을 빌려 무릎 꿇고 앉되 엉덩이를 바닥에 붙이고 양손 엄지손가락으로 용천혈을 누르며 척추는 반듯이 세우고 고개 앞으로 숙이고 **임독 유통**하며 아래돌단자리 호흡을 한다.

행 · 공 · 효 · 능

수화음양水火陰陽의 합실合實하는 기운을 보補해 주고 원기元氣를 아래돌단자리에 저장하게 하며 수화교제水火交濟를 통해 수승화강水昇火降을 더욱 원활하게 해주는 행공이다. 내적으로는 감성적이고 의식적이며 의지적인 행동의 근거리近距離로 인격성을 강조하던 마음의 작간作奸에서 벗어나 마음을 안온하게 해주며, 화평한 기혈 순환을 통해 혈을 윤택하게 하고 족육경의 기류氣流 주회周廻를 원활하게 해주어 장골근, 장요근, 내관골근의 신축성이 강해진다. 마음을 정심靜心으로 인도한 다음 임독 유통을 통해 교만과 아집을 멀리하며 영성靈性[11]을 찾고 겸손하도록 자신을 단련시키도록 한다.

---

11 사전에는 신령한 품성이나 성질로 규정돼 있으나, 여기서는 위돌단자리 핵을 내관함으로써 일어나는 자연과의 교류 가운데 나타나는 정선正善을 통한 영묘한 성질을 말한다.

원기단법 7편 8번   휴심법休心法의 견법見法

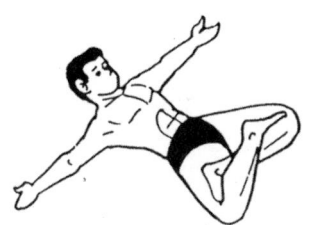

돌단얹거리앉음세로 앉으며 천천히 눕고 손바닥이 하늘 향하도록 하며 양손을 좌우로 넓게 벌리고 12경 유통하며 아래돌단자리 호흡을 한다.

행 · 공 · 효 · 능

원기가 충일하도록 정수精髓를 왕성하게 하니 생명력의 기본이 되는 정精이 강화되는 행공이다. 간경肝經, 비경脾經, 신경腎經을 다스려 기세홍농氣勢泓濃이라 족소음신경足少陰腎經에 진기의 흐름이 기세강대氣勢强大해지나 물 흐르듯 유연하게 흐르며, 경락이 불통하거나 혈맥이 응체凝滯하여 행기行氣에 지장을 주는 곳을 타통打通하고 영위榮衛[12]를 유통시킨다. 또한 대퇴직근大腿直根과 외측광근의 신축성을 높이고 비골腓骨[13]과 경골脛骨[14] 및 실계골의 기혈 순환을 도와 12경을 유통함으로써 생명력을 고취시키는 본질적 요소를 깨우치도록 한다.

---

12 한의학에서 말하는 영기榮氣와 위기衛氣를 아울러 이르는 말.
13 골반과 무릎뼈 사이의 넓적다리뼈.
14 정강이뼈를 이르는 말.

원기단법 7편 9번   동심법動心法의 회법回法

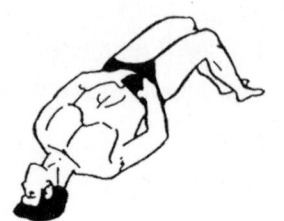

천천히 반듯이 누워 머리와 양발만 바닥에 대고 양 손바닥으로 아래돌단자리를 살며시 감싸주며 몸 전체를 들어 올리고 아래돌단자리 호흡을 한다.

행 · 공 · 효 · 능

독맥의 정점이자 천문天門의 시무처始務處인 천만혈을 통해 천만기天滿氣[15]를 이루는 행공이다. 전두엽前頭葉[16]의 기혈 순환이 활발해져 정신 장애가 발생하지 않고 경추를 자극함으로써 자율신경의 기능을 강화하며 신경절을 활성화시켜 오장육부를 강건하게 한다. 또한 뇌신경의 기능을 향상시키고 노궁혈을 통해 아래돌단자리에 축기의 원숙圓熟을 꾀한다.

---

15   자연의 기가 하늘 가득 차 있다는 뜻. 여기서는 행공하는 수련자의 천만혈天滿穴을 통해 자연의 기와 수련자의 기가 교류되도록 관념 집중을 강조하는 말. 천만혈은 백회혈의 고어古語.
16   대뇌반구 전면에 위치한 운동 및 언어 중추로, 사고 및 판단과 같이 고도의 정신 작용이 이루어지는 곳. 밝돌법 수련을 통해 이곳을 계발하면 영능靈能을 끌어올리는 간이역 역할을 한다.

원기단법 7편 10번   합심법合心法의 군법君法

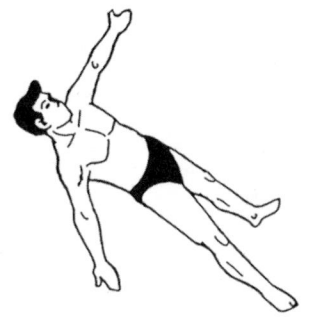

천천히 반듯하게 편안히 누워 전신에서 힘을 빼고 양 손바닥을 하늘 향하도록 하며 자연스럽게 14경 **유통**하며 아래돌단자리 호흡을 한다.

행 · 공 · 효 · 능

원기단법 7편 8번 휴심법休心法의 견법見法 행공 효능에다, 14경 유통을 통해 수련자 자신의 본성本性(=天性)의 힘은 무한無限하다는 원리를 깨달아 나가며 긍정적인 사고를 배양하여 유출시켜나가기 위한 행공이다.

원기단법 7편 11번

일관법一觀法의 환법丸法

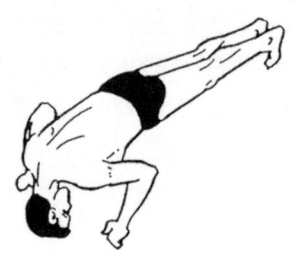

천천히 엎드려 양 팔꿈치와 손가락과 이마와 발가락을 바닥에 대고 몸 전체를 들어 올리며 아래돌단자리 호흡을 한다.

행·공·효·능

12경과 14경 유통법을 통해 발현發顯[17]되지 않고 내재되어 있는 잠재의식을 일깨우는 행공으로 수련자들 마음속의 '나는 잠재의식 계발에 도달하기 어렵다'는 생각을 버려야 한다. 그렇지 않으면 화火가 망동妄動할 때 변화가 막측莫測하여 때와 곳을 가리지 않고 진음眞陰을 전오煎熬[18]시켜 음陰이 허虛해지니, 환법丸法을 통해 화火의 망동을 제어하며 오장육부가 평안을 유지하는 가운데 '할 수 있다'는 긍정적인 사고를 유출하도록 일깨우며 육체적으로는 손바닥 천장궁天藏宮[19]의 기능을 강화하며 뇌세포에 신선한 기혈을 순환시켜주는 행공이다.

---

17 속에 숨어 있던 것을 외부로 나타나게 하거나 나타나지 않은 것을 겉으로 드러나게 하는 것.
18 화기火氣에 달여 졸인다는 뜻. 볶아서 줄어들게 하다.
19 하늘이 내린 영묘한 기운을 보관하고 있는 집이란 뜻의 혈자리. 밝돌법에서 말하는 천장궁은 노궁혈을 이른다.

원기단법 7편 12번   사리법事理法의 황법愰法

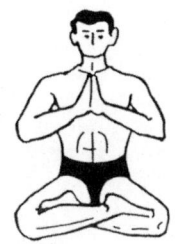

돌단얹거리앉음세로 앉아 양손 합장하고 엄지 가운데 마디가 단중혈에 닿도록 하며 양 팔꿈치를 약간 들어 올린 뒤 가슴을 활짝 펴고 아래돌단자리 호흡을 한다.

행 · 공 · 효 · 능

양화陽火가 순수하게 발현됨으로써 가운데돌단자리가 밝아져야 건전한 도덕력과 정신력이 함양되니 외부로부터 안으로 끌어들이는 가운데돌단자리의 작용을 순화해야 세상일에 미혹되어 있던 마음이 정죄淨罪를 통해 양심의 송사訟事를 받지 않게 된다. 이로써 양심이 직관에 영향을 미치지 못하도록 직관의 정상적인 기능을 향상시켜 물질적이고 육체적인 수련자들의 의식을 개화開化해나간다. 그러기 위해 밝돌법의 사상과 의식을 바로 알고 두뇌와 신경 계통과 근육 세포의 공명共鳴[20]을 통해 수련의 도를 한 계단 높이며 잠재의식을 계발하기 위해 적적성성寂寂醒醒한 마음으로 이 행공을 행한다.

---

20 사전에서는 발음체發音體가 외부에서 온 음파에 자극받아 이와 동일한 진동수 소리를 내는 것을 공명 현상이라 규정하지만, 밝돌법에서는 공기 고유의 진동수와 수련자 체내의 고유 진동수가 상호 교류할 수 있도록 진동파를 맞춰 음파, 뇌파, 심파, 기파 등 모든 파장의 고유 진동수를 수련자 진동파를 통해 감지 운용할 수 있도록 수련해나가는 운용 방법을 일컫는다.

원기단법 8편

원기단법 8편 1번　　일신법一身法의 적법赤法

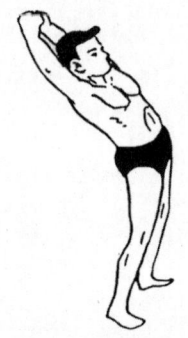

직립 자세에서 양발을 어깨너비로 벌리고 양손을 깍지 끼어 머리 위로 수직으로 뻗되 손바닥의 노궁혈이 하늘 향하도록 하고 상체를 뒤로 젖혀 아래돌단자리 부위가 앞으로 나오도록 하며 아래돌단자리 호흡을 한다.

행 · 공 · 효 · 능

관념觀念으로 지기地氣를 용천혈에서부터 족소음신경足少陰腎經을 따라 끌어올리다 기혈氣穴에서 무혈無穴 통로를 만나 포문胞門으로 이끌어 아래돌단자리로 인도해 들이고, 양손 노궁혈을 통해서는 하늘 기운을 끌어들여 수궐음심포경手厥陰心包經으로 인도하여 무혈 통로를 통해 수소양삼초경으로 진입시켜 대추혈大椎穴을 거쳐 임맥으로 하향한 뒤 기해혈氣海穴에서 포문을 통해 아래돌단자리로 인도해 들인다. 이때 진기가 대추혈로 응집될 때 경추와 흉추와 요추의 골강骨腔에 가득 차 있는 결체질結締質[1] 가운데 황색수黃色髓[2]의 기능을 강화하고 또한 밝을 통해 황색수黃色髓와 적색수赤色髓[3]의 증강을 꾀하는 행공이다.

1　결합 조직, 탄력 조직, 지방 조직, 연골 조직, 골 조직으로 나누어져 있으며 내장의 바탕을 이루고 지지하는 조직.
2　혈액 세포 생산 능력은 없고 다만 골수강骨髓腔을 이용하여 양분을 저장하는 구실을 하며 주로 지방 조직으로 이루어진 누런색을 띠는 골수.
3　적아세포나 적혈구가 다량으로 들어 있어 새빨갛게 보이며 조혈 작용을 하는 골수.

원기단법 8편 2번   정심법正心法의 왕법旺法

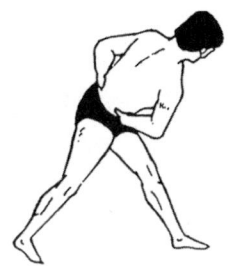

왼발을 천천히 앞으로 반보 가량 내딛고 양손을 옆구리 장골腸骨 부위에 대고 상체를 왼쪽으로 틀며 양발과 무릎과 척추와 가슴이 반듯하게 되도록 곧게 펴고서 체중이 균등하게 실리도록 하며 고개를 앞으로 숙이고 아래돌단자리 호흡을 한다.

행 · 공 · 효 · 능

족소음근足少陰筋의 신축력을 내보內輔하여 박근薄筋을 튼실하게 하고 정수精髓를 보하니 좌신左腎의 수기水氣 부족으로 말미암은 음허陰虛가 되지 않도록 보신補腎하고 혈허血虛와 음쇠陰衰가 일어나지 않도록 해주는 동작이다. 전방으로 내딛은 다리를 굽히면 모든 내보內輔 작용이 반감되니 바른 동작을 취해야 하며 양손으로 장골 부위를 가볍게 눌러주고 요추를 틀어 아래돌단자리 호흡을 한다. 적법赤法이 요추 골강骨腔 안의 결체질 가운데 황색수와 적색수의 기능을 강화하는 행공이었다면 왕법旺法은 적혈구와 백혈구의 생성 기능을 증강하기 위한 행공이다.

원기단법 8편 3번　　신심법身心法의 정법訂法

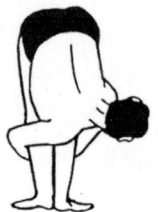

천천히 양발 모으고 상체를 앞으로 숙이며 양손으로 학골 부위를 바짝 끌어안고 상체를 왼쪽으로 틀며 아래돌단자리 호흡을 한다.

행·공·효·능

진일眞一[4]을 간직하고 원영元靈[5]을 주거시키는 천곡天谷[6]에 청신한 기혈과 산소를 공급하여 자율신경 기능을 북돋고 내장 기능을 지배하는 신경전달 작용을 활성화시켜 조절해준다. 나아가 뇌막腦膜[7]을 강인하게 해줄 뿐만 아니라 뇌 기능을 북돋아 잠재의식潛在意識[8]을 개발하는 데 도움을 주고 골강 내 결체질의 주류성周流性을 강고强固하게 조화제작造化制作하는 행공이다.

---

4 초자아超自我 가운데 형이상形而上의 참으로 실재하는 하나의 결정체로서 자아自我 내부에서는 기氣를 일으키는 근원이 되고 자아 외부에서는 모든 현상의 근본이 되어 막힘과 걸림이 없는 원초적 진실로 하나이면서 하나가 아닌 것을 진일이라 한다.
5 하늘이 내려준 신령스럽고 순수한 심층을 조성하는 위돌단자리 핵심 안에 이성과 감정을 초월하여 본래부터 가지고 있는, 혼魂을 다스릴 수 있는 오직 하나의 주인.
6 골윗샘을 말하며 밝돌법에서는 위돌단자리를 이른다.
7 두개골 안에서 뇌를 감싸 안고 있는 얇은 막을 말한다.
8 밝돌법에서는 의식의 범주를 현재의식, 무의식, 잠재의식, 심층의식으로 분류한다. 여기서 세 번째 의식에 해당하는 잠재의식은 자각 없이 활동하는 의식이 자각 있는 의식과 같은 모양으로 행동을 주재하거나, 자각이 있는 의식에서는 보거나 알 수 없는, 밖으로 나타나지 않고 숨은 상태로 존재하면서 움직임이 가능한 숨은 의식을 말한다.

원기단법 8편 4번   인심법忍心法의 발법發法

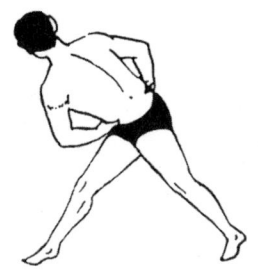

오른발을 천천히 앞으로 반보 가량 내딛고 양손을 옆구리 장골 부위에 대고 상체를 오른쪽으로 틀되 양발과 무릎을 곧게 펴고 체중이 균등하게 실리도록 하며 고개를 앞으로 숙이고 아래돌단자리 호흡을 한다.

행 · 공 · 효 · 능

족소음근足少陰筋의 신축력을 내보內輔하여 박근薄筋을 튼실하게 하고 정수精髓를 보하니 좌신左腎의 수기水氣 부족으로 말미암은 음허陰虛가 되지 않도록 보신補腎하고 혈허血虛와 음쇠陰衰가 일어나지 않도록 해주는 동작이다. 전방으로 내딛은 다리를 굽히면 모든 내보內輔 작용이 반감되니 바른 동작을 취해야 하며 양손으로 장골 부위를 가볍게 눌러주고 요추를 틀어 아래돌단자리 호흡을 한다. 적법赤法이 요추 골강骨腔 안의 결체질 가운데 황색수와 적색수의 기능을 강화하는 행공이었다면 왕법旺法은 적혈구와 백혈구의 생성 기능을 증강하기 위한 행공이다.

원기단법 8편 5번   파심법破心法의 공법公法

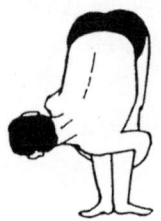

천친히 양발 모으고 상체를 앞으로 숙이며 양손으로 학골 부위를 바짝 끌어안고 상체를 오른쪽으로 틀며 아래돌단자리 호흡을 한다.

행 · 공 · 효 · 능

진일眞一을 간직하고 원영元靈을 주거시키는 천곡天谷에 청신한 기혈과 산소를 공급하여 자율신경 기능을 북돋고 내장 기능을 지배하는 신경 전달 작용을 활성화시켜 조절해준다. 나아가 뇌막腦膜을 강인하게 해줄 뿐만 아니라 뇌 기능을 북돋아 잠재의식潛在意識을 개발하는 데 도움을 주고 골강 내 결체질의 주류성周流性을 강고强固하게 조화제작造化制作하는 행공이다.

원기단법 8편 6번 　　　　　전심법轉心法의 지법至法

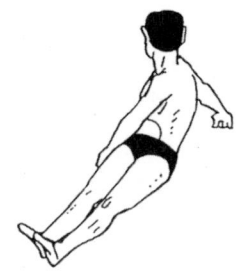

천천히 앉으며 양발 모아 앞으로 쭉 뻗고 상체를 오른쪽으로 틀며 왼손으로 오른 다리 학골을 당기고 오른 손가락으로 바닥 짚으며 상체 약간 뒤로하여 대각선으로 젖히고 아래돌단지리 호흡을 한다.

행 · 공 · 효 · 능

결음結陰[9]으로 인해 음기陰氣가 내결內決[10]하여 외부로 운행하지 못해 장간腸間[11]으로 침투하는 것을 미연에 방지해주는 행공 동작이다. 늑간근[12]을 강화해줌으로써 외늑간근이 늑골을 잡아 올려 다량의 흡기吸氣 능력을 길러주고 더불어 내늑간근이 늑골을 내려 호기呼氣를 잘 할 수 있도록 도와 늑연골肋軟骨을 강인하게 만들고 늑간신경을 강고히 만들어준다.

9 　음기가 창자 사이에 모여 있는 상태로 병인病因이 되며, 결음結陰이 되면 대변에 피가 많이 섞여 나온다.
10 　사전적으로는 안에서 결정한다는 뜻이나, 여기서는 음기가 안에서 뭉친다는 뜻으로 이해할 수 있다.
11 　창자 사이를 말한다.
12 　갈비뼈 사이의 힘줄로 내 · 외 이중으로 되어 있으며 안쪽은 들숨 운동을, 바깥쪽은 날숨 운동을 주도한다.

원기단법 8편 7번   해심법解心法의 포법包法

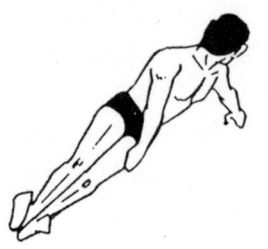

천천히 앉으며 양발 모아 앞으로 쭉 뻗고 상체를 왼쪽으로 틀며 오른손으로 왼 다리 학골을 당기고 왼 손가락으로 바닥 짚으며 상체를 약간 뒤로하여 대각선으로 젖히고 아래돌단자리 호흡을 한다.

행 · 공 · 효 · 능

결음結陰으로 인해 음기陰氣가 내결內決하여 외부로 운행하지 못해 장간腸間으로 침투하는 것을 미연에 방지해주는 행공 동작이다. 늑간근을 강화해줌으로써 외늑간근이 늑골을 잡아 올려 다량의 흡기吸氣 능력을 길러주고 더불어 내늑간근이 늑골을 내려 호기呼氣를 잘할 수 있도록 도와 늑연골肋軟骨을 강인하게 만들고 늑간신경을 강고히 만들어준다.

원기단법 8편 8번   휴심법休心法의 평법平法

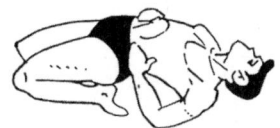

천천히 무릎 꿇고 앉아 뒤로 반듯이 누우며 엉덩이는 바닥에 대고 발등이 바닥에 닿도록 하며 양손을 아래돌단자리에 대고 **임독 유통**하며 양발에 은은히 힘을 주면서 아래돌단자리 호흡을 한다.

행 · 공 · 효 · 능

양 발등을 바닥에 닿게 하여 십자인대+字靭帶[13]와 서혜인대鼠蹊靭帶[14]와 대퇴사두근大腿四頭筋을 강인하게 만들고 복압을 높여주는 행공이다. 또한 슬와동맥膝窩動脈[15]과 슬와정맥膝窩靜脈의 유주流周 기능을 강화하고 하체의 기혈 순환이 활발해지도록 하며 특히 서혜인대鼠蹊靭帶를 지나 복강을 거쳐 외장골外腸骨[16] 정맥으로 이어지는 혈관들의 유주 기능을 강화하는 수련으로 이때 행하는 임독 유통의 의의가 매우 크다.

---

13 무릎에 있는 십자 모양의 인대.
14 앞창자 골극骨棘에서 엇비슷하게 치골 결절을 향해 붙어 있는 유대紐帶.
15 무릎 뒤쪽 오금을 말한다.
16 허리 부분을 이루는 뼈의 하나로, 천골의 두 끝 궁둥이 뼈 뒤쪽 위에 있는 큰 뼈.

원기단법 8편 9번   동심법動心法의 태법兌法

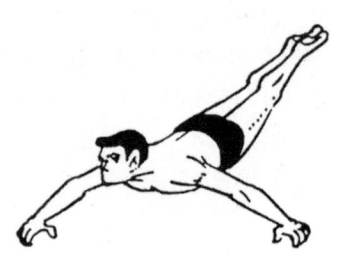

천천히 엎드려 양발 모아 쭉 뻗고 양손을 좌우로 45도 정도 벌려 손가락으로 바닥 짚고 발등을 바닥에 대고 아래돌단자리가 바닥에서 떨어지지 않도록 하며 상체 들고 12경 유통하며 아래돌단자리 호흡을 한다.

행 · 공 · 효 · 능

임맥이 통하고 대충맥大衝脈[17]이 성盛하니 두 맥은 기경맥奇經脈[18]이라 경혈이 점차로 영일盈溢하다.[19] 또한 때를 따라 내리는 천진天眞의 기가 인체에 작용하니 척주脊柱를 교정해 척추만곡脊椎彎曲[20]에서 오는 질환을 예방하고 척수신경의 전근前根과 후근後根의 기능을 강화하여 운동과 지각을 발달시켜주니, 12경을 유통하며 평활근平滑筋[21]의 기능도 강화해 신체 조건을 강건하게 만들어주는 행공이다.

---

17 기경팔맥 중 하나로 기충혈에서 시작하여 유문까지 뻗어 있다.
18 기경의 맥락, 또는 기경팔맥의 준말.
19 가득 차서 넘친다는 뜻.
20 척추가 바르지 않고 굽은 모양.
21 내장이나 혈관의 벽을 이루는, 가로 무늬가 없는 근육으로 민무늬근이라 부르기도 한다.

원기단법 8편 10번

합심법合心法의 파법巴法

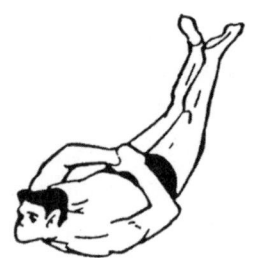

천천히 엎드려 양손을 뒷짐 지고 아래돌단자리만 바닥에 댄 채 상하체 들고 14경 유통하며 아래돌단자리 호흡을 한다.

행·공·효·능

양기陽氣를 우위優位로 끌어올려 피부와 분육分肉[22] 사이를 따뜻하게 하니 수곡水穀의 정미精微한 기운이 피가 되어 경수經隧[23]에 운행하고 오장을 번영케 하며 전신을 주회하도록 한다. 동작을 취할 때 팔꿈치를 뒤로 젖혀야 늑골거근肋骨擧筋을 강인하게 만들어 늑골을 들어 올리는 힘을 더욱 배양할 수 있고 흡기吸氣의 힘이 강해지니, 여기서부터 원기단법 호흡의 진수를 깨우치게 되고 늑연골肋軟骨을 강고하고 섬세하게 만들어가며 14경을 유통하는 행공이다.

---

22 살과 뼈를 연결하는 막.
23 경락이 통하는 길을 일컫는 말.

원기단법 8편 11번   일관법一觀法의 영법靈法

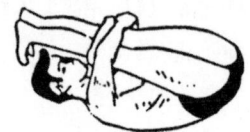

천천히 반듯하게 누워서 상하체를 들고 양팔로 학골 뒤를 바짝 끌어 안으며 아래돌단자리 호흡을 한다.

행 · 공 · 효 · 능

월사月事가 고르지 못한 여성의 경우 혈이 허해 양이 적으며 묽은 빛을 띠거나 또는 기가 허해 양이 많은 증상과 월경통을 다스려주는 동작이다. 그리고 남녀 공히 늑골을 내려 호기呼氣를 잘할 수 있도록 내눙 간근을 강인하게 도와주고 골격근을 강고히 만들어 수의근隨意筋 횡문근섬유橫紋筋纖維의 신축성을 높여주고 신경교神經膠[24]의 작용이 강화되도록 조화제작造化制作하며 신경돌기神經突起와 수상돌기樹狀突起의 기능을 민첩하게 만들어주는 행공이다.

---

24 교질의 세포와 섬유로 이루어진 뇌와 척수의 내부에서 신경 조직을 결합하고 영양 공급 작용을 하는 조직으로 위성 세포와 슈반 세포를 포함하고 있다.

원기단법 8편 12번　　　사리법事理法의 혼법魂法

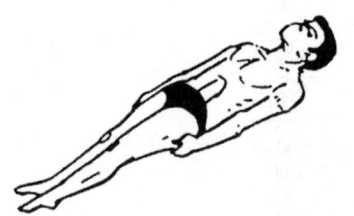

천천히 편안하게 전신의 힘을 빼고 누워 자연스럽게 눈은 반개半開하고 양손을 몸통 옆에 편안히 놓고 고요히 아래돌단자리 호흡을 한다.

행 · 공 · 효 · 능

고요한 가운데 물질적이고 육체적인 자아에서 탈피하려는 움직임으로 이루어진 원기 8편의 행공 효능을 통해 영성靈性을 일깨우고 혼성魂性[25]을 잠재운다. 영성이 되살아날 때 함께 살아나는 양심良心이 더욱 정결하게 조화되도록 양심에게 예리한 감각을 부여해주는 구결口訣를 통해 혼이 영의 뜻에 순종하도록 양심의 소리에 따라 생활하는 수련의 시초로, 선仙의 원천을 찾기 위해 고요한 경지에서 두뇌 및 신경 계통과 근육 세포의 진동을 조장組長해나가며 공기 고유의 진동파와 보조를 맞추기 위해 기파氣波, 전파電波, 뇌파腦波, 심파心波, 영파靈波의 진동을 체험하기 위한 행공이다.

25　마음의 근본이 되는 품성을 나타내는 말로 항상 움직이며 흩어지기를 잘하고 거두어지지 않으며 밖의 것을 끌어들여 번뇌하게 만드는 특성이 있고, 현존하는 사람들이 이에 종속돼 생활하고 있으면서도 잘 모르는 넋을 말한다. 심리적으로 표현할 때는 마음이라 표현하고 생리적으로 표현할 때는 두뇌라 말한다.

원기단법 9편

원기단법 9편 1번 일신법一身法의 광법光法

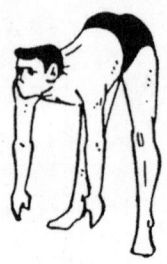

양발을 어깨너비만큼 11자로 벌리고 서서 상체를 앞으로 숙이고 양손을 자연스럽게 축 늘어뜨리며 고개 들고 **임독 유통**하며 아래돌단자리 호흡을 한다.

행·공·효·능

심신소양心神所養[1]을 통해 기혈의 폭손暴損[2]을 막고 승거升擧[3]시켜주니 양陽을 도와주며 직립直立 생활에서 오는 오장육부의 긴장을 이완하고 장경인대腸脛靭帶의 신축성을 강화한다. 또한 임독 유통을 통해 골윗샘의 영성靈性을 일깨우고 위돌단자리 영성의 발전을 꾀하기 위해 경신경총頸神經叢에 자극을 주며 연수延髓[4]의 기능을 활발하게 유도하여 뇌 중추를 강인하게 하여 호흡 운동과 반사 운동과 소화 기능을 발달시키는 행공이다.

---

1 양신養神, 양형養形을 통해 몸과 마음을 강건하게 함을 뜻한다.
2 물이 햇빛을 받아 자연 증발되는 현상처럼 달아 없어지는 것을 말한다.
3 들어 올려주다, 잘되도록 도와주는 역할을 한다는 뜻이다.
4 뇌교腦橋를 통하여 중뇌와 연결되어 있고 뒤쪽으로는 척수로 이어져 있으며 자율신경 활동을 관장하는 기능적 중추가 있어서 호흡, 심박동, 소화 과정을 조절하여 소뇌와 함께 운동을 조절하며 일명 숨골이라 말하기도 한다.

원기단법 9편 2번　　정심법正心法의 휘법揮法

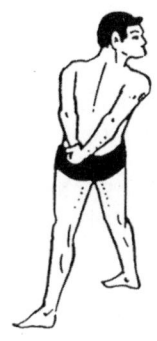

천천히 양발 넓게 벌리고 양손 뒤로 깍지 낀 채 상체 뒤로 젖히며 오른쪽으로 틀고 고개 앞으로 숙이고 아래돌단자리 호흡을 한다.

행·공·효·능

비장을 따뜻하게 만들어 비기脾氣의 불화不和를 없애고 간열肝熱을 제해 간기肝氣를 보補해주며 늑간근을 강화하여 다량의 흡기吸氣와 호기呼氣가 이루어지도록 단련하는 행공이다. 또한 원기단법이 원하는 흡지호吸止呼를 조화제작造化制作해가며 관골근을 단련시켜 내관골근과 외관골근의 신축성을 강인하게 변화시켜가는 행공이다.

원기단법 9편 3번   신심법身心法의 능법能法

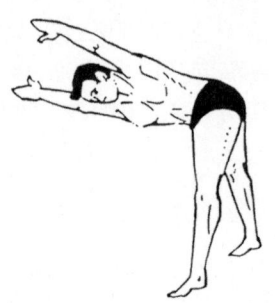

천천히 양발을 어깨너비로 좁히고 양손을 머리 위 수직으로 뻗어 올리며 상체를 앞으로 숙이되 하체와 직각이 되도록 하며 왼쪽으로 몸통을 틀고 고개 들고 아래돌단자리 호흡을 한다.

행·공·효·능

육양기六陽氣[5]를 실하게 돕고 삼양三陽이 모이는 머리에 양허陽虛[6]로 인한 영약靈弱[7]을 보補해주는 동작이다. 몸통을 틀 때 골반뼈 내부의 천골薦骨을 틀어준다는 생각으로 몸통을 틀어야 골반강의 후측벽을 형성하는 대요근, 소요근, 장골근을 강화하고 성기性器와 분비기分泌器의 활력을 증진시키며 생식선生殖腺과 생식수관生殖輸管[8]의 기능이 활성화되어 체내 신진대사가 활발해지니, 성장기 청소년에게는 발육 촉진의 효과를 주는 행공이다.

---

5   족삼양足三陽과 수삼양手三陽의 양육경陽六經에 순환하는 양기陽氣를 말한다.
6   얼굴이 창백하고 수족이 냉冷하며 변이 묽고 맥이 허약한, 양기陽氣가 부족한 현상을 말한다.
7   원영元靈이 허약함을 일컫는 말이다.
8   수정관輸精管, 수란관輸卵管과 같이 생식세포나 배胚를 간직했다가 외부로 내보내는 생식기의 일부분.

원기단법 9편 4번　　　　인심법忍心法의 원법源法

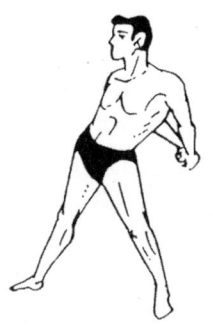

천천히 양발을 넓게 벌리고 양손을 뒤로 깍지 낀 채 상체를 뒤로 젖히며 왼쪽으로 틀고 고개를 앞으로 숙이고 아래돌단자리 호흡을 한다.

행 · 공 · 효 · 능

비장을 따뜻하게 만들어 비기脾氣의 불화不和를 없애고 간열肝熱을 제해 간기肝氣를 보補해주며 늑간근을 강화하여 다량의 흡기吸氣와 호기呼氣가 이루어지도록 단련하는 행공이다. 또한 원기단법이 원하는 흡지호吸止呼를 조화제작造化制作해가며 관골근을 단련시켜 내관골근과 외관골근의 신축성을 강인하게 변화시켜가는 행공이다.

원기단법 9편 5번　　파심법破心法의 사법事法

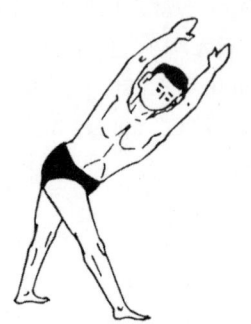

천천히 양발을 어깨너비로 좁히고 양손을 머리 위 수직으로 뻗어 올리며 상체를 앞으로 숙이되 하체와 직각이 되도록 하며 오른쪽으로 몸통을 틀고 고개 들고 아래돌 단자리 호흡을 한다.

행 · 공 · 효 · 능

육양기六陽氣를 실하게 돕고 삼양三陽이 모이는 머리에 양허陽虛로 인한 영약靈弱을 보補해주는 동작이다. 몸통을 틀 때 골반뼈 내부의 천골薦骨을 틀어준다는 생각으로 몸통을 틀어야 골반강의 후측벽을 형성하는 대요근, 소요근, 장골근을 강화하고 성기性器와 분비기分泌器의 활력을 증진하며 생식선生殖腺과 생식수관生殖輸管의 기능이 활성화되어 체내 신진대사가 활발해지니, 성장기 청소년에게는 발육 촉진의 효과를 주는 행공이다.

원기단법 9편 6번   전심법轉心法의 거법去法

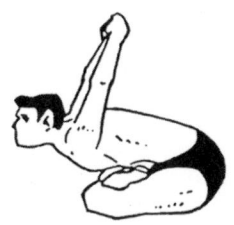

천천히 돌단엎거리앉음세로 앉아 양손을 뒤로 깍지 낀 채 들어 올리며 상체를 앞으로 바짝 숙이고 고개 들어 **임독 유통**하며 아래돌단자리 호흡을 한다.

행 · 공 · 효 · 능

동작을 바꿀 시 밝점의 흩어짐을 바로잡아주기 위해 돌단엎거리앉음세로 앉아야 정기精氣를 집수執囚[9]할 수 있다. 음양의 요결要訣[10]을 따르면 양陽이 비장秘藏되어야 견고해지고 양이 강해야 양기陽氣를 폐밀閉密하고[11] 생기生氣를 강고하게 만들어 정신 운용이 건전해진다. 육체적으로 거법去法 동작은 견관절肩關節과 견갑골肩胛骨과 상완골上腕骨 중간의 상완이두근上腕二頭筋의 힘줄과 관절 연골을 강인하게 해주며 늑간근을 강화하여 다량의 흡기吸氣와 호기呼氣를 조화제작造化制作하도록 도와 돌단자리에 축기된 진기를 임독맥으로 유통하는 행공이다.

---

9 잡아서 한 곳에 가둠, 여기서는 원래 있던 자리에 모아 보관한다는 뜻.
10 긴요한 뜻, 또는 일의 가장 중요한 방법.
11 비밀스럽게 밀폐시킨다는 뜻.

원기단법 9편 7번　　해심법解心法의 안법安法

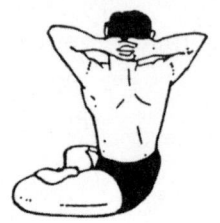

돌단었거리앉음세에서 양손을 목 뒤로 깍지 끼고 상체를 오른쪽으로 틀며 아래돌단자리 호흡을 한다.

행 · 공 · 효 · 능

정기精氣와 골수骨髓가 고갈되는[12] 나이가 되면 절욕節慾이 필요하다. 욕화慾火가 심하면 정精을 모손耗損해서 강건하지 못하니 신수腎水를 승昇하게 만들어 정기精氣를 보補하는 동작으로, 측거근側擧筋을 강인하게 만들어 365락 유통 과정 중 경經과 락絡의 기혈 순환을 촉진시키고 요신경총腰神經叢의 기능을 도와 내전근內轉筋, 박근薄筋, 외폐쇄근外閉鎖筋, 대퇴하퇴大腿下腿의 내측면 피부와 슬육절膝肉節의 지배신경을 강화하는 행공이다.

12　말라서 없어진다는 뜻.

원기단법 9편 8번   휴심법休心法의 동법同法

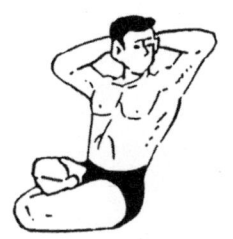

돌단엎거리앉음세에서 양손을 목 뒤로 깍지 끼고 상체를 왼쪽으로 틀며 아래돌단자리 호흡을 한다.

행·공·효·능

정기精氣와 골수骨髓가 고갈되는 나이가 되면 절욕節慾이 필요하다. 욕화慾火가 심하면 정精을 모손耗損해서 강건하지 못하니 신수腎水를 승昇하게 만들어 정기精氣를 보補하는 동작으로, 측거근側擧筋을 강인하게 만들어 365락 유통 과정 중 경經과 락絡의 기혈 순환을 촉진시키고 요신경총腰神經叢의 기능을 도와 내전근內轉筋, 박근薄筋, 외폐쇄근外閉鎖筋, 대퇴하퇴大腿下腿의 내측면 피부와 슬육절膝肉節의 지배신경을 강화하는 행공이다.

원기단법 9편 9번   동심법動心法의 무법無法

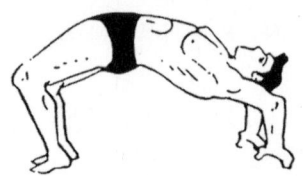

천천히 반듯하게 누운 자세에서 손가락과 발가락만 바닥에 대고 몸 전체를 들어 올린 상태에서 아래돌단자리 호흡을 한다.

행 · 공 · 효 · 능

진정眞精이 내신內腎에서 발동하게 만들어 인신人身의 기운이 천지기天地氣와 서로 합치되도록 하고, 양생陽生의 시후時候[13]를 챙겨 생양生陽을 일으켜 천지기가 체내에서 서로 응하도록 하며, 인체의 척수를 중심으로 갈라져 있는 대뇌, 뇌신경, 경신경총, 늑간신경, 대퇴신경의 기능 강화와 더불어 척수신경절脊髓神經節에 있는 지각신경 집합 세포체細胞體를 강인하게 발달시켜주는 행공이다.

---

13 사계절의 절후를 말한다.

원기단법 9편 10번   합심법合心法의 인법忍法

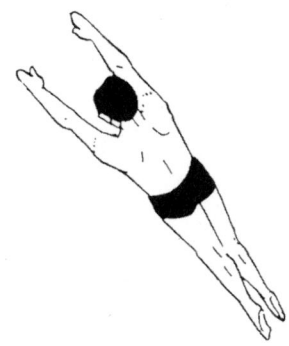

천천히 엎드려 양손을 머리 위로 곧게 뻗고 손바닥을 바닥에 대고 **12경 유통**하며 아래돌단자리 호흡을 한다.

행 · 공 · 효 · 능

발동된 진정眞精을 내신內腎에 갈무리하며 정精을 왕성하게 만들어 12경으로 유통하는 동작으로, 척추간연골脊椎間軟骨과 척수신경절의 긴장을 이완해주고, 척수의 백질白質[14]에 존재하는 뇌로부터 운동성 흥분을 전달하는 하행성下行性과 지각성知覺性 흥분을 뇌에 전달하는 상행성上行性 전도傳導의 길을 이완해준다. 이로써 신경의 안정이 조속히 이루어져 아래돌단자리에 생양生陽된 내기內氣를 천지기天地氣와 상응하게 만들어주는 행공이다.

---

[14] 신경 중추부에서 신경섬유의 집단을 이루는 부분으로 하얗게 보이며 뇌, 소뇌, 연수의 수질髓質이고 신경 신호를 전달하는 기능을 한다.

원기단법 9편 11번   일관법一觀法의 사법思法

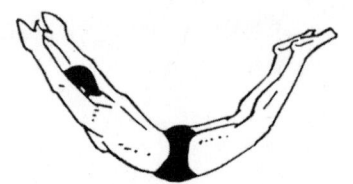

합심법合心法의 인법忍法 자세에서 아래돌단자리만 바닥에 대고 상하체 들고 14경 유통하며 아래돌단자리 호흡을 한다.

　·　행　·　공　·　효　·　능　·

아래돌단자리에서 생양生陽된 내기內氣가 천지기天地氣와 상응하니 신명神明을 이루어가며 원기元氣를 굳세게 하여 만병이 발생하지 않고, 승모근僧帽筋과 요방형근腰方形筋을 강인하게 단련하여 늑연골을 강고하게 만들고 늑간신경과 좌골신경총坐骨神經叢이 강인해지도록 하며 14경을 유통하는 행공이다.

원기단법 9편 12번 — 사리법事理法의 이법理法

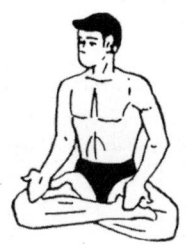

밝돌엌거리앉음세[15]로 앉아 아래돌단자리 호흡을 한다.

행 · 공 · 효 · 능

천도天道의 시무처始務處가 되는 영명靈明[16]을 이루기 위해 신기神氣가 밖으로 흩어지지 않도록 고요한 가운데 원기元氣를 더욱 굳세게 하니, 마음이 신기神氣를 잘 간직하도록 일깨워 밝은 마음明心으로 밝의 참빛眞光을 받아 돌의 이치에 참여하고 생각과 뜻이 부동하는 고요한 경지로 진입하기 위해 밝돌엌거리앉음세로 앉는다. 원기단법 9편에서 신경계를 자극하고 이완하는 수련의 진의眞意는 어둠의 세력이 틈타지 못하도록 하기 위함이니, 돌의 이치에 참여함으로써 깨달음의 빛을 받고자 의식意識의 가장 높은 곳 골윗샘에 의식을 집중한다. 그래야 자기自己 생명력의 강인함이 수련자들의 신성한 본성本性 속에 존재한다는 깨달음을 얻어 강인한 생명력을 키울 수 있다.

---

15 밝돌엌거리앉음세는 오른발을 먼저 당겨 왼쪽 허벅지 위에 올려놓고 왼발을 상단 전면에 올려놓는다. 따라서 위 동작 그림의 발 모양은 반대가 되어야 한다.
16 위돌단자리가 밝을 받아 밝아지는 현상.

원기단법 10편

원기단법 10편 1번

일신법一身法의 근법根法

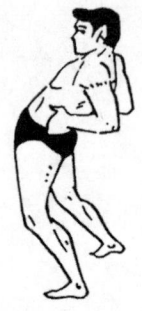

직립 자세에서 양발을 멀리 벌리고 양손을 겨드랑이 밑에 짚되 엄지를 가슴 부위에 대고 상체를 뒤로 젖히며 고개를 앞으로 숙이고 아래돌단자리 호흡을 한다.

행·공·효·능

폐경肺經을 활성화시켜 천기天氣를 흡입할 때 심화心火가 염상炎上[1]하고 폐수肺水를 끊어 화火만 홀로 왕성해져 정精을 생화生化[2]시키지 못하게 하는 것을 차단하고, 허로증虛勞症으로 인해 기침을 하고 담痰이 성盛하며 기氣가 급해 타혈唾血하는 폐허肺虛를 예방한다. 또한 늑연골을 강고하게 만들어 흉부신경과 늑간신경의 기능을 강화하니 늑간근을 강인하게 만들어 흡기吸氣를 더욱 활성화하며 요신경총腰神經叢에 자극을 주어 음부대퇴신경陰部大腿神經의 지배를 받는 남녀 외생식기外生殖器 질병을 예방하고 강고히 하는 행공이다.

---

[1] 불길이 타오르듯 하다는 뜻이나, 여기서는 마음에 생긴 화기가 상승하며 뜨거운 열기가 발생하는 것을 말한다.
[2] 생성되어 변화하는 것.

원기단법 10편 2번   정심법正心法의 무법無法

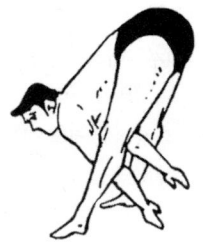

양발을 좌우로 더 넓게 벌리고 상체를 앞으로 깊이 숙이면서 양손을 양다리 사이 뒤로하여 손가락으로 바닥 짚고 아래돌단자리 호흡을 한다.

행 · 공 · 효 · 능

상기上氣와 기결氣結³ 및 기울氣鬱⁴을 해소하는 능력이 있어 진기를 승강昇降시키고 제諸 기를 조양調養⁵하며 허로虛勞로 인해 기혈이 부족한 상태에서 간혈肝血을 다스려 기혈 부족을 다스리는 행공이다. 또한 잘 발달된 대둔근大臀筋을 강인하게 만들어 골반과 체간體幹 운동을 도와주고 하둔신경下臀神經을 활성화하여 운기를 감지하며 십선혈+宣穴에 자극을 주어 쇼크나 서체暑滯⁶ 및 지단마비肢端麻痺를 다스려준다.

---

3 기가 순조롭게 순환하지 않고 한곳에 응집되어 병인이 되어 질환을 일으키려는 현상.
4 기가 한곳에 몰려 잘 순환하지 못하는 현상.
5 건강이 회복되도록 몸을 보살피고 병을 다스린다는 뜻인데, 여기서는 진기를 고르게 보양한다는 뜻으로 사용했다.
6 여름철에 더위로 인하여 생기는 체증滯症.

원기단법 10편 3번   신심법身心法의 기법機法

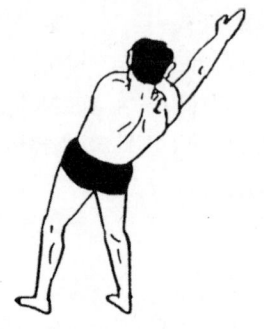

천천히 두 발을 어깨너비로 모으고 왼손을 앞으로 하여 오른쪽 어깨를 잡고 오른손은 하늘 향해 대각선으로 들어 올리며 상체를 오른쪽으로 틀어 뒤로 젖히고 아래 돌단자리 호흡을 한다.

행 · 공 · 효 · 능

천곡天谷에 기가 부족하여 머리가 맑지 못하고 이명耳鳴이 들리는 현상과 번민으로 인한 우울한 마음을 다스려 오음五陰의 기가 활성화되도록 보補해주는 행공이다. 또한 우측 늑간근을 들어 올려 우폐右肺의 흡기량을 고취시키며 경골신경脛骨神經과 비골신경腓骨神經을 강인하게 만들어 하체에 분포된 신경 조직과 근육의 형태 변화를 막아준다.

원기단법 10편 4번

인심법忍心法의 내법來法

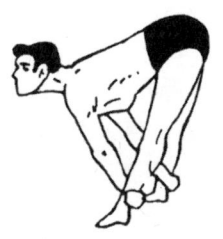

천천히 양발을 좌우로 넓게 벌리고 상체를 앞으로 숙여 양손으로 발목 잡으며 고개 들고 **임독 유통** 하며 아래돌단자리 호흡을 한다.

행·공·효·능

발목을 잡을 때 부류혈復溜穴[7]과 교신혈交信穴[8] 부위를 손바닥으로 감싸야 신조腎燥[9]를 윤潤하게 하고 정혈精血을 보補하며 진기를 승강시키고 제諸 기를 조양調養한다. 잘 발달된 대둔근大臀筋을 강인하게 만들어 골반과 체간體幹 운동을 도와주고 하둔신경의 활성화를 통해 운기를 감지하며 임독 유통을 하니 유기流氣의 통로를 몸으로 익히게 되며, 아킬레스건 의 신축 작용을 도와 종골踵骨에 접착된 부분을 강화하고 흉쇄유돌근胸 鎖乳突筋을 강인하게 만들어주는 행공이다.

---

7 안쪽 복숭아뼈 상단 부위.
8 부류혈과 같이 횡으로 있는 혈.
9 신장의 수분이 마르는 현상.

원기단법 10편 5번 — 파심법破心法의 사법司法

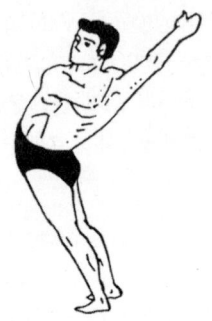

친친히 두 발을 어깨너비로 모으고 오른손을 앞으로 하여 왼쪽 어깨를 잡고 왼손은 하늘 향해 대각선으로 들어 올리며 상체를 왼쪽으로 틀어 뒤로 젖히고 아래돌단자리 호흡을 한다.

행·공·효·능

천곡天谷에 기가 부족하여 머리가 맑지 못하고 이명耳鳴이 들리는 현상과 번민으로 인한 우울한 마음을 다스려 오음五陰의 기가 활성화되도록 보補해주는 행공이다. 또한 좌측 늑간근을 들어 올려 좌폐左肺의 흡기량을 고취시키며 경골신경脛骨神經과 비골신경腓骨神經을 강인하게 만들어 하체에 분포된 신경 조직과 근육의 형태 변화를 막아준다.

원기단법 10편 6번 　　　전심법轉心法의 창법昌法

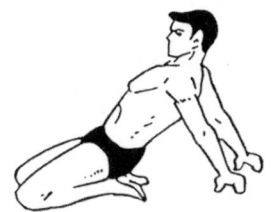

천천히 무릎 꿇고 앉아 엉덩이 바닥에 대고 양손을 뒤로하여 손가락으로 바닥 짚되 양팔을 45도 대각선으로 벌린 뒤 12경 유통하며 아래돌단자리 호흡을 한다.

행 · 공 · 효 · 능

족궐음근足闕陰筋[10]을 강화하여 연계된 힘줄들이 조화를 이루도록 하니 음부陰部가 안으로 무력하여 발기勃起하지 못하는 것을 차단하도록 원기元氣 주회周廻하는 행공이다. 대퇴사두근大腿四頭筋의 신축력을 강화하고 대퇴이두근에 접착돼 있는 좌골신경가지의 기능을 강화하며 대퇴정맥의 기혈 순환 작용을 활발하게 한다. 또한 흉쇄관절胸鎖關節[11]을 튼튼하게 만들어 내적內的 12경 유통을 통해 완관절연골腕關節軟骨을 강인하게 해준다.

---

10 엄지발가락에서 시작하여 종아리를 따라 오금 밑에 맺혔다가 다시 사타구니를 따라 음부에 맺히며 모든 힘줄과 연락되는 힘줄.
11 빗장뼈와 가슴뼈를 연결하는 관절.

원기단법 10편 7번　　해심법解心法의 전법前法

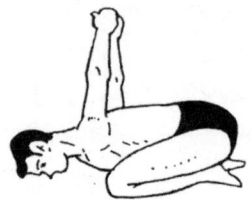

무릎 꿇은 자세를 유지하며 상체를 앞으로 숙여 이마를 바닥에 대고 양손을 깍지 끼어 뒤로 높이 들어 올리고 아래돌단자리 호흡을 한다.

행 · 공 · 효 · 능

족양명위경足陽明胃經과 족태음비경足太陰脾經의 진기 주회를 보補해주니 중기中氣 운용이 활성화되어 음양이 조화를 이루며 체내에서 중中을 집수執守[12]하게 만들어 오장五臟이 강건하도록 유지해주는 행공이다. 완신경총腕神經叢과 상완삼두근上腕三頭筋, 상완上腕 및 전완前腕, 신근伸筋의 신축성을 강인하게 해주며 요골동맥橈骨動脈의 기혈 순환을 원활하게 도와주고 양팔 말초까지 신경 조직 기능을 강성하게 해준다.

12　가두어 지켜낸다는 뜻.

원기단법 10편 8번   휴심법休心法의 곡법曲法

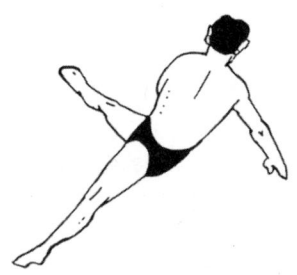

천천히 편히 앉으며 양발을 좌우로 넓게 벌리고 상체를 뒤로 젖혀 오른쪽으로 틀며 오른 손가락으로 바닥 짚고 왼손은 오른쪽 옆구리 장문혈과 경문혈에 대고 아래돌단자리 호흡을 한다.

행·공·효·능

족궐음간경足厥陰肝經과 족소양담경足少陽膽經에 진기를 주회하는 행공으로, 간기肝氣를 보補하여 자음보혈滋陰補血하고 담기膽氣의 보사補瀉[13]를 도와 정正하도록 하여 강정과단剛正果斷한 기를 품수稟受하여 직재直裁하니 의심疑心과 사私가 없이 심담기心膽氣를 보補하여 심허心虛[14]를 다스리는 행공이다. 이 행공을 행할 때는 다리를 넓게 벌려 선골仙骨을 틀어줘야 하지 운동과 지각知覺을 맡은 좌골신경총의 기능이 더욱 활성화되어 남녀 외생식기外生殖器의 기능까지 강화된다.

---

13 원기를 보해주거나 넘치는 악한 기운을 뽑아버리도록 하는 법.
14 가슴이 두근거리고 숨결이 짧고 불안하며 놀라기를 잘하니 심장에 음양의 기혈이 부족해서 나타나는 증상

원기단법 10편 9번

동심법動心法**의 영법**寧法

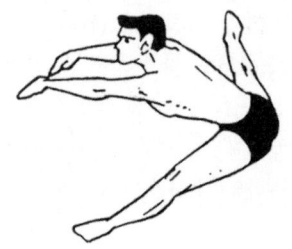

양빨을 넓게 벌린 상태를 유지하면서 상체를 바로 세웠다가 앞으로 숙이고 발뒤꿈치를 축으로 엉덩이를 들고 양 손가락으로 바닥 짚고 **14경 유통**하며 아래돌단자리 호흡을 한다.

행·공·효·능

족소음신경足少陰腎經과 족태양방광경足太陽膀胱經에 진기를 유주하여 신腎과 명문命門을 전보專補하고 명문의 화火를 겸보兼補하니, 신기腎氣와 담기膽氣를 보사補瀉하여 신허腎虛를 다스리는 행공이다. 또한 척수신경 가운데 요신경腰神經, 천골신경薦骨神經, 미골신경尾骨神經의 기능을 강화하여 14경 유통 경로를 체능할 수 있게 하고, 대퇴근을 강인하게 만들어 대퇴정맥大腿靜脈의 혈류를 촉진하여 복강 내에 침체되어 흐르던 혈액을 빠르게 심장으로 보내 청신한 기혈 순환이 이루어져 14경 유통을 강성하게 해준다.

원기단법 10편 10번　　합심법合心法의 공법功法

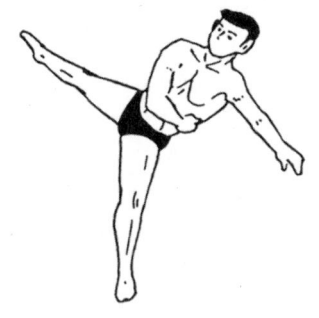

천천히 편히 앉으며 양발을 좌우로 넓게 벌리고 상체를 뒤로 젖혀 왼쪽으로 틀며 왼 손가락으로 바닥 짚고 오른손은 왼쪽 옆구리 장문혈과 경문혈에 대고 아래돌단자리 호흡을 한다.

행·공·효·능

족궐음간경足厥陰肝經과 족소양담경足少陽膽經에 진기를 주회하는 행공으로, 간기肝氣를 보補하여 자음보혈滋陰補血하고 담기膽氣의 보사補瀉를 도와 정正하도록 하여 강정과단剛正果斷한 기를 품수禀受하여 직재直裁하니 의심疑心과 사私가 없이 심담기心膽氣를 보補하여 심허心虛를 다스린다. 이 행공을 행할 때는 다리를 넓게 벌려 선골仙骨을 틀어줘야 하지 운동과 지각知覺을 맡은 좌골신경총의 기능이 더욱 활성화되어 남녀 외생식기外生殖器의 기능까지 강화된다.

원기단법 10편 11번

일관법一觀法**의 상법**想法

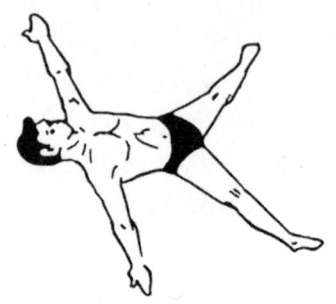

천천히 반듯하게 누워 사지를 편하게 멀리 벌리고 **365락 유통**하며 아래돌단자리 호흡을 한다.

행 · 공 · 효 · 능

원기단법 1편부터 7편까지는 근골筋骨의 강인함을 꾀하는 행공이라면 8편부터는 신경계를 강고하게 만드는 행공이다. 따라서 왜 신경계를 강화하는 수련을 하게 되는지를 생각해야 한다. 임독 유통을 통해 밝히 본 위돌단자리 영靈의 기능이 강화되고 인체의 주역主役이 될 때 비로소 혼魂을 잠재우게 되니 하늘[天]과 땅[地]의 자리가 만나며 이를 통해 사람[人]의 자리가 상응해야만 비로소 365개 경혈점들을 밝히 알고 기능을 숙지하여 365락을 열어나갈 수 있다.

원기단법 10편 12번　　　사리법事理法의 수법水法

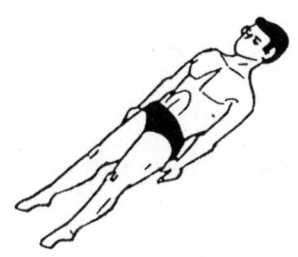

자연스러운 자세로 누워 아래돌단
자리 호흡을 하며 적적성성에 든다.

행 · 공 · 효 · 능

신경계의 강화로 영성靈性이 밝아져 영력靈力이 전체全體를 이끄는 원동력原動力이 되고 인체뿐 아니라 세상 모든 것을 지배하게 된다. 평화로운 마음도 영력의 지배를 받아 이루어질 때 수련자들은 과거와 미래 속에 사는 것이 아니라 현재 속에서 신성神性[15]한 생명의 거룩한 능력을 알게 될 것이며, 현재라는 시간을 바로 알게 될 때 갈망하는 모든 것으로부터 자유로워지며 이로부터 자연 생명력의 키움을 얻기 위한 행공이다.

15　신과 같은 성격. 여기서는 신같이 거룩한 성정 속에 묻혀 있는 생명의 존귀함을 가리킨다.

원기단법 11편

원기단법 11편 1번　　　　　일신법—身法의 창법蒼法

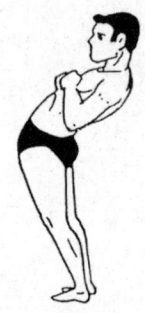

시시 양손을 가슴 부위에 대고 양 발을 좌우로 벌리고 상체를 뒤로 젖히며 고개를 숙이고 아래돌단자리 호흡을 한다.

행 · 공 · 효 · 능

상체를 젖힐 때 영대혈을 중심점으로 삼아 자극을 줌으로써 기관지가답아氣管枝加答兒, 즉 기관지 점막의 조직 파괴를 수반하지 않는 삼출성滲出性 염증의 발생을 예방하고(흡연자) 치골 결합 부위에 자극을 주어 좌골과 대퇴골 연접 부분과 관골구의 인대를 강인하게 해주는 동작이다. 무게 중심이 장내전근長內轉筋과 대태직근大腿直筋에 걸리게 함으로써 이들 근육의 강인성을 배양하고, 인체 하지에 퍼져 있는 하지신경下肢神經의 기능을 강화하여 신경절神經節을 자극, 변요便尿를 독촉함으로써 변비와 요실금을 미연에 방지하며 가슴을 넓게 펴는 동작을 통해 폐활량을 증가시키고 다량의 산소 수급으로 전신 기혈을 맑고 기운차게 만들어 주는 행공이다.

원기단법 11편 2번   정심법正心法의 고법高法

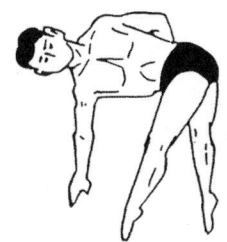

천천히 상체를 앞으로 숙여 왼쪽으로 틀고 오른 손가락과 양 발가락으로 바닥을 짚으면서 왼손은 뒷짐 지고 아래돌단자리 호흡을 한다.

행·공·효·능

체중이 양발에 균등하게 실리도록 몸의 중심을 잡고 등심대(脊柱) 전체가 틀어지도록 돌려 엉치등뼈 아래 부분까지 틀어준다는 마음으로 몸을 틀어주고 운기해야 골수를 통해 요추 양쪽 후복벽後腹壁에 있는 요신경총腰神經叢에 자극이 간다. 또한 대요근 속에 묻혀 있다 기시起始를 시작하는 장골하복신경腸骨下腹神經과 장골서혜신경腸骨鼠蹊神經의 기능을 강화하고 음부대퇴신경陰部大腿神經, 외측대퇴피신경外側大腿皮神經, 대퇴신경大腿神經, 폐쇄신경閉鎖神經을 강고하게 만들어주며 동시에 기통既通된 12경을 통해 흐르는 기 순환을 더욱 활성화시켜나가는 행공이다.

원기단법 11편 3번   신심법身心法의 화법花法

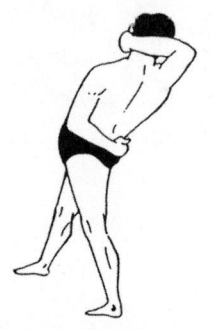

천천히 상체를 뒤로 젖히며 왼손은 뒷짐 지고 오른손으로 목 뒷부분을 잡고 상체를 오른쪽으로 틀며 고개 숙이고 아래돌단자리 호흡을 한다.

행 · 공 · 효 · 능

오른쪽으로 몸을 틀 때 몸의 중심이 어느 한쪽으로 쏠리면 안 되는 이 동작은 선골에 자극을 주어 치골 결합 부분을 강화하고 신장풍腎臟風[1]을 다스려 음낭陰囊 밑이 습하고 가려운 증상을 없애주며, 신경절神經節을 자극하여 신장과 방광의 기능을 강화시켜 오른쪽 신장[右腎]의 화火가 쇠衰하여 신장이 차고 원양元陽이 허虛해서 발생하는 음냉陰冷을 다스리고 수장水臟을 따뜻하게 하니 신腎을 보補하도록 신기腎氣를 양생養生하는 행공이다.

---

1 신장에 오는 풍기風氣를 말한다.

원기단법 11편 4번 　　　인심법忍心法의 죽법竹法

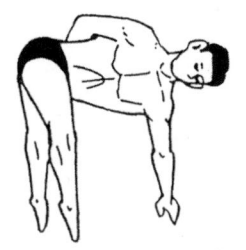

천천히 상체를 앞으로 숙여 오른쪽으로 틀고 왼 손가락과 양발 발가락으로 바닥을 짚으면서 오른손은 뒷짐 지고 아래돌단자리 호흡을 한다.

행·공·효·능

체중이 양발에 균등하게 실리도록 몸의 중심을 잡고 등심대[脊柱] 전체가 틀어지도록 돌려 엉치등뼈 아래 부분까지 틀어준다는 마음으로 몸을 틀어주고 운기해야 골수를 통해 요추 양쪽 후복벽後腹壁에 있는 요신경총腰神經叢에 자극이 간다. 또한 대요근 속에 묻혀 있다 기시起始를 시작하는 장골하복신경腸骨下腹神經과 장골서혜신경腸骨鼠蹊神經의 기능을 강화하고 음부대퇴신경陰部大腿神經, 외측대퇴피신경外側大腿皮神經, 대퇴신경大腿神經, 폐쇄신경閉鎖神經을 강고하게 만들어주며 동시에 기통旣通된 12경을 통해 흐르는 기 순환을 더욱 활성화시켜나가는 행공이다.

원기단법 11편 5번　　파심법破心法의 양법瀁法

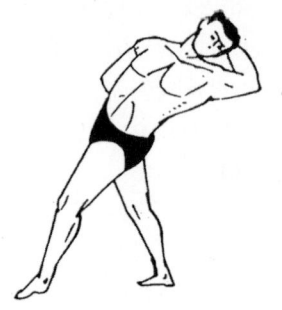

천천히 상체를 뒤로 젖히며 오른손은 뒷짐 지고 왼손으로 목 뒷부분을 잡고 상체를 왼쪽으로 틀면서 고개 숙이고 아래돌단자리 호흡을 한다.

행 · 공 · 효 · 능

왼쪽으로 몸을 틀 때 몸의 중심이 어느 한쪽으로 쏠리면 안 되는 이 동작은 선골에 자극을 주어 치골 결합 부분을 강화하고 신장풍腎臟風을 다스려 음낭陰囊 밑이 습하고 가려운 증상을 없애주며, 신경절神經節을 자극하여 신장과 방광의 기능을 강화시켜 오른쪽 신장[右腎]의 화火가 쇠衰하여 신장이 차고 원양元陽이 허虛해서 발생하는 음냉陰冷을 다스리고 수장水臟을 따뜻하게 하니 신腎을 보補하도록 신기腎氣를 양생養生하는 행공이다.

원기단법 11편 6번   전심법轉心法의 향법香法

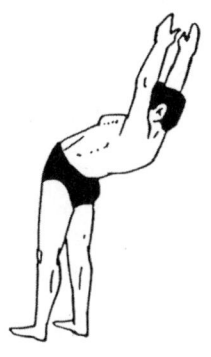

상체를 뒤로 젖히며 양손을 머리 위 수직으로 뻗어 올려 높이 들고 **임독 유통**하며 아래돌단자리 호흡을 한다.

행 · 공 · 효 · 능

직립直立으로 서서 흡기吸氣와 호기呼氣의 기능 강화를 목적으로 하는 행공이다. 흡기吸氣할 때 흉곽이 확장되고 더불어 횡격막의 수축과 이완에 의해 외늑간근과 늑연골부의 내늑간근의 작용이 더욱 강하되므로 횡격막의 하향을 따라 넓어지는 흉강에 의해 폐포肺胞들의 활성화를 꾀하며 다량의 흡기로 말미암아 한 마음은 아래돌단자리에 축기된 기운을 고강高强하게 응축시키고 한 마음으로는 밝점의 인도를 받아 임독을 돌리며 위돌단자리를 내관內觀하는 행공이다.

원기단법 11편 7번   해심법解心法의 금법今法

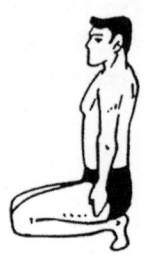

천천히 발가락 눌러 무릎 꿇고 앉아 양손을 축 늘어트리고 12경 유통하며 아래돌단자리 호흡을 한다.

행·공·효·능

족육경에 진기 순환 능력이 화통창대和通暢大하니, 한 마음으로는 아래돌단자리의 내압內壓을 고강高强하게 조화시켜 진기가 밝점에 응집되도록 하면 정精이 하강하여 따뜻한 기운으로 하지下肢를 보補하고 상승上昇하여 두상頭上을 청량淸凉하게 해주며, 다른 한 마음으로는 순환하는 12경이 활성화되어 수련자들의 뜻에 의해 주회하는 진기의 강약을 조절하면서 12경을 유통하는 행공이다.

원기단법 11편 8번　　휴심법休心法의 병법病法

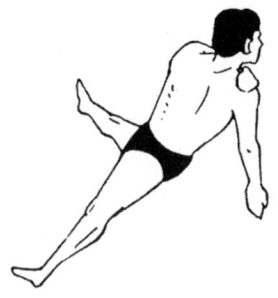

양발을 좌우로 넓게 벌리고 상체를 오른쪽으로 틀어 45도 정도 뒤로 젖히며 오른손으로 뒤쪽 바닥을 짚고 왼손을 오른 어깨 견정혈과 천료혈 위에 대고 아래돌단자리 호흡을 한다.

행·공·효·능

족궐음간경足厥陰肝經과 족소양담경足少陽膽經에 진기를 유주流周하여 간기肝氣와 담기膽氣의 보사補瀉를 돕고 심허心虛를 다스리는 행공으로, 다리를 넓게 벌려 선골을 틀어줘야 하지 운동과 지각知覺을 맡은 좌골신경총坐骨神經叢의 기능을 더욱 활성화시켜 남녀 외생식기外生殖器의 기능이 강화된다. 또한 척주관脊柱管의 체간지지體間支持 기능을 높여 추공推孔[2] 안에 있는 척수의 보호 능력을 강고히 하며 추간연골을 강인하게 만들어 장내전근長內轉筋과 단내전근短內轉筋을 강인하게 해준다.

---

2 척주脊柱 추체推體와 추궁推弓에 둘러싸인 공간.

원기단법 11편 9번　　동심법動心法의 허법虛法

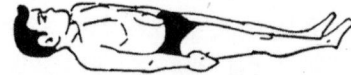

천천히 반듯하게 자연스럽게 누워 손바닥을 바닥에 대고 **14경 유통** 하며 아래돌단자리 호흡을 한다.

행 · 공 · 효 · 능

한 마음으로는 온몸의 힘을 아래돌단자리에 모아 내적內的 기 순환의 원활한 유주流周를 통해 아래돌단자리의 내압內壓을 강고히 조화시켜 응축된 진기가 밝점에 응집되도록 만들어 순환만을 거듭해오던 12경을 활성화시켜 유통시키며, 다른 한 마음으로는 수련자들의 뜻에 의해 진기의 흐름을 강하게 또는 약하게 조절하며 임독 유통을 통해 정확한 위돌단자리의 실체를 바라볼 것이며, 바라본 위돌단자리에서 발산되는 영기靈氣를 통해 백魄을 잊어 혼魂을 기르고 혼魂을 잊어 영靈을 기르며 영靈을 잊어야 수련자 마음속에 형상의 영形狀靈도 없음을 깨닫고자 14경을 유통하는 행공이다.

원기단법 11편 10번   합심법合心法의 표법表法

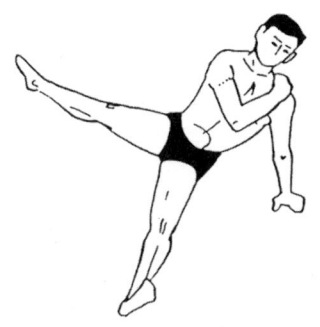

양발을 좌우로 넓게 벌리고 상체를 왼쪽으로 틀어 45도 정도 뒤로 젖히며 왼손으로 뒤쪽 바닥을 짚고 오른손을 왼 어깨 견정혈과 천료혈 위에 대고 아래돌단자리 호흡을 한다.

행 · 공 · 효 · 능

족궐음간경足厥陰肝經과 족소양담경足少陽膽經에 진기를 유주流周하여 간기肝氣와 담기膽氣의 보사補瀉를 돕고 심허心虛를 다스리는 행공으로, 다리를 넓게 벌려 선골을 틀어줘야 하지 운동과 지각知覺을 맡은 좌골신경총坐骨神經叢의 기능을 더욱 활성화시켜 남녀 외생식기外生殖器의 기능이 강화된다. 또한 척주관脊柱管의 체간지지體間支持 기능을 높여 추공推孔 안에 있는 척수의 보호 능력을 강고히 하며 추간연골을 강인하게 만들어 장내전근長內轉筋과 단내전근短內轉筋을 강인하게 해준다.

원기단법 11편 11번   일관법一觀法의 이법移法

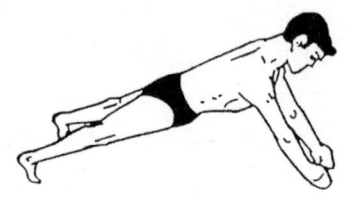

천천히 엎드리며 양발을 좌우로 넓게 벌리고 손가락과 발가락만 바닥에 대 몸 전체를 들고 365락 유통하며 아래돌단자리 호흡을 한다.

행 · 공 · 효 · 능

근골筋骨의 12경 기능 강화에서 오는 내적內的 기 순환의 원활한 유주를 통해 아래돌단자리의 내압을 강고히 조화시켜 응축된 진기가 밝점에 응집되도록 하고, 순환만을 거듭해오던 12경을 활성화시켜 요신경총腰神經叢이 강화되며, 요추간연골腰椎間軟骨의 힘을 강성하게 배양하고 관골구觀骨臼와 관골근觀骨筋 및 장내전근長內轉筋을 강인하게 만들어 요신경총의 분지分枝인 대퇴신경의 지배를 받는 고관절 굴곡이나 외회전, 외전, 슬관절 굴곡, 내회전의 기능을 강인하게 만들어주는 행공으로 인체에 분포돼 있는 365락 순환 유통이 활달해진다.

원기단법 11편 12번   사리법事理法의 상법想法

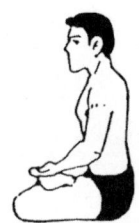

돌단앉거리앉음세로 앉아 고요한 경지에서 아래돌단자리 호흡을 한다.

행 · 공 · 효 · 능

자신을 숙정肅靜[3]으로 진입시켜 의식意識에 대한 깊은 정관靜觀[4]을 통해 현재의식現在意識에서 벗어나 무의식無意識의 경지로 진입해 들어가야 잠재의식潛在意識 계발을 위한 무심無心의 상태를 유지할 수 있다. 자신을 화평한 마음 가운데로 인도하고 기를 운행하는 경지로 진입해 들어갈 때 영靈이 전체의 힘이며 모든 것을 지배한다는 확고한 신념이 생기며 무의식에 대한 깨달음을 이끌어낼 것이니 이때 비로소 혼적魂的 작용의 이끌림에서 탈피하고 영을 직관直觀하게 된다.

---

3 엄숙하도록 고요한 상태.
4 볼 수 없는 자연계를 고요히 바라보는 것, 눈으로 볼 수 없는 것을 바라보는 것. 현대 말로 명상이라 칭한다.

원기단법 12편

원기단법 12편 1번   일신법一身法의 구법驅法

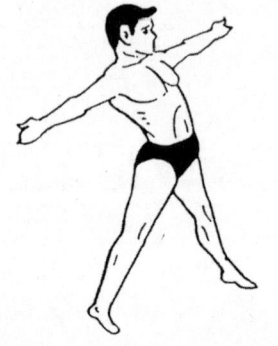

서서 양손과 양발을 넓게 벌리고 상체를 뒤로 젖히며 고개를 앞으로 숙이고 양방괄약근을 안으로 당기며 발끝에 은은히 힘을 넣고 아래돌단자리 호흡을 한다.

행·공·효·능

생기生氣의 근원根源에 달려 있는 12경의 기 순환을 활발하게 보補해 생기의 근원인 신장腎臟 사이에서 움직이는 기를 생기생양生氣生養하는 행공으로 심화心火를 아래돌단자리로 들게 하는 효력이 있다. 정련精鍊을 통해 단화기가 등골로 운행하니 척주脊柱를 강고히 하여 지양, 영대, 신도 세 혈에 은은한 압박을 주어 신경절을 강화시키고 자율신경계와 중추신경계를 강인하게 보補해주며 말초까지 전달되는 신경 전달 능력을 함양하고 이를 통해 365락 유통 능력이 향상되도록 짜였다.

원기단법 12편 2번   정심법正心法의 정법井法

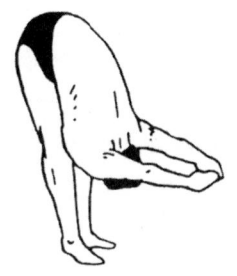

벌렸던 양발을 천천히 모아 붙이고 양손을 뒤로 깍지 끼어 하늘 향해 높이 들면서 상체를 앞으로 바짝 숙이고 아래돌단자리 호흡을 한다.

행 · 공 · 효 · 능

인체의 내골격内骨格[1]을 강화하고 중추신경中樞神經[2]의 신경 충격을 전달하는 능력을 완화하여 정신 작용이 의근意根과 연관성을 가지고 대상을 인식하거나 추리推理하고[3] 추상推想하는[4] 마음의 발상發想[5] 작용이 일어나도록 도와주는 행공이다. 또한 좌골신경총坐骨神經叢을 강인하게 만들어 하체에 기 순환 감각을 섬세하게 전달하는 능력을 고취시키며 외늑간근과 내늑간근을 강인하게 만들어 흡기吸氣와 호기呼氣의 능력을 높이고 늑간신경을 활성화하여 진기眞氣 주회周廻를 느끼게 해준다.

---

1 체내에서 몸을 지탱하는 뼈대.
2 신경 기관 중 신경세포가 집합되어 있는 곳을 말하며 자극을 받고 통제하는 작용을 하며 사람의 뇌와 같이 발달한 중추에 있어서는 정신 작용이 행해진다.
3 기지旣知의 판단으로부터 새로운 판단을 도출하는 사유 작용.
4 앞으로 올 일을 미루어 생각하는 것. 원기단법에서는 예견하는 생각이 발생되도록 한다.
5 어떤 생각이 일어나도록 사유함을 뜻한다.

원기단법 12편 3번　　　신심법身心法의 집법執法

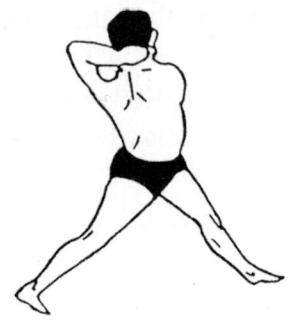

서서 양발을 좌우로 넓게 벌리고 오른손을 앞으로 하여 왼쪽 어깨 견정혈과 천료혈에 올려 잡고 왼손은 목 뒷부분 대추혈에 대고 상체를 뒤로 젖히며 왼쪽으로 틀고 아래돌단자리 호흡을 한다.

행 · 공 · 효 · 능

하체를 멀리 벌려 체중을 양발에 균등하게 싣고 영대혈과 지양혈을 뒤로 젖히니 대요근大腰筋, 소요근小腰筋, 장요근腸腰筋의 신축력을 강화하고 늑간근을 활성화하여 호흡량을 배가시켜주는 행공이다. 그로 말미암아 진수眞水[6]가 마르고竭 화火가 상승하지 못하도록 수승화강水昇火降의 조화를 이뤄 기혈을 충일하게 해주고, 척주를 틀어 진기를 주회시키니 척강脊强[7]과 척수강협착脊髓腔狹窄을 방비하고 요신경총腰神經叢의 기능을 강고히 하며, 견정혈과 천료혈에 진기를 유통시켜 수소양삼초경手少陽三焦經과 족소양담경足少陽膽經에 진기 순환을 활성화한다.

---

6 오염되어 잡스러운 것이 섞이지 않은 순수한 물을 말하나, 원기단법에서 말하는 진수는 황·적색 수水가 진실한 기운을 일으키며 혼탁하지 않은 온전함을 뜻한다.
7 척추가 뻣뻣하여 몸을 뒤로 돌리지 못하는 증상.

원기단법 12편 4번   인심법忍心法의 목법目法

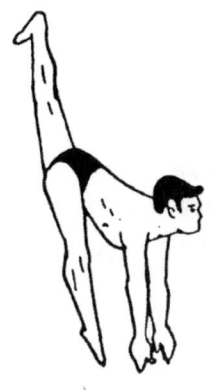

천천히 엎드리며 왼발을 뒤로하여 하늘 향해 뻗어 들고 오른 발가락과 양 손가락만 바닥에 대고 아래 돌단자리 호흡을 한다.

행 · 공 · 효 · 능

기식氣息이 촉급促急해서 상기上氣되는 것을 제어하고 골수와 중뇌에 청신한 산소를 공급하여 기혈 순환을 도와주며 이를 통해 중뇌와 시신경視神經 사이에 단백질 결집結集이 원활해지도록 돕는 행공이다. 또한 수육경手六經에 기혈의 주류周流 능력을 강화하니 신체 상반上半의 천기天氣와 하반下半의 지기地氣가 사열邪熱로 심폐心肺 사이에 머물러 천식喘息으로 인후咽喉가 불리하고 혀가 마르며 입안이 건조해지는 현상 등을 방지하는데, 신규腎竅를 통해 옥천玉泉에 영액靈液의 분출을 촉진하며 승장혈承漿穴을 통해 흐르는 진기의 흐름을 원활하게 해준다. 육체적으로는 하지 비복근을 알통이 배지 않으면서 강인하게 만들며 요방형근腰方形筋 및 장요근腸腰筋의 신축성을 보강해주는 행공이다.

원기단법 12편 5번 　　파심법破心法의 착법著法

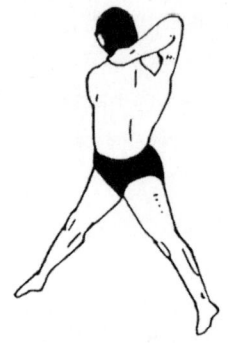

서서 양발을 좌우로 넓게 벌리고 왼손을 앞으로 하여 오른쪽 어깨 견정혈과 천료혈에 올려 잡고 오른손을 목 뒷부분 대추혈에 대고 상체를 뒤로 젖히며 오른쪽으로 틀고 아래돌단자리 호흡을 한다.

행 · 공 · 효 · 능

하체를 멀리 벌려 체중을 양발에 균등하게 싣고 영대혈과 지양혈을 뒤로 젖히니 대요근大腰筋, 소요근小腰筋, 장요근腸腰筋의 신축력을 강화하고 늑간근을 활성화하여 호흡량을 배가시켜주는 행공이다. 그로 말미암아 진수眞水가 마르고竭 8 화火가 상승하지 못하도록 수승화강水昇火降의 조화를 이뤄 기혈을 충일하게 해주고, 척주를 틀어 진기를 주회하니 척강脊强과 척수강협착脊髓腔狹窄을 방비하고 요신경총腰神經叢의 기능을 강고히 하며, 견정혈과 천료혈에 진기를 유통시켜 수소양삼초경手少陽三焦經과 족소양담경足少陽膽經에 진기 순환을 활성화한다.

---

8 한자 뜻은 다할 갈, 짊머질 갈, 패할 갈로 풀이되나 여기서는 진수의 기운을 싫어지다, 또는 진수의 기운과 함께하다는 뜻이다.

원기단법 12편 6번   전심법轉心法의 외법外法

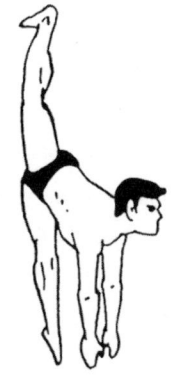

천천히 엎드리며 오른발을 뒤로하여 하늘 향해 뻗어 들고 왼 발가락과 양 손가락만 바닥에 대고 아래돌단자리 호흡을 한다.

행·공·효·능

기식氣息이 촉급促急해서 상기上氣되는 것을 제어하고 골수와 중뇌에 청신한 산소를 공급하여 기혈 순환을 도와주며 이를 통해 중뇌와 시신경視神經 사이에 단백질 결집結集이 원활해지도록 돕는 행공이다. 또한 수육경手六經에 기혈의 주류周流 능력을 강화하니 신체 상반上半의 천기天氣와 하반下半의 지기地氣가 사열邪熱로 심폐心肺 사이에 머물러 천식喘息으로 인후咽喉가 불리하고 혀가 마르며 입안이 건조해지는 현상 등을 방지하는데, 신규腎竅를 통해 옥천玉泉에 영액靈液의 분출을 촉진하며 승장혈承漿穴을 통해 흐르는 진기의 흐름을 원활하게 해준다. 육체적으로는 하지 비복근을 알통이 배지 않으면서 강인하게 만들며 요방형근腰方形筋 및 장요근腸腰筋의 신축성을 보강해주는 행공이다.

원기단법 12편 7번   해심법解心法의 비법秘法

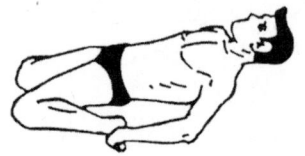

천천히 무릎 꿇고 앉아 엉덩이를 바닥에 대고 양손 엄지손가락으로 용천혈을 누르며 양 팔꿈치를 바닥에 대고 **임독 유통**하며 아래돌단자리 호흡을 한다.

행 · 공 · 효 · 능

족육경足六經에 기혈 순환이 완만하도록 만들어 복압을 높여주는 행공으로 복강 안에 울혈鬱血되거나 응혈凝血된 혈을 쾌속하게 심장으로 환원시켜 원기를 아래돌단자리에 결집시키고, 내적內的 기 순환의 원활한 유통을 통해 아래돌단자리의 내압內壓을 강고하게 조화시켜 고강高强의 응축된 진기가 밝점에 응집되도록 만들어 임독의 원활한 유통이 이루어지도록 하는 행공이다. 육체적으로는 복직근腹直筋, 봉공근縫工筋, 치골근恥骨筋, 대퇴직근大腿直筋, 내측광근內側廣筋의 근력을 강고하게 조화시키며 입에 열이 나고 상기上氣되어 골궐骨厥[9]이 오는 것을 차단해준다.

---

9 누가 잡으러 온 것처럼 깜짝깜짝 놀라는 현상.

원기단법 12편 8번　　휴심법休心法의 견법筧法

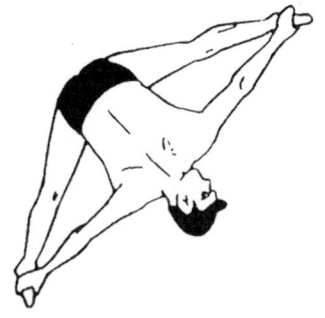

상체를 바르게 세우고 양발을 좌우로 넓게 벌리며 양손으로 발목 잡고 상체를 앞으로 바짝 숙이며 뺨을 바닥에 대고 12경 유통하며 아래돌단자리 호흡을 한다.

행·공·효·능

족궐음간경足厥陰肝經과 족소양담경足少陽膽經의 진기 유주流周를 통해 간기肝氣와 담기膽氣의 보사補瀉 작용을 하며 간기보익肝氣補益하고 보간명목補肝明目하며 담허공포膽虛恐怖와 담膽의 실열번민實熱煩悶을 다스려주는 행공이다. 장내전근長內轉筋과 단내전근短內轉筋, 중둔근中臀筋과 소둔근小臀筋 및 치골근恥骨筋을 강인하게 만들어주며 좌골신경坐骨神經, 총비골신경叢腓骨神經, 경골신경脛骨神經의 활력을 증진시키고 선골 부분의 척추신경절을 자극함으로써 부교감신경을 우위優位로 끌어올려 전신에 안정감이 오도록 하며 12경을 유통하는 의의가 매우 큰 행공이다.

원기단법 12편 9번 — 동심법動心法의 우법又法

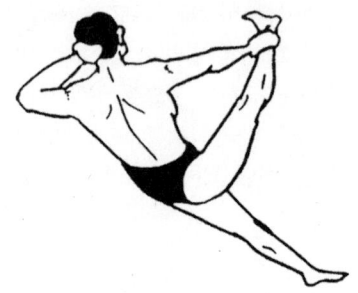

천천히 왼쪽 옆으로 누워 팔꿈치 굽혀 바닥에 대고 손바닥을 뺨에 대며 오른발을 옆으로 들어 올려 오른손으로 발목을 잡고 아래돌단자리 호흡을 한다.

행 · 공 · 효 · 능

족소양담경足少陽膽經과 수태양소장경手太陽小腸經에 기혈 순환의 원활한 주회周廻를 통해 공포감을 없애주고 담허膽虛로 오는 불면증을 제除하며 영靈을 화평하게 하니 담낭에 풍독風毒이나 사기邪氣를 제어하고 운기하여 전신을 주행하는 유기遊氣를 다스리는 행공이다. 또한 중기中氣가 소장小腸에 부족해서 오는 장腸의 고명咕鳴을 차단하며 늑간신경을 자극하여 늑간근과 복벽腹壁[10] 근육 운동을 활성화시켜 흡기吸氣와 호기呼氣가 더욱 증강되도록 하며 늑연골肋軟骨의 강인성을 배양해준다.

---

10 복강 앞쪽의 벽. 피부, 근육, 복막腹膜 등으로 이루어져 있다.

원기단법 12편 10번   합심법合心法의 환법還法

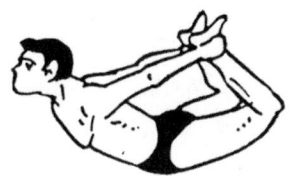

천천히 엎드려 양손을 뒤로하여 발목을 잡아당기며 상체와 하체를 들어 올리고 아래돌단자리만 바닥에 댄 채 고개 들고 14경 유통하며 아래돌단자리 호흡을 한다.

행 · 공 · 효 · 능

족태음비경足太陰脾經과 족궐음간경足厥陰肝經의 원활한 진기 유주流周를 돕고 복압을 높여 복강 안에 울혈鬱血되거나 응혈凝血된 혈을 쾌속하게 심장으로 환원시켜 원기를 아래돌단자리에 결집시킨 행공이다. 또한 내기內氣 순환의 원활한 유주를 통해 아래돌단자리의 내압內壓을 고강高强하게 조화시켜 응축된 진기가 밝점에 응집되도록 하고 척수시상로脊髓視床路[11]와 팔 근력과 하지 근육을 강인하게 만들며, 오장육부가 튼실하도록 추간연골椎間軟骨에 산소 공급을 증강하며 아래돌단자리에 축기된 기운을 임독과 12경으로 활달하게 유통시켜준다.

---

11 척수脊髓 백질의 일부. 범위는 척수의 회백질 가로부터 바깥의 표면에 걸치는데, 대뇌피질에서 나와 의식 운동을 주관하는 추체로錐體路와 소뇌로 올라가는 신경섬유군으로 촉각觸覺의 일부와 통각痛覺이나 온각溫覺을 뇌로 전달하는 통로.

원기단법 12편 11번

일관법—觀法의 준법俊法

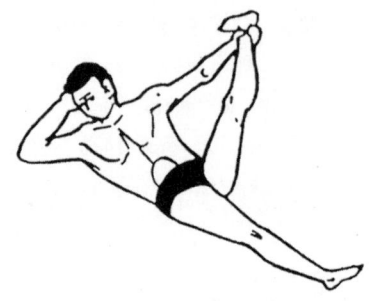

천천히 오른쪽 옆으로 누워 팔꿈치 굽혀 바닥에 대고 손바닥을 뺨에 대며 왼발을 옆으로 들어 올려 왼손으로 발목을 잡고 아래돌단자리 호흡을 한다.

행 · 공 · 효 · 능

족소양담경足少陽膽經과 수태양소장경手太陽小腸經에 기혈 순환의 원활한 주회周廻를 통해 공포감을 없애주고 담허膽虛로 오는 불면증을 제除하며 영靈을 화평하게 하니 담낭에 풍독風毒이나 사기邪氣를 제어하고 운기하여 전신을 주행하는 유기遊氣를 다스리는 행공이다. 또한 중기中氣가 소장小腸에 부족해서 오는 장腸의 고명苦鳴을 차단하며 늑간신경을 자극하여 늑간근과 복벽腹壁 근육 운동을 활성화시켜 흡기吸氣와 호기呼氣가 더욱 증강되도록 하며 늑연골肋軟骨의 강인성을 배양해준다.

원기단법 12편 12번

사리법事理法의 원법原法

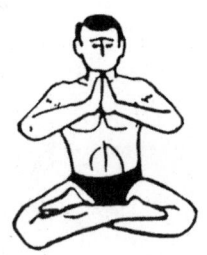

밝돋얹거리앉음세[12]로 앉아 양손 합장하고 아래돌단자리 호흡을 한다.

행 · 공 · 효 · 능

숙정肅靜 가운데 영적靈的으로 피어오르는 생각의 끝머리를 잡고 무엇이든 이룰 수 있다는 확고한 신념信念 위에 굳게 서서 창조의 원류源流가 되는 진아眞我를 발현해나갈 때 자신의 내부에 있는 신성神性과 지혜의 밝음이 나타나고 밖으로부터 안으로 끌어들이는 혼魂을 잠재우게 되며 진정한 영성靈性의 토대 위에 높은 차원의 생명生命 근원根源을 자각自覺하게 된다. 더불어 의식意識 개현開顯[13]을 이루기 위해 밝돋얹거리앉음세로 앉아 악한 생각과 마魔의 침범을 막고 순수한 의식이 되어 위돌단자리와 아래돌단자리가 하나로 합일되도록 정관靜觀[14]을 통해 밝의 특징은 빛과 힘이라는 사실을 자각하며 위돌단자리의 빛과 아래돌단자리의 힘이 생성되도록 만들어가는 행공이다.

---

12 밝돋얹거리앉음세는 오른발을 먼저 당겨 왼쪽 허벅지 위에 올려놓고 왼발을 상단 전면에 올려 놓는다. 따라서 위 동작 그림의 발 모양은 반대가 되어야 한다.
13 대상을 총괄하고 판단하며 분별하는 심적 작용이 열려서 나타나거나 또는 열려서 이끌려 나오는 것.
14 주위 정세와 관계없이 조용히 한곳에 집중해서 관찰하는 것. 현대어로 명상이라 한다.

원기단법 13편

원기단법 13편 1번   일신법一身法의 즉법卽法

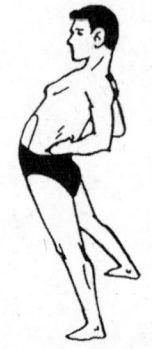

양발을 넓게 벌리고 양손을 옆구리에 대고 상체를 뒤로 바짝 젖히며 고개를 앞으로 숙이고 아래돌단자리 호흡을 한다.

행 · 공 · 효 · 능

발을 어깨너비 두 배 반 정도 벌려야 대퇴사두근大腿四頭筋[1]과 관골근髖骨筋을 강인하게 만들 수 있는 행공으로, 엉덩이와 대퇴부를 앞으로 밀어 상체가 요추를 중심으로 뒤로 젖혀져야 등골 속 골수에 진기 소통이 원활해지며 요신경총腰神經叢[2]이 활성화되고, 특히 아래돌단자리 호흡을 통해 복강 내에서 시작되는 내관골근內髖骨筋에 원활한 기혈 순환이 이루어져 내장골근內腸骨筋, 대요근大腰筋, 장요근腸腰筋, 육요근六腰筋이 강인해진다. 양 옆구리 장문혈과 경문혈에 양 손바닥을 수직으로 세워 가볍게 누르면서 운기하면 족궐음간경足厥陰肝經과 족소양담경足少陽膽經에 원활한 기혈 주류周流가 촉진된다.

---

1 넙적다리네머리살이라 부르는 근육으로 넙적다리 앞쪽에 있는 강하고 커다란 네 개의 근육으로 이루어져 있으며 넓게 펴거나 늘이는 운동에 쓰인다.
2 요추의 양쪽 후복벽後腹壁에 있는 신경총으로 허리신경얼기라 부르기도 한다. 하복부, 골반, 대퇴부의 근육과 피부에 분포하는데 장골하복신경腸骨下腹神經, 장골서혜신경腸骨鼠蹊神經, 음부대퇴신경陰部大腿神經, 외측대퇴피신경外側大腿皮神經, 대퇴신경大腿神經, 폐쇄신경閉鎖神經 등이 요추신경에서 나온다.

원기단법 13편 2번   정심법正心法의 중법中法

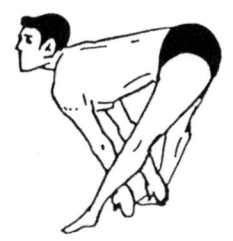

양발을 벌린 상태에서 상체를 앞으로 숙여 손가락으로 다리 사이 뒤로 바닥을 짚고 고개 들고 아래 돌단자리 호흡을 한다.

행·공·효·능

체중의 반을 열 손가락에 실어줘야 자음보혈滋陰補血하여 신腎을 보補해 신기腎氣를 북돋고 십선혈+宣穴과 수육경手六經을 강화해준다. 선골 부분의 척추신경절이 부교감신경과 교감交感을 이뤄 면역력을 증진시키고 정신적 안정감으로 유도하여 상기上氣와 기결氣結과 기울氣鬱을 해소하며, 진기의 승강을 통해 제諸 기氣를 조양調養하여 간혈肝穴을 다스려 허로虛勞로 인한 기혈 부족을 다스리는 행공이다. 대둔근大臀筋을 강인하게 만들어 골반과 체간體幹³ 운동을 도와주며 하둔신경下臀神經⁴의 활성화를 통해 운기運氣의 감지 능력을 고양시켜준다.

---

3 척추동물의 몸의 중축中軸을 이루는 부분. 두부頭部, 경부頸部, 흉부胸部, 복부腹部, 미부尾部의 다섯 부분으로 나뉜다.
4 아래볼기신경이라 부르며 골반에 퍼져 있는 신경으로 요신경총에서 갈라져 나온다.

원기단법 13편 3번   신심법身心法의 준법準法

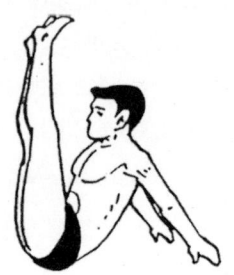

천천히 앉은 자세에서 양손을 뒤로하여 45도 대각선으로 바닥 짚고 양발을 모아 하늘 향해 들고 **임독 유통**하며 아래돌단자리 호흡을 한다.

행 · 공 · 효 · 능

인체에 존재하는 팔허八虛에 진기를 주회시키며 혈락血絡을 견고하게 만들어 경락을 튼실하게 하고 음양陰陽을 실實하게 조화시켜 기혈이 창일하도록 보補해주니 정기精氣가 활탈滑脫하는[5] 것을 막아주는 행공이다. 또한 대퇴사두근大腿四頭筋과 대퇴직근大腿直筋 및 복직근腹直筋과 요방형근腰方形筋을 강화시켜주고 요추腰椎를 강인하게 해주는 공능功能[6]이 있으며, 신경중추를 자극하여 척수신경계脊髓神經系 전후근前後根의 운동신경과 지각신경을 발달시켜 임독 유통을 통해 미려혈을 통과한 양화기陽火氣가 정확하게 척중脊中의 독맥을 따라 오르게 한다.

---

5 미끄러워 벗겨지다, 자유롭게 변화한다는 뜻이나 여기서는 정기가 제멋대로 흩어지는 것을 막아준다는 뜻.
6 공효功效와 효능效能, 공적功績과 재능才能, 혹은 공들인 보람을 나타내는 능력.

원기단법 13편 4번   인심법忍心法의 오법悟法

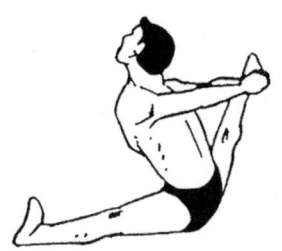

천천히 양발을 좌우로 넓게 벌리고 양손을 뒤로 깍지 끼어 하늘 향해 높이 들어 올리며 가슴이 바닥에 닿도록 상체를 앞으로 바짝 숙이되 고개 들고 아래돌단자리 호흡을 한다.

행 · 공 · 효 · 능

족궐음간경足厥陰肝經과 족소양담경足少陽膽經의 진기 유주流周를 통해 간기肝氣와 담기膽氣의 보사補瀉7를 돕고 심허心虛8를 보補해 주며, 장내전근長內轉筋과 단내전근短內轉筋, 중둔근中臀筋과 소둔근小臀筋 및 치골근恥骨筋을 강인하게 만들어주는 행공이다. 또한 좌골신경坐骨神經,9 총비골신경叢腓骨神經, 경골신경脛骨神經의 활력을 증진시키고 선골 부분의 척추신경절脊椎神經節을 자극함으로써 부교감신경을 우위優位로 끌어올려 전신에 안정감을 주며 흉곽강胸廓腔이 넓어져 흡기吸氣와 호기呼氣의 양을 증가시켜준다.

---

7 원기의 좋은 것은 도와주고 나쁜 것들은 내보내는 역할.
8 심장에 음양 기혈이 부족한 현상. 가슴이 두근거리고 아프며 숨결이 밭고 건망증이 심하며 불안하고 깜짝깜짝 잘 놀라는 증상이 있다..
9 하지下肢의 운동과 지각知覺을 맡은 가장 큰 신경. 골반 속의 좌골신경총에서 시작하여 넓적다리 뒤쪽을 지나 무릎 약간 위쪽에서 총비골신경叢腓骨神經과 경골신경脛骨神經으로 갈라지며 외상이나 압박과 한냉寒冷으로 다치기 쉽다.

원기단법 13편 5번   파심법破心法의 각법笃法

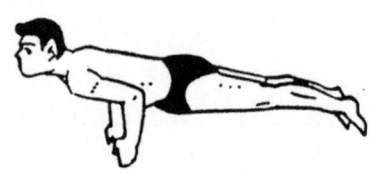

천천히 엎드리 자세에서 양 팔꿈치를 가슴 부위에 대고 손가락과 발가락으로 바닥 짚고 몸 전체를 들어 올리며 아래돌단자리 호흡을 한다.

행 · 공 · 효 · 능

12경에 진기 소통을 원활하게 하여 간장肝臟의 소설기능疏泄機能[10]과 혼魂을 보호하는 간기肝氣의 중기中氣 운용을 돕고 비장脾臟의 운화기능運化機能[11]을 강고히 하며 비기脾氣를 보補하는 능력을 통해 사지四肢를 강고히 해주는 행공이다. 또한 신장腎臟의 허약으로 인한 지력智力 감퇴[12] 현상을 방지해주고 수곡水穀의 정精을 받아 지극히 조용한 것을 주관하니 사邪가 신腎으로 침입하거나 마르지燥 않도록 도와 수화水火 음양陰陽을 보補해주고 늑간근肋間筋의 신축 작용을 광활廣闊하게[13] 만들어 흡기吸氣와 호기呼氣의 환기량換氣量을 증가시켜준다.

---

10 독소가 한곳에 뭉치는 것을 빠르게 해독시켜 소통시키는 기능.
11 생성과 파괴의 기능을 말하는데, 여기서는 비장이 백혈구를 생성하고 노폐老廢한 적혈구를 파괴하는 기능을 말한다.
12 슬기로운 기운이 줄고 사물을 헤아리는 능력이 줄어드는 것을 말한다.
13 막히는 곳 없이 확 트임.

원기단법 13편 6번   전심법轉心法의 폐법肺法

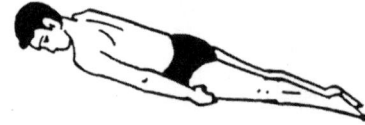

천천히 자연스럽게 엎드려 손바닥을 바닥에 대고 **12경 유통**하며 아래돌단자리 호흡을 한다.

행 · 공 · 효 · 능

전신을 편안하고 안락하게 만들어 자신의 의지와 상관없이 작용하는 자율신경을 밝돌법 특유의 심법心法을 통해 조절하는 행공으로, 교감신경은 숙정肅靜으로 끌어내리고 부교감신경은 우위優位로 끌어올려 부교감신경의 활동에 몸과 마음을 맡기니 내적內的으로 호흡이 순조롭고 고요해지며 심장에는 제지적制止的 작용을 하고 위장 운동을 촉진한다. 12경의 흐름을 순리順理에 맡겨야 교감신경을 자극하지 않게 되며 12경에 기혈이 주회周廻하는 길을 체지체능體智體能하도록 짜였다.

원기단법 13편 7번　　해심법解心法의 욕법浴法

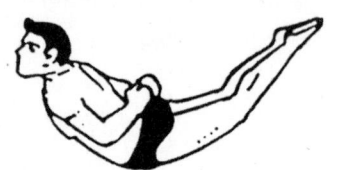

엎드린 자세에서 양손을 깍지 끼어 허리에 대고 상체와 하체를 들어 올리며 아래돌단자리 호흡을 한다.

행 · 공 · 효 · 능

아래돌단자리에 생양生養된 내기內氣가 천지기天地氣와 상응相應하니 신명神明을 이루며 원기元氣가 강고하도록 보補해주는 행공이다. 피로疲勞는 신기神氣[14]를 움직여 진기眞氣를 소진消盡시키니[15] 마음을 맑게 하고 사려思慮를 쉬어 진기를 회복하면 피로가 소산消散된다.[16] 이 행공은 또한 요추를 강건하게 하고 승모근僧帽筋[17]과 요삼각근腰三角筋을 강인하게 단련하여 교감신경交感神經을 활성화시켜 늑연골肋軟骨을 강고하게 만들어 늑간신경肋間神經과 좌골신경총坐骨神經叢이 강인해지도록 해준다.

14　정신과 만물을 만들어내는 원기를 말한다. 신비스럽고 불가사의한 기운으로 혼魂에 소속된다.
15　줄어들어 없어진다는 뜻.
16　흩어져 사라진다는 뜻.
17　등 한가운데 선線에서 시작하여 다른 근육과 함께 어깨의 양쪽 뼈를 움직이는 삼각형의 근육. 어깨를 후방으로 끌어당기는 작용을 한다.

원기단법 13편 8번   휴심법休心法의 수법修法

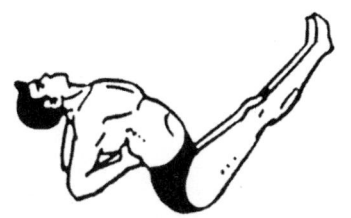

천천히 반듯하게 누워 양손 엄지 손가락을 밖으로 향하고 손바닥을 지실혈과 신유혈에 밀착하며 상체와 하체를 들고 팔꿈치와 엉덩이 부분만 바닥에 대고 아래돌단자리 호흡을 한다.

행 · 공 · 효 · 능

천곡天谷은 허공虛空을 용납容納하여 원신元神이 천곡을 지켜 조화를 이루고 지곡地谷은 만물을 포용包容하여 원신元神[18]을 안주安住시키니 이 동작을 행할 때는 가슴을 활짝 펴줘야 흉곽강胸廓腔이 넓어지고 늑간근肋間筋의 활력을 증진하며 신기腎氣가 신장에 조창條暢해진다.[19] 이때 생식정액生殖精液은 천지기운天地氣運이 합실合實한 독특한 정물精物이기에 이 행공을 행하면 진정眞精[20]을 배양하여 정기精氣의 모손耗損을 예방하고 좌우左右 신장이 놀라움이나 두려움에서 오는 신기腎氣의 산화散化를 막는다.

---

18   세상에 태어날 때부터 가지고 있는 때 묻지 않은 혼성魂性으로 마음을 주관하고 있던 것이 칠정오욕에 쌓여 혼탁해지며 영성靈性의 지배하에서 벗어나기 전의 혼을 말한다.
19   길고 가득하게 찬다는 뜻.
20   정액이 수련에 의해 기체화된 것을 말한다. 정기가 모여 진정을 이룰 수 있다.

원기단법 13편 9번   동심법動心法의 지법止法

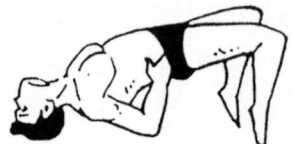

누운 자세에서 다리를 굽히며 머리와 발가락만 바닥에 대고 몸 전체 들고 아래돌단자리 호흡을 한다.

행 · 공 · 효 · 능

독맥의 정점頂点이며 천문天門의 시무처始務處를 통해 천만기天滿氣를 이루고 천곡天谷과 지곡地谷의 기신氣神이 합일되도록 운기하는 행공으로, 아래돌단자리 호흡 운동과 혈관 운동, 심장맥동心臟脈動의 자동 중추中樞를 보양하고 위돌단자리에 청신한 산소를 공급해 영靈의 자리가 맑아지도록 유기하며, 뇌교腦橋[21]와 척수로 연결되는 뇌 중추를 강인하게 하고 골밑샘(뇌하수체腦下垂體)의 기능부전과 기능항진증機能亢進症과 악액질惡液質을 방지한다.

---

21 중뇌와 연수 사이의 소뇌에 이어져 있고 많은 뇌신경의 핵核이 있는 부분. 대뇌와 척추를 잇는 운동신경과 지각신경도 이 속을 통한다.

원기단법 13편 10번   합심법合心法의 식법式法

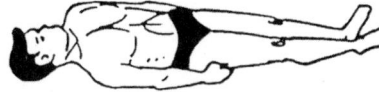

천천히 자연스러운 자세로 누워 손바닥을 바닥에 대고 **14경 유통**하며 아래돌단자리 호흡을 한다.

행 · 공 · 효 · 능

지법止法에서 긴장되었던 뇌 중추의 긴장을 완화하여 위돌단자리 영靈의 자리를 무념無念 상태로 내시內視하면서 영기靈氣와 정기精氣의 합일을 체험하는 중요한 때이다. 밝점을 통해 전신의 기운을 아래돌단자리에 모아 내적內的 기 순환의 원활한 주회周廻를 통해 아래돌단자리 내압內壓을 강고하게 조화시켜 응축된 진기를 움직여 위돌단자리로 진입시키므로 수련자 체내에서 천곡天谷과 지곡地谷의 기운이 아래돌단자리에서 합일되며 14경으로 활간活看(활용)되는 행공이다.

원기단법 13편 11번　　　　일관법一觀法의 송법松法

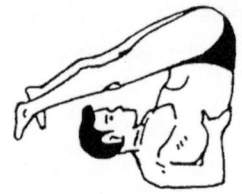

누운 자세에서 다리를 들어 머리 뒤로 넘기며 발끝을 바닥에 대고 양손으로 허리 받치고 365락 유통하며 아래돌단자리 호흡을 한다.

행 · 공 · 효 · 능

다량의 산소 공급으로 뇌혈관의 수축을 방지하고 두뇌 부분에 적체積滯되는 불순물과 노폐물을 산화하여 혈류血流의 원활한 순환으로 두뇌가 정화되는 행공이다. 위돌단자리에 청신한 기혈이 순환되어 위돌단자리 영성靈性의 개발을 촉진시키며 365락으로 진기를 유통하니 신규腎竅의 기능을 향상시켜 음양 조화의 균형을 유지하며 신규가 화통하도록 도와 옥천玉泉에 영액靈液이 분출되도록 돕는 행공이다.

원기단법 13편 12번 사리법事理法의 세법世法

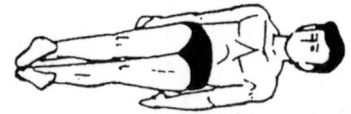

편안한 자세로 반듯하게 누워 손바닥을 바닥에 대고 고요한 가운데 아래돌단자리 호흡을 한다.

행 · 공 · 효 · 능

자아自我 의식意識을 수련의 본질本質에 적응適應시켜 시간과 공간을 고려하지 않고 평화롭고 고요한 마음으로 위돌단자리의 영력靈力을 회복시켜나가야 하는 행공이다. 영능靈能을 배양하기 위해 정관靜觀을 통해 잠재의식 속으로 깊이 있는 진입을 시도하면서 수련자 마음속에 도사리고 있는 창조적 힘을 밝돌법 고유의 심법心法을 통해 깨달을 때 수련자 의식이 고차원으로 승화되며, 외부로부터 잡다한 생각을 끌어들이는 혼魂의 속성을 잠재우고 자신의 중심中心을 바로 내관內觀하며 영의 파장을 감지할 수 있다.

원기단법 14편

원기단법 14편 1번   일신법一身法의 소법小法

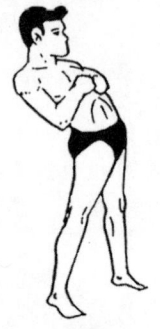

서서 양손을 깍지 끼어 가슴 부위에 대고 앵발을 좌우로 멀리 벌리고 상체를 뒤로 젖히며 고개 앞으로 숙이고 아래돌단자리 호흡을 한다.

행 · 공 · 효 · 능

수태양근手太陽筋[1]의 근력을 강인하게 조화제작造化制作하는 행공으로 상체를 뒤로 젖힐 때 영대혈을 중심으로 젖혀야 대근大筋[2]과 소근小筋[3]을 파고드는 습열濕熱[4]의 균형이 이루어지고, 대근이 축단縮短[5]되거나 소근이 인장引長[6]되지 않게 보호해 수태양근의 실조失調[7]를 방지하며, 치골 결합 부위를 자극하여 좌골과 대태골 연접 부분과 관골구髖骨臼[8]의 인대를 강인하게 해준다. 또한 무게 중심이 장내전근長內轉筋과 대태직근大腿直筋에 걸리게 함으로써 이들 근육의 강인성을 배양하고 인체 하지에 퍼져 있는 하지신경下肢神經의 기능을 강화해준다.

---

1 새끼손가락에서부터 어깨 밑을 둘러 겨드랑이 밑을 통해 어깨를 돌아 귀 뒤 완골完骨을 지나 눈초리까지 속하는 근육.
2 큰 힘줄.
3 작은 힘줄.
4 습기가 많으며 열이 있는 현상.
5 짧게 줄어든다는 뜻.
6 길게 늘어난다는 뜻.
7 근육에 이상이 없으나 일부 힘줄에 장애가 일어나 운동 협조가 잘 이루어지지 않는 현상.
8 치골 바깥쪽으로 우묵하게 들어간 부분.

원기단법 14편 2번   정심법正心法의 격법格法

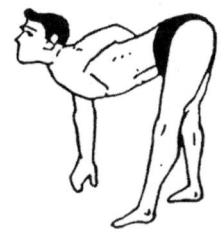

상체를 천천히 앞으로 숙이며 발뒤꿈치를 들고 오른 손가락으로 바닥 짚고 왼손은 뒷짐 지고 아래돌 단자리 호흡을 한다.

행·공·효·능

대퇴이두근大腿二頭筋과 비복근에 알이 배지 않으면서 강인해지도록 발뒤꿈치를 바닥에서 3~5센티미터 들어주되 발가락 전체에 힘이 균등하게 분배되어야 갑상선 기능저하와 기능항진증을 다스려주는 능력이 배가 된다. 이로 말미암아 기초대사를 조절하니 어린이들의 발육을 촉진시키고 기혈 순환을 활성화하여 두뇌에 많은 양의 산소를 보급해주며 경추신경頸椎神經[9]을 강화하고 경추간연골頸椎間軟骨을 진기 순환을 활성화시켜 인후咽喉를 강화한다. 이때 인咽은 삼완三脘[10]을 통해 위장의 내기內氣를 강건하게 하며 후喉는 폐기肺氣를 하후何候[11]하니 인기咽氣[12]는 지地와 통하고 후기喉氣[13]는 천天과 통한다.

---

9 목등뼈신경이라 말하기도 하며 경추의 양쪽 곁을 통한 여덟 쌍의 신경.
10 식도食道와 기도氣道와 위胃를 통칭.
11 기온의 습열과 계절의 온도 차이에 따라 조절한다는 말.
12 음식이 지나가는 목구멍의 기운. 목의 기운 혹은 목구멍의 기운.
13 공기가 출입하는 숨구멍의 기운. 계절의 변화에 따라 순응하는 인체의 변환하는 기운.

원기단법 14편 3번   신심법身心法의 미법美法

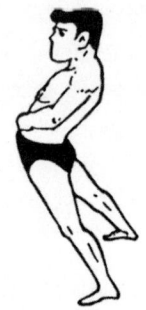

상체를 천천히 뒤로 젖히며 양 손 바닥을 아래돌단자리에 대고 고개 앞으로 숙이고 **임독 유통**하며 아래돌단자리 호흡을 한다.

행 · 공 · 효 · 능

흡기吸氣 능력을 높여 심하心下 횡격막에 위치한 심포락心包絡이 격막膈膜과 연관되어 심폐心肺 기능이 강화되니 청신한 기혈 순환을 통해 혈관벽의 이물질을 태워주는 행공이다. 정심正心法의 격법格法에서 두뇌에 기혈 순환이 활성화되도록 행공했던 것도 임독맥을 유통하며 골윗샘에 유통되는 청신한 기혈을 통해 영능靈能을 개발하기 위한 것이며, 아래돌단자리에 축기된 진기를 임독맥으로 유통하며 위돌단자리의 기력氣力을 강화하여 영성靈性을 밝고 맑게 만들어 하늘과 땅의 기운이 수련자 체내에서 완전 합일되도록 하기 위해 나무에 불을 지펴 땅기운이 천곡天谷으로 오르게 하는 행공이다.

원기단법 14편 4번　　인심법忍心法의 대법大法

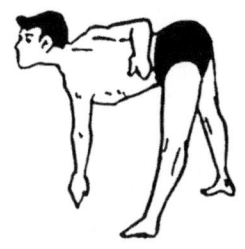

상체를 천천히 앞으로 숙이며 발뒤꿈치를 들고 왼 손가락으로 바닥 짚고 오른손은 뒷짐 지고 아래 돌단자리 호흡을 한다.

행 · 공 · 효 · 능

대퇴이두근大腿二頭筋과 비복근에 알이 배지 않으면서 강인해지도록 발뒤꿈치를 바닥에서 3~5센티미터 들어주되 발가락 전체에 힘이 균등하게 분배되어야 갑상선 기능저하와 기능항진증을 다스려주는 능력이 배가 된다. 이로 말미암아 기초대사를 조절하니 어린이들의 발육을 촉진하고 기혈 순환을 활성화하여 두뇌에 많은 양의 산소를 보급해주며 경추신경頸椎神經을 강화하고 경추간연골頸椎間軟骨에 진기 순환을 활성화시켜 인후咽喉를 강화한다. 이때 인咽은 삼완三脘을 통해 위장의 내기內氣를 강건하게 하며 후喉는 폐기肺氣를 하후何候하니 인기咽氣는 지地와 통하고 후기喉氣는 천天과 통한다.

원기단법 14편 5번   파심법破心法의 사법查法

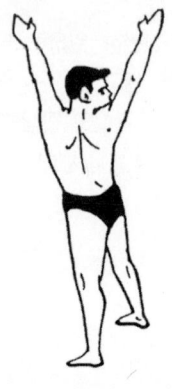

양손을 하늘 향해 높이 들고 상체를 뒤로 젖히며 오른쪽으로 틀어 뒤를 향하고 아래돌단자리 호흡을 한다.

행 · 공 · 효 · 능

상완上腕 정맥의 혈류를 촉진하고 수육경手六經에 원활한 양기陽氣 순환을 도와 오장육부를 튼실하게 도와주는 행공으로, 장문혈과 경문혈 부위에 자극을 줌으로써 비기脾氣와 신기腎氣를 강건하게 하며 소장小腸에서 수곡식물水穀植物을 소화하여 단기丹氣를 받아 간肝으로 보내오는 진액津液의 영양물을 혈기血氣로 변화, 저장시키는 능력을 배양해준다. 특히 대맥帶脈의 네 혈(장문章門, 대맥帶脈, 오추五樞, 유도維道)에 강한 자극을 줌으로써 족궐음간경足厥陰肝經과 족소양담경足少陽膽經에 진기 유주流周의 활성화를 꾀한다.

원기단법 14편 6번   전심법轉心法의 인법人法

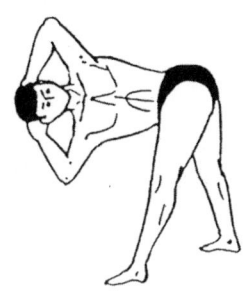

양손을 목 뒤로 깍지 끼고 상체를 앞으로 바짝 숙이며 왼쪽으로 틀고 아래돌단자리 호흡을 한다.

행 · 공 · 효 · 능

늑간근肋間筋의 신축 작용을 강인하게 배양하는 행공으로, 늑골肋骨이 흉강胸腔을 넓게 만들어 흡기吸氣할 때 다량의 천기天氣를 끌어들이고 호기呼氣할 때 병사病邪의 배출을 강하게 해준다. 또한 척추간연골脊椎間軟骨 가운데 연골세포軟骨細胞 중앙에 존재하는 세포핵細胞核과 세포막細胞膜을 튼튼하게 해주고 대장유大腸兪 모세혈관의 진기 소통을 원활하게 도와주며 척주강脊柱腔 안에 있는 척수를 활성화시켜 척수부교감신경脊髓副交感神經을 우위優位로 끌어올려 협착狹窄해지는 혈관을 확장해주는 효능이 있는 행공이다.

원기단법 14편 7번   해심법解心法의 비법脾法

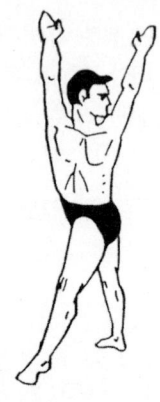

양손을 하늘 향해 높이 들고 상체를 뒤로 젖히며 왼쪽으로 틀어 뒤를 향한 채 아래돌단자리 호흡을 한다.

행 · 공 · 효 · 능

상완上腕 정맥의 혈류를 촉진하고 수육경手六經에 원활한 양기陽氣 순환을 도와 오장육부를 튼실하게 도와주는 행공으로, 장문혈과 경문혈 부위에 자극을 줌으로써 비기脾氣와 신기腎氣를 강건하게 하며 소장小腸에서 수곡식물水穀植物을 소화하여 단기丹氣를 받아 간肝으로 보내오는 진액津液의 영양물을 혈기血氣로 변화, 저장시키는 능력을 배양해준다. 특히 대맥帶脈의 네 혈(장문章門, 대맥帶脈, 오추五樞, 유도維道)에 강한 자극을 줌으로써 족궐음간경足厥陰肝經과 족소양담경足少陽膽經에 진기 유주流周의 활성화를 꾀한다.

원기단법 14편 8번　　　휴심법休心法의 간법肝法

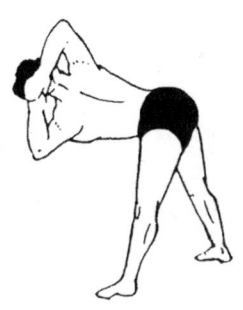

양손을 목 뒤로 깍지 끼고 상체를 앞으로 바짝 숙이며 오른쪽으로 틀고 아래돌단자리 호흡을 한다.

행·공·효·능

늑간근肋間筋의 신축 작용을 강인하게 배양하는 행공으로, 늑골肋骨이 흉강胸腔을 넓게 만들어 흡기吸氣할 때 다량의 천기天氣를 끌어들이고 호기呼氣할 때 병사病邪의 배출을 강하게 해준다. 또한 척추간연골脊椎間軟骨 가운데 연골세포軟骨細胞 중앙에 존재하는 세포핵細胞核과 세포막細胞膜을 튼튼하게 해주고 대장유大腸兪 모세혈관의 진기 소통을 원활하게 도와주며 척주강脊柱腔 안에 있는 척수를 활성화시켜 척수부교감신경脊髓副交感神經을 우위優位로 끌어올려 협착狹窄해지는 혈관을 확장해주는 효능이 있는 행공이다.

원기단법 14편 9번　　　　동심법動心法의 부법府法

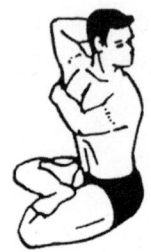

천천히 밝돌엎거리앉음세[14]로 앉아 오른손을 뒤로하여 왼쪽 귀를 잡고 왼손은 앞으로 하여 오른쪽 겨드랑이 밑 어깻죽지를 잡고 상체를 왼쪽으로 틀며 아래돌단지리 호흡을 한다.

행·공·효·능

수소양삼초경手少陽三焦經과 수태양소장경手太陽小腸經의 양기陽氣 순환을 활성화하고 기를 주장하는 삼초경三焦經의 동動함을 진정시키는 효능이 있어 인후가 붓거나 마비되는 것을 예방한다. 또한 측거근側擧筋[15]을 강인하게 만들어 12경 유통 과정 중 기혈 주회周廻의 순환 장애가 발생할 수 있는 경經과 락絡의 기혈 순환을 촉진시키고 신수腎水가 승昇하도록 해주니 정기精氣를 보補하며, 요신경총腰神經叢의 기능을 도와 내전근內轉筋, 박근薄筋, 외폐쇄근外閉鎖筋, 대퇴하퇴大腿下腿의 내측면內側面 피부와 슬육절膝肉節의 지배신경을 강화해주는 행공이다.

---

14 밝돌엎거리앉음세는 오른발을 먼저 당겨 왼쪽 허벅지 위에 올려놓고 왼발을 상단 전면에 올려놓는다. 따라서 위 동작 그림의 발 모양은 반대가 되어야 한다.
15 물건을 들어 올리는 일을 하는 옆구리 근육.

원기단법 14편 10번

합심법合心法의 성법成法

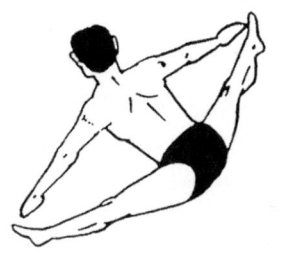

손발을 좌우로 넓게 벌리고 상체를 앞으로 바짝 숙이며 고개는 반듯이 세우고 **12경 유통**하며 아래 돌단자리 호흡을 한다.

행 · 공 · 효 · 능

족궐음간경足厥陰肝經과 족소양담경足少陽膽經에 주회周廻하는 진기가 간기肝氣와 담기膽氣를 보사補瀉하니 간기보익肝氣補益하며 보간명목補肝明目하고 담허공포膽虛恐怖와 담의 실열번민實熱煩悶을 다스려준다. 또한 좌골신경坐骨神經, 총비골신경叢腓骨神經, 경골신경脛骨神經의 활력을 증진시켜 선골 부분의 척추신경절脊椎神經節을 자극함으로써 부교감신을 우위優位로 끌어올려 전신에 안정감이 올 때 12경을 유통시키며 부대적으로 장내전근長內轉筋과 단내전근短內轉筋, 중둔근中臀筋과 소둔근小臀筋 및 치골근恥骨筋을 강인하게 만들어주는 행공이다.

원기단법 14편 11번　　　일관법一觀法의 영법英法

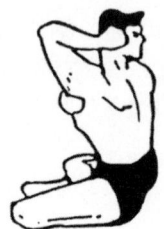

천천히 밝돌얹거리앉음세로 앉아 왼손을 뒤로하여 오른쪽 귀를 잡고 오른손은 앞으로 하여 왼쪽 겨드랑이 밑 어깻죽지를 잡고 상체를 오른쪽으로 틀며 아래돌단자리 호흡을 한다.

행·공·효·능

수소양삼초경手少陽三焦經과 수태양소장경手太陽小腸經의 양기陽氣 순환을 활성화하고 기를 주장하는 삼초경三焦經의 동動함을 진정시키는 효능이 있어 인후가 붓거나 마비되는 것을 예방한다. 또한 측거근側擧筋을 강인하게 만들어 12경 유통 과정 중 기혈 주회周廻의 순환 장애가 발생할 수 있는 경經과 락絡의 기혈 순환을 촉진시키고 신수腎水가 승昇하도록 해주니 정기精氣를 보補하며, 요신경총腰神經叢의 기능을 도와 내전근內轉筋, 박근薄筋, 외폐쇄근外閉鎖筋, 대퇴하퇴大腿下腿의 내측면內側面 피부와 슬육절膝肉節의 지배신경을 강화해주는 행공이다.

원기단법 14편 12번　　사리법事理法의 장법長法

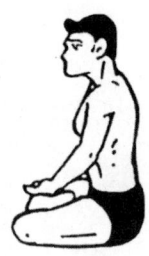

밝돌엇거리앉음세[16]를 유지하고 평안한 가운데 아래돌단자리 호흡을 한다.

행 · 공 · 효 · 능

대자연大自然의 질서秩序라는 화폭에 자화상을 그려 넣고 수련자 자신이 자연과 동질同質이며 소우주小宇宙라는 확신이 마음에 안주安住될 때까지 자연이 무상無償으로 베풀어주며 자랑하지 않는 자연의 상像을 닮아가려는 열망을 집착이 아닌 고요한 숙정肅靜의 경지에서 정관靜觀으로 키우면서 자연 생태계의 순환에 자신을 맡기는 마음으로 수련한다. 그러할 때 수행에 방해되는 요소들이 없어지며 고요한 첩경으로 진입하게 되니 범사凡事에 감사하는 마음이 생기며 혼魂의 작용을 잠재우고 기류氣流의 파장波長을 피부로 감지하는 행공이다.

16　위 동작 그림의 발 모양도 반대가 되어야 한다.

원기단법 15편

원기단법 15편 1번   일신법_身法_의 개법_開法_

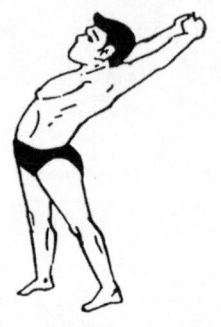

양손을 깍지 끼어 손바닥의 노궁혈이 하늘 향하도록 높이 들어 올리고 상체를 뒤로 젖히고 **임독 유통**하며 아래돌단자리 호흡을 한다.

행·공·효·능

지기_地氣_를 족소음신경_足少陰腎經_을 통해 용천혈로 끌어 올리고 천기_天氣_를 수궐음심포경_手厥陰心包經_을 통해 노궁혈로 유입한 다음 천지_天地_ 기운을 임독맥으로 유통하며 척주_脊柱_를 강고히 하는 행공이다. 척수 연접 부위에 자생하는 신경줄기세포를 보양하고 지양_至陽_, 영대_靈臺_, 신도_神道_ 세 혈에 진기가 은은히 흐름으로써 신경절을 강화하여 자율신경과 중추신경을 강인하게 하니 오장육부의 강건과 더불어 신경세포를 강성하게 하며 말초까지의 신경 전달 능력을 함양시켜준다.

원기단법 15편 2번

정심법正心法**의 도법**度法

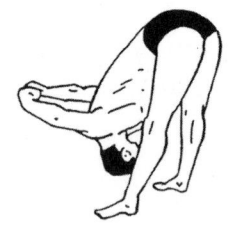

양손을 뒤로 깍지 끼고 천천히 상체를 앞으로 바짝 숙이며 고개 들고 아래돌단자리 호흡을 한다.

행 · 공 · 효 · 능

인체의 내골격內骨格을 강화하고 중추신경의 신경 충격을 전달하는 능력을 완화하여 정신 작용이 의근意根과 연관성을 가지고 대상을 인식하거나 추리推理하고 추상推想하는 마음에 발상發想 작용이 일어나도록 돕는 행공이다. 또한 좌골신경총坐骨神經叢을 강인하게 만들어 하체의 기 순환 감각 전달 능력이 섬세해지도록 돕고, 외늑간근外肋間筋과 내늑간근內肋間筋을 강인하게 만들어 흡기吸氣와 호기呼氣의 능력을 높이며 늑간신경肋間神經을 활성화하여 진기 주류周流를 느끼게 해준다.

원기단법 15편 3번 신심법身心法의 안법案法

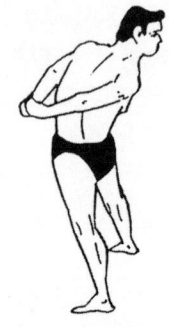

양손을 깍지 낀 채 상체를 천천히 바로 세우며 오른쪽으로 틀어 뒤로 젖히고 양발을 좌우로 멀리 벌리고 아래돌단자리 호흡을 한다.

행 · 공 · 효 · 능

발을 어깨너비 두 배 반 정도 벌려야 대퇴사두근大腿四頭筋과 관골근髖骨筋이 강인해지고 엉덩이와 대퇴부를 앞으로 밀어 상체를 뒤로 젖힐 때 요신경총腰神經叢이 활성화된다. 특히 아래돌단자리 호흡을 통해 복강 안에서 시작되는 내관골근內髖骨筋에 기혈 순환이 원활하게 이루어져 내장골근內腸骨筋, 대요근大腰筋 장요근腸腰筋, 육요근六腰筋을 강인하게 만들어 병인을 예방한다. 또한 요추와 척추의 왜곡을 바로잡아주고 좌측 비구관절髀臼關節[1]과 윤대輪帶를 강인하게 해주며 관절 연골을 활성화하고 관절낭關節囊[2]의 기능이 향상되어 관절강關節腔[3]의 활액滑液이 증진되는 행공이다.

---

1 비구와 대퇴골을 접합하는 관절.
2 두 개의 뼈를 연결하는 막으로 바깥쪽의 활막층滑膜層과 안쪽의 섬유층纖維層, 두 층으로 이루어져 있다.
3 관절에서 두 개의 뼈 사이에 있는 공간. 활액이 차 있다.

원기단법 15편 4번   인심법忍心法의 정법正法

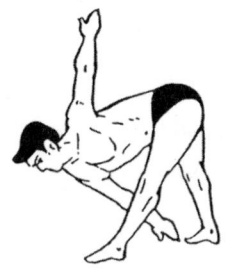

양발을 나란히 벌리고 상체를 앞으로 숙이며 오른 손가락으로 양 다리 중앙의 뒤쪽 바닥을 짚고 몸통을 왼쪽으로 틀며 왼손을 하늘 향해 들고 아래돌단자리 호흡을 한다.

행·공·효·능

체중이 양발에 균등하게 실리도록 몸의 중심을 잡고 등심대[脊椎] 전체가 틀어지도록 돌려 엉치등뼈 아래 부분까지 틀어준다는 마음으로 몸을 틀고 운기해야 골수를 통해 요추 양쪽 후복벽後腹壁에 있는 요신경총腰神經叢에 자극을 주고 대요근大腰筋 속에 묻혀 있다 기시起始하는 장골하복신경腸骨下腹神經과 장골서혜신경腸骨鼠蹊神經의 기능을 강화한다. 또한 척수신경계脊髓神經系[4]에 소속된 대퇴신경大腿神經, 늑간신경肋間神經, 천골신경총薦骨神經叢, 제5의 요신경腰神經 기능을 활성화하고 경신경총頸神經叢과 뇌신경腦神經의 기능을 강화하며 척추 연골에 산소 공급과 기혈 순환이 강성해지도록 만드는 행공이다.

---

[4] 척수를 중심으로 갈라져 있는 신경계, 대뇌, 뇌신경, 경신경총, 늑간신경, 대퇴신경 등이 있으며 일명 등골신경계라 부르기도 한다.

원기단법 15편 5번

파심법破心法**의 과법**科法

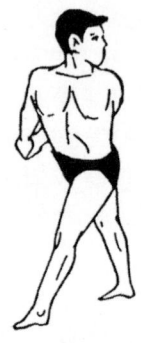

양손을 깍지 끼고 상체를 천천히 바로 세우며 왼쪽으로 틀어 뒤로 젖히고 양발을 좌우로 멀리 벌리고 아래돌단자리 호흡을 한다

행 · 공 · 효 · 능

발을 어깨너비 두 배 반 정도 벌려야 대퇴사두근大腿四頭筋과 관골근髖骨筋이 강인해지고 엉덩이와 대퇴부를 앞으로 밀어 상체를 뒤로 젖힐 때 요신경총腰神經叢이 활성화된다. 특히 아래돌단자리 호흡을 통해 복강 안에서 시작되는 내관골근內髖骨筋에 기혈 순환이 원활하게 이루어져 내장골근內腸骨筋, 대요근大腰筋 장요근腸腰筋, 육요근六腰筋을 강인하게 만들어 병인을 예방한다. 또한 요추와 척추의 왜곡을 바로잡아주고 좌측 비구관절髀臼關節과 윤대輪帶를 강인하게 해주며 관절 연골을 활성화하고 관절낭關節囊의 기능이 향상되어 관절강關節腔의 활액滑液이 증진되는 행공이다.

원기단법 15편 6번   전심법轉心法의 가법加法

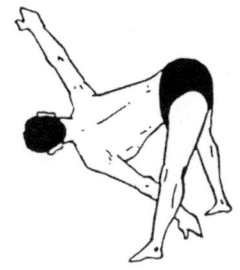

양발을 나란히 벌리고 상체를 앞으로 숙이며 왼 손가락으로 양다리 중앙의 뒤쪽 바닥을 짚고 몸통을 오른쪽으로 틀며 오른손을 하늘 향해 들고 아래돌단자리 호흡을 한다.

행 · 공 · 효 · 능

체중이 양발에 균등하게 실리도록 몸의 중심을 잡고 등심대[脊椎] 전체가 틀어지도록 돌려 엉치등뼈 아래 부분까지 틀어준다는 마음으로 몸을 틀고 운기해야 골수를 통해 요추 양쪽 후복벽後腹壁에 있는 요신경총腰神經叢에 자극을 주고 대요근大腰筋 속에 묻혀 있다 기시起始하는 장골하복신경腸骨下腹神經과 장골서혜신경腸骨鼠蹊神經의 기능을 강화한다. 또한 척수신경계脊髓神經系에 소속된 대퇴신경大腿神經, 늑간신경肋間神經, 천골신경총薦骨神經叢, 제5의 요신경腰神經 기능을 활성화하고 경신경총頸神經叢과 뇌신경腦神經의 기능을 강화하며 척추 연골에 산소 공급과 기혈 순환이 강성해지도록 만드는 행공이다.

원기단법 15편 7번

해심법解心法**의 근법**近法

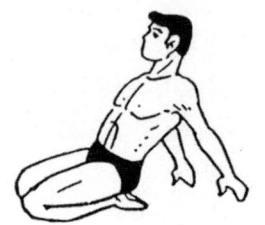

천천히 무릎 꿇고 앉아 엉덩이를 바닥에 대고 발등 전체가 바닥에 닿게 하며 상체가 45도 정도 뒤로 넘어가도록 손가락으로 바닥 짚고 **12경 유통**하며 아래돌단자리 호흡을 한다.

행 · 공 · 효 · 능

족궐음근足厥陰筋을 강화하여 연계된 음근陰筋들을 강인하게 조화시키니 음부陰部가 안으로 무력하여 발기하지 못하는 원천을 차단하도록 진기를 활달하게 주회周廻시키는 행공이다. 대퇴사두근大腿四頭筋의 신축력을 조화시켜 대퇴이두근大腿二頭筋에 접착되어 있는 좌골신경坐骨神經 가지의 기능을 강화하고 대퇴정맥의 기혈 순환 작용을 강성하게 하며 흉쇄관절胸鎖關節[5]을 강인하게 하고 12경 유통을 통해 진기 순환을 강성화하며 완관절연골腕關節軟骨을 강인하게 해주는 행공이다.

---

5 복장빗장관절이라 부르며 가슴뼈와 빗장뼈鎖骨를 연결하는 관절.

원기단법 15편 8번 　　휴심법休心法의 취법取法

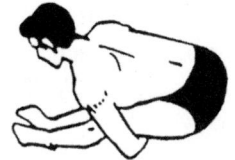

천천히 양발을 앞으로 쭉 뻗고 상체를 앞으로 바짝 숙이며 양손으로 무릎 안쪽을 끌어안고 아래돌단자리 호흡을 한다.

행 · 공 · 효 · 능

담즙膽汁을 운반하는 기능을 맡은 간관肝管이 강인해지는 행공으로, 신경계의 지배 기능을 도와 늑골을 내려 호기呼氣를 잘 할 수 있도록 내늑간근內肋間筋을 활성화하여 강인하게 도와준다. 또한 골격근骨格筋[6]을 강고히 만들어 수의근隨意筋[7] 횡문근섬유橫紋筋纖維의 수축과 신축성을 높여주고 신경교神經膠[8] 작용이 강화되도록 조화제작造化制作하며 아래돌단자리에 압박을 가해 신장모혈腎臟募穴[9]에 진기 유주流周를 강화해준다.

---

6 골격을 움직이는 근육. 모두 가로무늬근이며 중추신경의 지배에 따라 몸을 움직인다. 이두박근과 삼두박근이 있다.
7 척추동물에서 의지에 따라 움직일 수 있는 근육. 횡문근섬유로 이루어져 있으며 혀, 인두, 후두의 근육 따위가 있다. 일명 맘대로근.
8 뇌와 척수의 내부에서 신경 조직을 결합하고 영양을 공급하는 작용을 하는 조직. 위성세포와 슈반세포를 포함하며, 교질의 세포와 섬유로 이루어진다.
9 신장의 기가 모여드는 혈, 경문혈. 선도에서 아래돌단자리를 신장모혈이라 부르기도 한다.

원기단법 15편 9번
동심법動心法의 단법單法

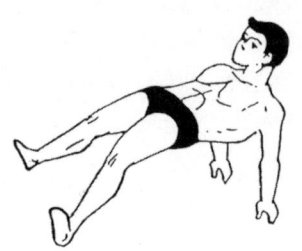

천천히 뒤로 누워 손가락과 발뒤꿈치만 바닥에 댄 채 몸 전체를 들어 올리고 14경 유통하며 아래 돌단자리 호흡을 한다.

행 · 공 · 효 · 능

십이경근十二經筋의 수축성과 신축성을 강인하게 단련하여 진기가 주회周廻하는 데 걸림이 없도록 진기의 충일을 꾀하는 행공이다. 이 동작을 수련하면 혈기血氣가 활달하게 움직여 심박동心搏動이 평상인보다 빨라져 가슴을 두근거리게 하는 직기直氣를 다스려 악기惡氣가 제어된다. 수육경手六經에 진기 유주流周가 강성해지도록 도와 천흉근막穿胸筋膜[10]의 기능을 강화하고 늑간신경肋間神經과 대퇴신경大腿神經의 기능을 강화하여 척수신경절脊髓神經節[11]의 지각신경 집합 세포체를 강인하게 만들기 위해 진기를 14경으로 유통하는 행공이다.

---

10 흉강胸腔 속에 있는 힘줄과 막.
11 각 척수신경의 후근後根에 있는 방추형紡錘形의 신경절.

원기단법 15편 10번 　　　합심법合心法의 금법金法

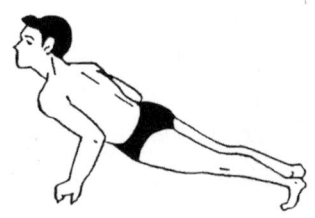

천천히 엎드린 자세에서 양 팔꿈치를 굽혀 늑골과 복부 연접 부위를 받쳐주되 손가락과 발가락만 바닥에 대고 아래돌단자리 호흡을 한다.

행 · 공 · 효 · 능

간장과 담과 위장과 비장의 기능을 강화하여 간장의 습열濕熱을 다스리고 담기膽氣와 위기胃氣와 비기脾氣를 북돋우니 독소 분해 능력과 소화 기능이 강해지고 백혈구의 생성 능력이 고취되며 노폐한 적혈구 파괴 능력이 활성화되는 행공이다. 또한 허파에서 산소와 결합된 헤모글로빈을 신체 각 부분에 활달하게 전달하며 신장과 방광의 수기水氣를 모공을 통해 배출하는 능력을 향상시켜준다.

원기단법 15편 11번   일관법一觀法의 반법反法

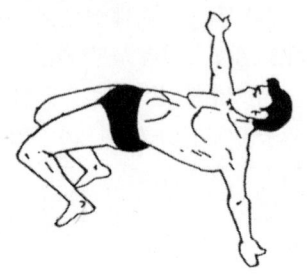

천천히 반듯하게 누워 어깨와 머리 부분을 바닥에 대고 양발 벌려 발가락만 바닥에 대고 양손을 좌우로 넓게 벌리며 엉덩이 높이 들고 365락 유통하며 아래돌단자리 호흡을 한다.

행 · 공 · 효 · 능

비경脾經을 보補해 기가 비脾에 응집되어 주기酒氣와 곡기穀氣가 공박攻搏하여 생기는 비열脾熱을 산열散熱시키고 비기脾氣가 허虛해서 발생하는 사지의 허약을 강인하도록 보補해준다. 전경골근前脛骨筋,[12] 장지신근長趾伸筋, 대퇴직근大腿直筋, 경측광근脛側廣筋, 비측광근腓側廣筋을 강하게 만들어주고 365락을 유통하며 척수신경절脊髓神經節의 세포를 강인하게 배양하며, 신장과 방광의 기능을 활성화하여 신기腎氣가 주관하는 정精과 지志, 방광이 간직하는 옥방궁玉房宮을 창일하게 만들어주는 행공이다.

---

12 정강이[胻骬] 앞쪽에 있는 근육.

원기단법 15편 12번   사리법事理法의 시법視法

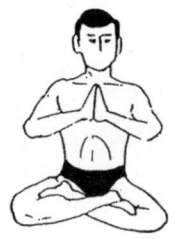

양손을 합장하고 돌단엊거리앉음 세로 앉아 고요한 경지에서 아래 돌단자리 호흡을 한다.

행 · 공 · 효 · 능

대사법對思法을 통해 고요히 대화 상대에게 자신의 귀를 연결하여 경청하면서 호흡과 연결하여 듣는 마음을 기르기 위해 안온하게 마음밭을 살피며 정성과 심혈을 기울여 마음의 '밝점'을 생각해야 한다. 나아가 수련자 마음이 천리天理에 맞지 않는 인간의 4대 욕심을 버려야 정행正行할 수 있다는 긍정적인 마음과 믿음으로 행공하고, 정도正道로 정행하기 위해 허상虛想과 망상妄想을 버리며 아我라는 존재로 인식되는 자기의 식 경험을 정관靜觀을 통해 관찰觀察하며, 무의식으로 진입하여 잠재의식까지 도달하도록 행공하여 모든 기의 파장을 체감할 수 있도록 하는 행공이다.

원기단법 16편

원기단법 16편 1번   일신법一身法의 총법總法

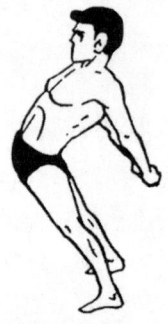

서서 양손을 깍지 끼고 상체를 뒤로 젖히며 양발을 멀리 벌리고 임독 유통하며 아래돌단자리 호흡을 한다.

행 · 공 · 효 · 능

발을 멀리 벌려야 서혜인대鼠蹊靭帶와 장경인대腸脛靭帶를 강화하고 척주脊柱를 강고히 하여 척수 연접 부위에 자생自生하는 신경줄기세포를 보양한다. 또한 지양至陽, 영대靈臺, 신도神道 세 혈에 은은한 압박을 주어 신경절神經節이 강화되고 자율신경과 중추신경의 기능이 강화되어 오장육부를 강건하게 하며 신경세포를 강성하게 한다. 또한 가슴을 넓게 벌림으로써 늑간근肋間筋을 강인하게 만들어 호흡 간 흡기吸氣 능력을 더욱 배양하고 승모근僧帽筋, 삼각근三角筋, 대흉근大胸筋의 신축성을 강인하게 하며 말초까지 신경 전달 및 통합 능력을 함양해준다.

원기단법 16편 2번   정심법正心法의 조법調法

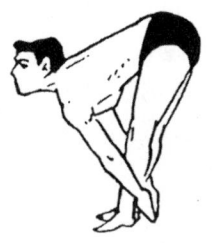

천천히 양발 모으며 상체를 앞으로 숙이고 양손을 양 발목 옆으로 하여 뒤쪽 바닥을 손가락으로 짚고 아래돌단자리 호흡을 한다.

행 · 공 · 효 · 능

손가락에 힘을 실어줘야 자음보혈滋陰補血[1]하니 신腎을 보補해 신기腎氣를 북돋워주고 수육경手六經의 진기 순환을 창일케 하는 행공이다. 또한 반건양근半腱樣筋[2]과 반막양근半膜樣筋[3]이 강인해지고 선골 부분의 척추신경절脊椎神經節이 부교감신경과 교감을 이뤄 면역력이 증진되며 정신적 안정감이 유도된다. 십이경근十二經筋의 기능이 강화되어 습열濕熱이 십이경근에 침범치 못하고 대둔근大臀筋을 강인하게 만들어 골반과 체간體幹 운동을 도와주며 하둔신경下臀神經을 활성화하여 운기運氣의 감지 능력을 고양시킨다.

---

1 음기陰氣가 허虛해 심지心志가 편하지 못하고 기혈氣血이 부족하여 심신이 피로하며 쇠약해지는 것을 강건하게 북돋워주는 것.
2 대퇴 오금 안쪽에 있는 반 힘줄 모양의 힘줄.
3 대퇴 오금 안쪽에 반 힘줄 모양의 근과 함께 수직으로 있는 힘줄.

원기단법 16편 3번　　신심법身心法의 적법寂法

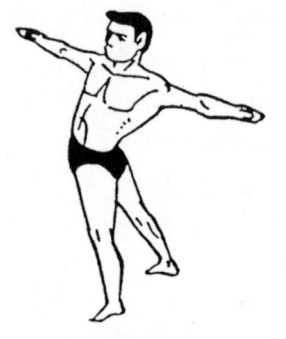

바로 서서 양발을 멀리 벌리고 양 팔을 좌우로 넓게 펼치며 손바닥은 바닥을 향하고 상체를 왼쪽으로 틀어 뒤로 젖히며 아래돌단자리 호흡을 한다.

행·공·효·능

양발에 균등하게 힘을 실어주면 자연히 신종혈神宗穴을 뒤로 젖히게 되어 족소양경足少陽經의 한열寒熱을 다스려 담기膽氣를 보양하니 담력膽力이 배양된다. 척수신경절脊髓神經節을 자극하여 지각知覺을 발달시키고 척수신경계脊髓神經系에 진기를 승강昇降시켜 척수를 강고히 하며, 척수부교감신경脊髓副交感神經의 유수신경섬유有髓神經纖維와 심포경心包經의 진기 유주流周 기능을 활성화하고 노궁혈을 통해 내기內氣의 발산 능력을 키우고 용천혈을 통해 지기地氣를 체내로 흡수하기 위한 행공이다.

원기단법 16편 4번   인심법忍心法의 왕법往法

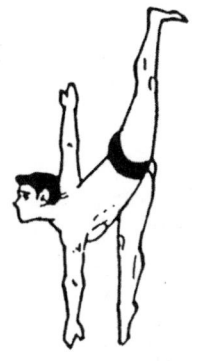

천천히 상체를 앞으로 숙이고 오른 발가락과 왼 손가락으로 바닥 짚고 왼발과 오른손을 하늘 향해 높이 들어 올리며 아래돌단자리 호흡을 한다.

행 · 공 · 효 · 능

골수와 중뇌에 청신한 산소를 공급해주는 행공이다. 뇌는 수해髓海라 수髓가 뇌腦에 속하는 고로 위로는 뇌에 이르고 아래로는 미려尾閭까지 전부 정수精髓가 승강昇降하는 길이니 이 행공을 행하면 정수精髓 순환이 조화를 이룬다. 이를 통해 중뇌와 시신경視神經 사이에 단백질 집산集散이 원활해져서 자세반사능력姿勢反射能力[4]이 민감해지고 외공外攻 운동력이 향상되며 무지외전근拇指外轉筋과 장지굴근長指屈筋의 신축력이 향상되어 폭기爆氣 능력을 함양하고 축지행법縮地行法 신력神力의 기초인 하체력下體力이 배양된다.

---

[4] 어떤 자극을 받았을 때 무의식적으로 행해지는 반사 작용으로 대뇌를 통하지 않고 신경절을 거쳐 자세에 활동을 일으키게 하는 현상.

원기단법 16편 5번　　　파심법破心法의 진법陳法

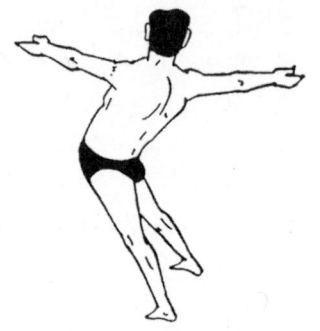

바로 서서 양발을 멀리 벌리고 양팔을 좌우로 넓게 펼치며 손바닥은 바닥을 향하고 상체를 오른쪽으로 틀어 뒤로 젖히며 아래돌단자리 호흡을 한다.

행 · 공 · 효 · 능

양발에 균등하게 힘을 실어주면 자연히 신종혈神宗穴을 뒤로 젖히게 되어 족소양경足少陽經의 한열寒熱을 다스려 담기膽氣를 보양하니 담력膽力이 배양된다. 척수신경절脊髓神經節을 자극하여 지각知覺을 발달시키고 척수신경계脊髓神經系에 진기를 승강昇降시켜 척수를 강고히 하며, 척수부교감신경脊髓副交感神經의 유수신경섬유有髓神經纖維와 심포경心包經의 진기 유주流周 기능을 활성화하고 노궁혈을 통해 내기內氣의 발산 능력을 키우고 용천혈을 통해 지기地氣를 체내로 흡수하기 위한 행공이다.

원기단법 16편 6번   전심법轉心法의 관법寬法

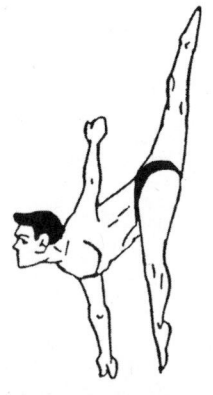

천천히 상체를 앞으로 숙이고 왼 발가락과 오른 손가락으로 바닥 짚고 오른발과 왼손을 하늘 향해 높이 들어 올리며 아래돌단지리 호흡을 한다.

행·공·효·능

골수와 중뇌에 청신한 산소를 공급해주는 행공이다. 뇌는 수해髓海라 수髓가 뇌腦에 속하는 고로 위로는 뇌에 이르고 아래로는 미려尾閭까지 전부 정수精髓가 승강昇降하는 길이니 이 행공을 행하면 정수精髓 순환이 조화를 이룬다. 이를 통해 중뇌와 시신경視神經 사이에 단백질 집산集散이 원활해져서 자세반사능력姿勢反射能力이 민감해지고 외공外攻 운동력이 향상되며 무지외전근拇指外轉筋과 장지굴근長指屈筋의 신축력이 향상되어 폭기爆氣 능력을 함양하고 축지행법縮地行法 신력神力의 기초인 하체력下體力이 배양된다.

원기단법 16편 7번   해심법解心法의 방법芳法

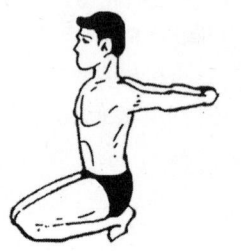

천천히 발가락 꺾어 무릎 꿇고 앉아 양손을 뒤로 깍지 끼고 팔을 쭉 뻗어 높이 올리고 12경 유통하며 아래돌단자리 호흡을 한다.

행·공·효·능

폐경肺經과 대장경大腸經의 진기 순환을 창일漲溢케 하여 완신경총腕神經叢을 활성화한다. 대흉근大胸筋과 상완삼두근上腕三頭筋을 강화하고 상완上腕 및 전완前腕, 신근伸筋의 신축을 강인하게 하며 늑간근肋間筋을 강고히 하니 다량의 호기呼氣와 흡기吸氣를 통해 전신의 기혈 순환을 돕는다. 특히 요골동맥橈骨動脈[5]의 기혈 순환이 원활해져 12경 유통을 통해 말초신경 조직의 기능을 강성하게 하고 족삼음足三陰이 허虛해 발에 열이 발생하여 추운 겨울에도 맨발로 다니는 증상을 다스려 보음양혈補陰養血하는 행공이다.

---

5 팔 앞의 바깥쪽(요골 쪽)을 통하는 동맥으로 보통 맥을 짚는 동맥이며, 위팔동맥에서 갈라져 팔 앞의 바깥쪽을 따라 말초末梢를 향해 뻗어 있고, 손바닥에 이르러 척골동맥의 말초와 함께 천淺, 심深 두 개의 동맥궁動脈弓을 형성한다.

원기단법 16편 8번   휴심법休心法의 부법茯法

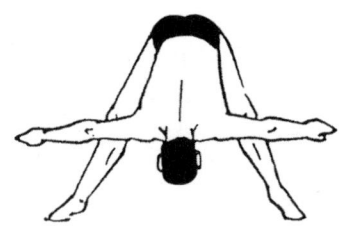

서서히 서서 양발을 좌우로 넓게 벌리고 상체를 앞으로 바짝 숙이며 양팔을 날개처럼 펴고 아래돌 단자리 호흡을 한다.

행·공·효·능

돌단 기운이 전신으로 순환 주류周流되는 동작으로 기혈 순환에 방해되는 요소를 없애주고 장내전근長內轉筋, 단내전근短內轉筋, 중둔근中臀筋, 소둔근小臀筋, 치골근恥骨筋을 강인하게 만들어준다. 또한 좌골신경坐骨神經, 총비골신경叢腓骨神經, 경골신경脛骨神經의 활력을 증진시키고 선골 부분의 척추신경절脊椎神經節을 자극하여 부교감신경을 우위優位로 끌어올려 전신에 안정감을 주며, 하지에 기 순환 감각을 섬세하게 전달하는 능력을 고취시키고 내외늑간근內外肋間筋의 신축력을 강인하게 하여 호기呼氣와 흡기吸氣 능력을 높여주는 행공이다.

원기단법 16편 9번

동심법動心法**의 재법**在法

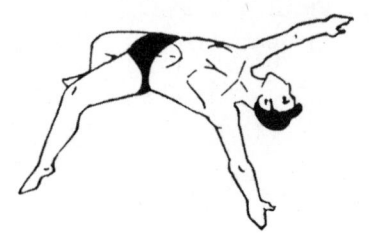

천천히 누워 백회혈 부분과 발뒤꿈치만 바닥에 대고 전신을 들어올리며 양손을 좌우로 넓게 펼치고 14경 유통하며 아래돌단자리 호흡을 한다.

행 · 공 · 효 · 능

경추頸椎 가운데 환추環椎[6]와 축추軸椎[7]의 회전 운동을 강건하게 만들고 운동신경과 감각신경을 발달시켜주며 척추의 동맥과 정맥에 원활한 기혈주회周廻를 도와 좌골신경통坐骨神經痛을 완화해주는 행공이다. 또한 명문혈命門穴을 강화하여 화火에 속하는 우신右腎에 화火가 부족하지 않도록 보補해주니 양陽이 허虛하지 않아 간직되는 정신력은 강하게 하고 원기元氣는 충일하게 하며, 좌신左腎에도 수水가 부족하지 않도록 보補해주니 음陰이 허虛하지 않아 간직되는 정精을 충만하게 만들어 음양陰陽의 균형을 유지하도록 해준다.

---

6 제1의 경추를 일컫는다.
7 제2의 경추를 말하며, 제1의 경추와 제2의 경추는 목의 회전 운동을 담당한다.

원기단법 16편 10번   합심법合心法의 속법束法

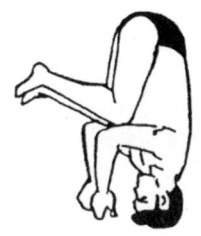

천천히 물구나무선 자세에서 머리를 바닥에 대고 양손이 머리와 삼각형을 이루는 위치에 손가락으로 바닥 짚고 무릎을 팔꿈치 위에 올려놓고 아래돌단자리 호흡을 한다.

행 · 공 · 효 · 능

천곡天谷이 조화造化를 포함하고 허공虛空을 용납하니 영성靈性의 존재를 깨닫게 되는 행공이다. 경추정맥頸椎靜脈의 기혈 순환을 촉진하고 경추동맥頸椎動脈에 청신한 기혈이 활달하게 주회하여 골윗샘과 골밑샘(뇌하수체)에 다량의 진기를 수급해주며, 척수신경계脊髓神經系를 강성하게 만들어 척수신경절脊髓神經節 기능을 강화하고 뇌척수신경腦脊髓神經에 소속된 말초신경을 강인하고 예민하게 다스리며, 골밑샘의 호르몬 분비와 조절 작용을 통해 기초대사 기능을 높이는 활동을 조화제작造化製作하는 행공이다.

원기단법 16편 11번

일관법一觀法의 옥법沃法

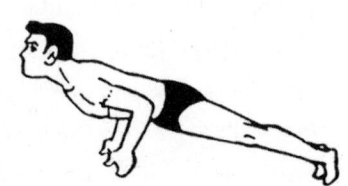

천천히 엎드린 자세에서 양 팔꿈치를 굽혀 늑골과 복부 연접 부위를 받쳐주되 손가락을 세우고 몸 전체를 들어 올려 수평이 되게 하고 **365락 유통**하며 아래돌단자리 호흡을 한다.

행 · 공 · 효 · 능

12경에 진기를 원활히 소통시켜 간장의 소설疏泄 기능과 혼魂을 보호하는 간기肝氣의 중기中氣 운용運用을 돕고 비장脾臟의 운화運化 기능을 보補하니 365락을 유통하며 척수신경脊髓神經의 전근前根 강화를 유도해 운동신경을 발달시켜 몸의 수평을 유지하도록 만든다. 나아가 간장, 담, 위장, 비장의 기능을 강화하여 독소 분해 능력과 소화 기능, 백혈구의 생성 능력을 고취하고 노폐한 적혈구 파괴 능력을 북돋워주며 신장과 방광의 수기水氣를 모아 모공을 통해 배출하는 능력을 향상시켜준다.

원기단법 16편 12번 — 사리법事理法의 충법忠法

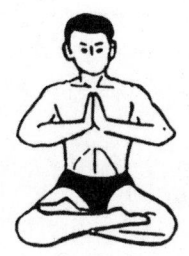

돌단얹거리앉음세로 앉아 양손을 합장하고 고요한 경지에서 아래돌단자리 호흡을 한다.

행 · 공 · 효 · 능

정심靜心에 들어 영대靈臺 가운데 혼魂의 작용으로 휴면 상태에 있던 영靈의 실체를 찾아야 하는 중요한 시점이다. 지금까지의 원기단법을 통해 육체의 강건함 및 신경계의 강인함과 활성화를 수련한 자로서 임독을 유통하며 바라보던 위돌단자리 열두 대문 안에 고정된 밝점에 집중하는 관념觀念의 고리가 정사靜思를 발현시켜나가며, 영靈, 혼魂, 백魄의 기능과 원리를 체능하여 외기外氣의 출입을 통제시키는 수련을 함양하는 행공이다.

원기단법 17편

원기단법 17편 1번   일신법一身法의 직법直法

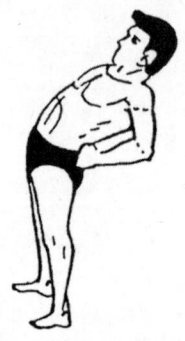

서서 무릎을 약간 굽히고 양손을 허리 뒤 늑골 하단부에 수직으로 대고 상체를 뒤로 젖히며 고개를 앞으로 숙이고 아래돌단자리 호흡을 한다.

행·공·효·능

인체 중부中部의 팔경八景 중 좌신신左腎神과 우신신右腎神에 양신陽神과 음신陰神의 조화로움을 이루는 행공으로, 무릎을 굽히고 엉덩이와 대퇴부를 앞으로 밀어 상체를 뒤로 젖힐 때 요추가 활강이 되도록 해야 요신경총腰神經叢[1]이 활성화된다. 특히 이 동작에서 아래돌단자리 호흡을 하면 복강 안 내관골근內髖骨筋에서부터 생기生氣 활달豁達이 원활해져 내장골근內腸骨筋, 대요근大腰筋, 장요근腸腰筋, 요방형근腰方形筋이 강인해지고, 양 손바닥을 수직으로 세워 신유혈腎兪穴과 지실혈志室穴과 기해유혈氣海兪穴에 운기하면 현명玄冥[2]의 정기精氣가 배양된다.

---

1 요추 양 옆 후복벽後腹壁에 있는 신경총을 말한다. 하복부, 골반, 대퇴부의 근육과 피부에 분포하는데 장골하복신경, 장골서혜신경, 음부대퇴신경, 외측대퇴피신경, 대퇴신경, 폐쇄신경 등이 여기서 갈라져 나온다.
2 신장腎臟의 고어.

원기단법 17편 2번

정심법正心法의 사법寺法

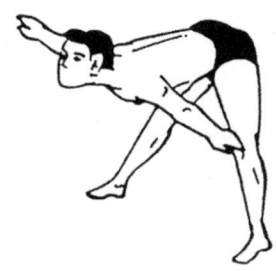

천천히 양발을 넓게 벌리고 발뒤꿈치 살짝 들고 양팔을 좌우로 쭉 뻗은 다음 상체를 앞으로 숙이되 옆에서 보면 수평이 되도록 하고 **임독 유통**하며 아래돌단자리 호흡을 한다.

행·공·효·능

발을 넓게 벌려 엄지발가락 뒷부분과 용천혈 중간의 두툼한 부분이 바닥에 접착되어 자극을 받게 함으로써 혼백魂魄이 불안해져 혈기血氣가 줄어드는 증상을 예방하며 신체 균형 감각의 실조를 예방한다. 성적性的 발육의 억제나 신체 발육의 촉진을 행하는 가슴샘 기능을 보補해주고 경혈經穴의 총령總領격인 방광경에 생기生氣 순환을 촉진시키며, 경골신경脛骨神經과 총비골신경 및 복재신경伏在神經[3]과 늑간신경肋間神經[4]을 평안하게 만들어 음부신경陰部神經과 대퇴신경大腿神經 및 폐쇄신경의 지배 기능을 향상시켜 하체 피부의 분비 활동과 하체 운동 기능 강화 및 전달 능력을 키워준다.

---

3 대퇴골 신경의 끝 부분 경골脛骨 안쪽과 족골足骨 안쪽에 퍼져 있는 신경.
4 척추신경 가운데 늑골 부분에 분포하는 신경으로 12쌍이 있다.

원기단법 17편 3번   신심법身心法의 조법照法

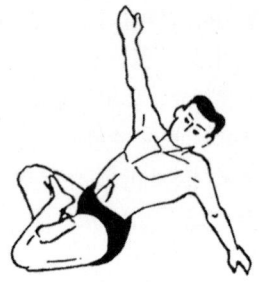

천천히 돌단얹거리앉음세⁵로 앉아 상체를 뒤로 젖히며 왼쪽으로 틀고 왼 손가락으로 뒤쪽 바닥을 짚고 오른손은 귀밑 수직으로 하늘 향해 들고 아래돌단자리 호흡을 한다.

행 · 공 · 효 · 능

지실혈志室穴과 신유혈腎兪穴을 틀어 진기를 주회周廻시키니 신수腎水⁶가 골骨로부터 신기腎氣를 승勝하도록 수양水養⁷하여 만수滿髓⁸가 되도록 하는 행공이다. 수육경手六經에 청신한 생기생혈生氣生血이 활달하도록 촉진하며 측거근側擧筋를 강인하게 만들어 365락의 유통 과정 중 생기생혈 유주流周 장애가 발생할 수 있는 경經과 락絡의 기혈 주회를 촉진시키고 요신경총腰神經叢의 지배 기능을 도와 내전근內轉筋, 박근薄筋, 외폐쇄근外閉鎖筋, 대퇴하퇴大腿下腿의 내측면內側面의 피부와 슬육절膝肉節⁹의 지배신경을 강화해 준다.

---

5 돌단얹거리앉음세는 왼발을 먼저 당겨 오른쪽 허벅지 위에 올려놓고 오른발을 상단 전면에 올려놓는다. 따라서 위 동작 그림의 발 모양은 반대가 되어야 한다.
6 신장腎臟의 수기水氣.
7 신장의 수기를 양생하는 것.
8 골수骨髓가 뼈 가운데 가득 차 있는 것.
9 무릎뼈에 붙어 있는 근육과 살의 총칭.

원기단법 17편 4번

인심법忍心法의 화법華法

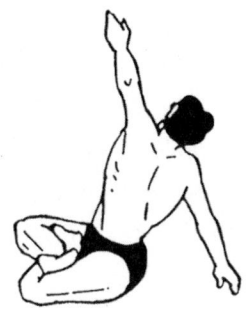

신심법身心法의 조법照法과 반대로 상체를 오른쪽으로 틀며 오른 손가락으로 뒤쪽 바닥을 짚고 왼손은 귀밑 수직으로 하늘 향해 들고 아래돌단자리 호흡을 한다.

행·공·효·능

지실혈志室穴과 신유혈腎兪穴을 틀어 진기를 주회周廻시키니 신수腎水가 골骨로부터 신기腎氣를 승勝하도록 수양水養하여 만수滿髓가 되도록 하는 행공이다. 수육경手六經에 청신한 생기생혈生氣生血이 활달하도록 촉진하며 측거근側擧筋을 강인하게 만들어 365락의 유통 과정 중 생기생혈 유주流周 장애가 발생할 수 있는 경經과 락絡의 기혈 주회를 촉진시키고 요신경총腰神經叢의 지배 기능을 도와 내전근內轉筋, 박근薄筋, 외폐쇄근外閉鎖筋, 대퇴하퇴大腿下腿의 내측면內側面의 피부와 슬육절膝肉節의 지배신경을 강화해 준다.

원기단법 17편 5번　　파심법破心法의 연법然法

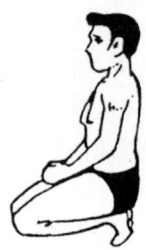

천천히 발가락 눌러 무릎 꿇고 앉아 무릎 위 기문혈箕門穴 부위에 양 손바닥을 올려놓고 12경 유통하며 아래돌단자리 호흡을 한다.

행 · 공 · 효 · 능

12경 유통을 통해 말초 신경의 기능이 강성해지도록 보補하고 족삼음足三陰의 기허氣虛를 다스려 보음양혈補陰養血하니 족육경足六經의 기능이 강화된다. 또한 진기의 전달 능력을 한 차원 높여서 아래돌단자리 내압內壓을 더욱 강화하여 12경 유통을 조화제작造化製作하니 진기가 밝점에 응집되도록 분심법分心法을 운용하여 한 마음은 돌단을 쌓고 한 마음은 주회周廻하는 12경을 활성화하니 수련자들의 관념觀念에 의해 진기의 완급을 조절하며 12경을 유통하는 행공이다.

원기단법 17편 6번   전심법轉心法의 부법扶法

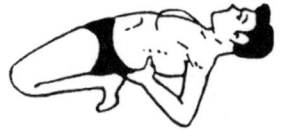

파심법破心法의 연법然法 자세에서 상체를 뒤로 눕히며 양 팔꿈치를 바닥에 대고 양 손바닥으로 요추 좌우를 받쳐주며 아래돌단자리 호흡을 한다.

행·공·효·능

상재常在[10]와 용연龍烟[11]의 유주流周 기능을 강화하고 서혜인대鼠蹊靭帶와 대퇴사두근大腿四頭筋을 강인하게 만들어 슬와동맥膝窩動脈과 슬와정맥膝窩靜脈의 순환 기능을 강화하는 행공이다. 또한 하체 족육경足六經에 진기 유주를 촉진하고 특히 서혜인대鼠蹊靭帶를 지나 복강을 거쳐 외장골정맥外腸骨靜脈으로 이어지는 혈관의 생기생혈生氣生血 순환을 강화하여 요신경총腰神經叢에서 파생되어 퍼져 있는 신경계의 지배 능력을 높여준다.

---

10 도가에서 말하는 비신脾神의 이름. 비경脾經의 고전 동의학東醫學 용어.
11 도가에서 말하는 간신肝神의 이름. 간경肝經의 고전 동의학 용어.

원기단법 17편 7번   해심법解心法의 척법尺法

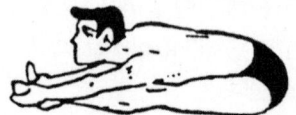
천천히 양발을 앞으로 쭉 뻗고 상체를 숙이며 양손으로 양 발가락 부위를 앞으로 당기며 고개 들고 **14경 유통**하며 아래돌단자리 호흡을 한다.

행 · 공 · 효 · 능

용요龍曜[12]의 즙汁을 운반하는 기능을 맡은 세관細管[13]에 활기가 생양生養하도록 보補하고 신경계의 지배 기능을 도와 늑간근肋間筋을 활성화하므로 한 마음은 흡기吸氣와 호기량呼氣量을 배가하기 위해 분심법分心法을 운용하고, 한 마음은 경락이 불통不通하고 혈맥血脈이 응체凝滯하여 행기운행行氣運行이 장애받는 것을 활달하게 주회되도록 하니 밝점을 통해 신기神氣를 운용하여 경맥經脈을 통창通暢시키며 14경을 유통하는 행공이다.

---

12 도가에서 말하는 담신膽神의 이름. 담경膽經의 고전 동의학 용어.
13 간관肝管의 고전 동의학 용어.

원기단법 17편 8번   휴심법休心法의 원법院法

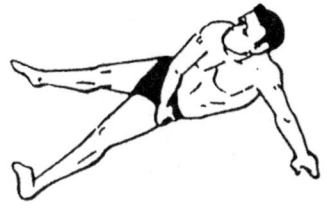

천천히 양발을 좌우로 넓게 벌리고 왼 손가락으로 바닥 짚고 오른 손바닥을 아래돌단자리에 대며 몸을 반듯하게 삼정三鼎에 의지한 채 전체를 들어 올리고 아래돌단자리 호흡을 한다.

행 · 공 · 효 · 능

임맥任脈의 유주流周 기능을 향상시키고 복직근腹直筋과 상완삼두근上腕三頭筋을 강인하게 만들며 수육경手六經의 유주 능력을 활성화시키고자 완신경총腕神經叢의 지배 기능을 촉진하는 행공이다. 생기生氣의 활달한 순환을 통해 자율신경을 강인하게 만들어 상두신경절과 미주신경 및 내장신경절과 복강신경절의 지배 기능을 향상시켜 육신으로는 오장육부를 강고하게 만들어 고차원의 행공으로 진입할 때 올 수 있는 육체의 허약함을 완전 탈피하기 위한 행공이다.

원기단법 17편 9번

동심법動心法의 조법棗法

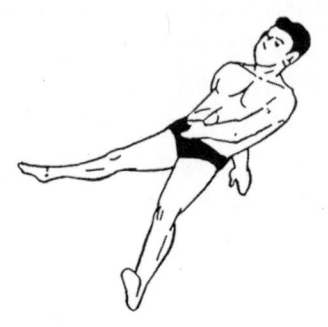

휴심법休心法의 원법院法 자세와 반대로 오른 손가락으로 바닥 짚고 왼손바닥을 아래돌단자리에 대며 몸을 반듯하게 삼정三鼎에 의지한 채 전체를 들어 올리고 아래돌단자리 호흡을 한다.

행 · 공 · 효 · 능

임맥任脈의 유주流周 기능을 향상시키고 복직근腹直筋과 상완삼두근上腕三頭筋을 강인하게 만들며 수육경手六經의 유주 능력을 활성화시키고자 완신경총腕神經叢의 지배 기능을 촉진하는 행공이다. 생기生氣의 활달한 순환을 통해 자율신경을 강인하게 만들어 상두신경절과 미주신경 및 내장신경절과 복강신경절의 지배 기능을 향상시켜 육신으로는 오장육부를 강고하게 만들어 고차원의 행공으로 진입할 때 올 수 있는 육체의 허약함을 완전 탈피하기 위한 행공이다.

원기단법 17편 10번 합심법合心法의 진법津法

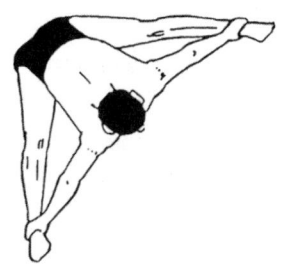

천천히 양발을 좌우로 넓게 벌리고 상체를 앞으로 바짝 숙이며 양손으로 양 발목 잡고 고개 들고 **365락 유통**하며 아래돌단자리 호흡을 한다.

행·공·효·능

생양生養된 생기生氣로 골밑샘(뇌하수체)[14] 전엽에서 분비되는 진액과 후엽後葉 진액의 분비 작용 기능의 증진을 꾀해 고분자高分子 단백蛋白 물질과 포도당 신생 기능을 높이며, 좌골신경坐骨神經, 총비골신경叢腓骨神經, 경골신경脛骨神經의 활력을 증진시켜 선골 부분의 척추신경절脊椎神經節을 자극하여 부교감신경副交感神經을 우위優位로 끌어올려 전신에 안정감을 준다. 365락을 유통할 때 부대적으로 장내전근長內轉筋, 단내전근短內轉筋, 중둔근中臀筋, 소둔근小臀筋, 치골근恥骨筋을 강인하게 만들어주는 행공이다.

---

14 간뇌 하단부에 있는 내분비선의 하나로 일반적으로 전엽前葉, 중엽中葉, 후엽後葉의 세 부분이 있고 생식 발육에 밀접한 관계가 있으며 일반적으로 뇌하수체라 표현한다.

원기단법 17편 11번   일관법―觀法의 의법儀法

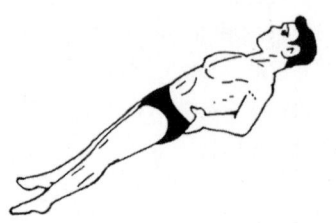

천천히 바로 누우며 양 팔꿈치 굽혀 바닥에 대고 양손으로 허리 좌우를 받치며 발뒤꿈치를 바닥에 대고 아래돌단자리 호흡을 한다.

행·공·효·능

양생陽生의 시후時候를 따라 생양生陽을 발양發陽시켜 천지기天地氣가 체내에서 상응하도록 가슴을 활짝 펴 흉곽강胸廓腔을 넓혀 늑간근肋間筋의 활력을 증진하고 신기腎氣가 신장腎臟에 조창條暢[15]하며 진정眞精을 배양하여 정기精氣의 모손耗損을 예방하니 요신경총腰神經叢과 천골신경총薦骨神經叢의 지배 능력이 강화되며 하체 세포의 전달 능력을 고양하여 천기天氣의 출입을 모공毛孔을 통해 만들어주기 위한 행공이다.

---

15 길게 차오르다, 길게 통하다는 뜻인데 여기서는 신기腎氣가 신장腎臟을 강건하게 하고자 모여든다는 뜻으로 보면 된다.

원기단법 17편 12번 사리법事理法의 지법池法

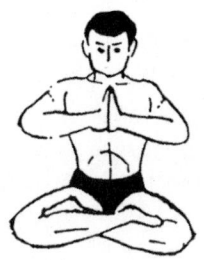

돌단앉거리앉음세로 앉아 양손을 합장하고 고요한 경지에서 아래돌단자리 호흡을 한다.

행·공·효·능

마음의 화평을 찾고 힘든 동작에서 오는 육신의 피로를 안온하게 만들어 자연으로부터 전달되어오는 모든 기의 파장을 수련자 자신의 몸으로 느낄 수 있도록 고요한 첩경捷勁에서 긍정적 사고 위에 유무有無와 존재存在와 무존재無存在의 동질同質을 깨닫기 위해 잠재의식 속으로 자신을 침잠시켜간다. 그렇게 자신 속에 있는 자신의 능력을 깨달아가고자 밝은 마음의 관념觀念을 통해 진기가 충만하게 솟아올라 연심煉心[16]을 체득體得하기 위해 노력하는 행공이다.

---

16 마음을 불리다, 마음을 밝게 하다는 뜻이 있으나 밝돌법에서는 혼魂을 잠재우고 영靈을 밝게 만들어 영성을 높여주기 위한 마음을 표현한다.

원기단법 18편

원기단법 18편 1번 일신법一身法의 용법龍法

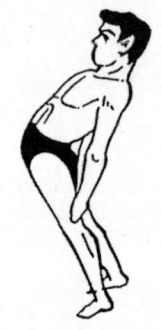

양발을 넓게 벌리고 상체를 뒤로 젖히며 양손을 학골 뒷부분에 대고 아래돌단자리 호흡을 한다.

행 · 공 · 효 · 능

요추 뒤로 꺾어 족소음근足少陰筋을 강인하게 하고 족양명위경足陽明胃經에 기혈氣血 주회周廻가 활달해져 대근大筋과 소근小筋으로 파고드는 습열濕熱을 차단하니 대근이 축단縮短[1]되거나 소근이 인장引長[2]되지 않도록 보호하고 나아가 수태양근手太陽筋의 실조失調를 방지한다. 발을 넓게 벌리고 상체를 뒤로 젖힐 때 요추 부위를 뒤로 젖혀야 음부대퇴신경陰部大腿神經의 지배 기능이 향상되고 서혜인대鼠蹊靭帶와 대퇴사두근大腿四頭筋을 강인하게 만들며 요추를 강고하게 만들어 관절의 기동성機動性을 높여 정혈精血 부족으로 나타나기 쉬운 신허요통腎虛腰痛[3]을 방지한다.

---

1 짧게 오그라들어 줄어든다는 뜻의 고전 동의학 용어.
2 길게 늘어나는 현상을 말하는 고전 동의학 용어.
3 신장의 기능이 허약해지거나 지나친 성교性交로 인해 허리가 아픈 증상.

원기단법 18편 2번   정심법正心法의 종법鐘法

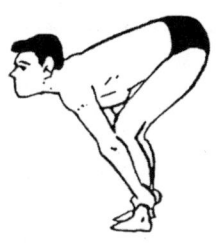

천천히 무릎을 굽히며 상체를 앞으로 숙여 양손으로 양 발목을 잡고 고개 들고 **임독 유통**하며 아래 돌단자리 호흡을 한다.

행·공·효·능

반건양근半腱樣筋과 반막상근半膜樣筋을 강인하게 하고 선골 부분의 척추신경절脊椎神經節이 부교감신경과 교감하여 면역력을 증진시키며 형기形氣[4]가 유여有餘하여 정신적으로 안정감이 들도록 해주는 행공이다. 대둔근大臀筋을 강인하게 만들고 골반과 체간體幹 운동을 활성화하여 하둔신경下臀神經의 지배 능력을 강화하니 운기運氣의 감지성感知性을 고양시키며 임독 유통을 통해 천골신경총薦骨神經叢의 기능을 향상시켜준다.

---

4 겉으로 나타나는 형상과 기운.

원기단법 18편 3번　　신심법身心法의 봉법奉法

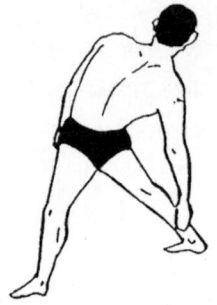

천천히 상체를 뒤로 젖히며 오른쪽으로 틀고 오른손을 뒤로하여 오른 발목 잡고 왼손을 아래돌단자리에 대고 아래돌단자리 호흡을 한다.

행 · 공 · 효 · 능

요추腰椎와 척추脊椎의 왜곡을 바르게 교정하고 비구관절髀臼關節과 윤대輪臺가 강인해지며 아래돌단자리 호흡을 통해 복강 안에서 시작되는 내관골근內髖骨筋에 기혈 순환이 활달해지니 대요근大腰筋, 장요근腸腰筋, 치골근恥骨筋의 신축성이 강인해지는 행공이다. 또한 요신경총腰神經叢과 인체 하지에 퍼져 있는 하지신경下肢神經의 지배 기능을 강화하여 신경절神經節 가운데 지각신경에 속하는 세포체가 강건해지며 가슴 쪽을 넓게 펴는 동작을 통해 폐활량을 증가시키고 산소의 공급이 많아져 전신全身의 기혈이 맑고 기운차게 된다.

원기단법 18편 4번   인심법忍心法의 현법睍法

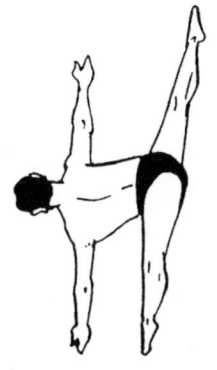

천천히 상체를 앞으로 숙여 왼 손가락과 왼 발가락으로만 바닥을 짚고 오른손과 오른발은 하늘 향해 들어 올리며 아래돌단자리 호흡을 한다.

행 · 공 · 효 · 능

뇌는 수해髓海라 수髓가 뇌에 속하는 고로 위로는 뇌에 이르고 아래로는 미려까지 정수精髓가 승강昇降하는 길에서 정수의 순환이 조화를 이루도록 천지기天地氣를 운기하는 행공으로, 신체충실지수身體充實指數[5]를 높여 활동적인 육체로 전향하고 신경세포의 활동력을 강고하게 도와 폐쇄신경閉鎖神經[6]의 지배 기능을 활발하게 만들어 폐쇄신경이 지배하는 근육 기능을 활성화하며, 폐쇄공閉鎖孔을 부분적으로 차단해주는 섬유성纖維性 폐쇄막閉鎖膜을 강인하게 만들어준다.

---

5 매일같이 몸의 충실도를 나타내는 지수로, 몸무게를 키로 나누고 100을 곱한 수치.
6 요신경총에서 생긴 혼합 신경. 내전근, 박근, 외폐쇄근, 대퇴, 하퇴, 내측면의 피부와 슬육절을 지배하는 엉덩이 부분의 신경.

원기단법 18편 5번   파심법破心法의 운법雲法

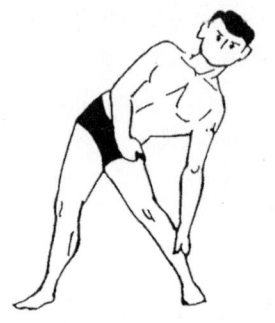

천천히 상체를 뒤로 젖히며 왼쪽으로 틀고 왼손을 뒤로하여 왼 발목 잡고 오른손을 아래돌단자리에 대고 아래돌단자리 호흡을 한다.

행 · 공 · 효 · 능

요추腰椎와 척추脊椎의 왜곡을 바르게 교정하고 비구관절髀臼關節과 윤대輪臺가 강인해지며 아래돌단자리 호흡을 통해 복강 안에서 시작되는 내관골근內顴骨筋에 기혈 순환이 활달해지니 대요근大腰筋, 장요근腸腰筋, 치골근恥骨筋의 신축성이 강인해지는 행공이다. 또한 요신경총腰神經叢과 인체 하지에 퍼져 있는 하지신경下肢神經의 지배 기능을 강화하여 신경절神經節 가운데 지각신경에 속하는 세포체가 강건해지며 가슴 쪽을 넓게 펴는 동작을 통해 폐활량을 증가시키고 산소의 공급이 많아져 전신全身의 기혈이 맑고 기운차게 된다.

원기단법 18편 6번

전심법轉心法의 황법皇法

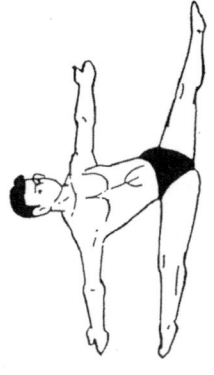

천천히 상체를 앞으로 숙여 오른 손가락과 오른 발가락으로만 바닥을 짚고 왼손과 왼발은 하늘 향해 들어 올리며 아래돌단자리 호흡을 한다.

행·공·효·능

뇌는 수해髓海라 수髓가 뇌에 속하는 고로 위로는 뇌에 이르고 아래로는 미려까지 정수精髓가 승강昇降하는 길에서 정수의 순환이 조화를 이루도록 천지기天地氣를 운기하는 행공으로, 신체충실지수身體充實指數를 높여 활동적인 육체로 전향하고 신경세포의 활동력을 강고하게 도와 폐쇄신경閉鎖神經의 지배 기능을 활발하게 만들어 폐쇄신경이 지배하는 근육 기능을 활성화하며, 폐쇄공閉鎖孔을 부분적으로 차단해주는 섬유성纖維性 폐쇄막閉鎖膜을 강인하게 만들어준다.

원기단법 18편 7번   해심법解心法의 도법都法

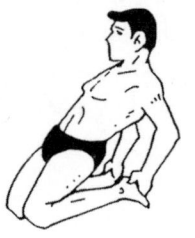

천천히 무릎 꿇고 앉아 상체를 뒤로 젖히며 양손 엄지손가락으로 용천혈 누르고 12경 유통하며 아래돌단자리 호흡을 한다.

행 · 공 · 효 · 능

음양수화陰陽水火의 기운이 조화롭게 합실合實되는 동작으로 육신이 강건해지고 말초신경의 기능이 강성하도록 보補해주며 족삼음足三陰의 기허氣虛를 다스려 보음양혈補陰養血하니 족육경足六經의 기능이 강화된다. 또한 진기의 전달 능력을 한 차원 높여서 아래돌단자리 내압內壓을 더욱 강화시켜 12경 유통을 조화제작造化製作하니, 진기가 밝점에 응집되도록 분심법分心法을 운용하여 한 마음은 돌단을 쌓고 한 마음은 주회周廻하는 12경을 활성화하여 수련자들의 관념觀念에 의해 진기의 완급을 조절하며 12경을 유통하는 행공이다.

원기단법 18편 8번   휴심법休心法의 사법師法

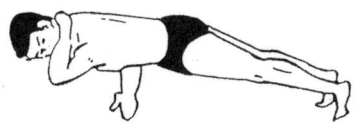

천천히 엎드린 자세에서 오른쪽 팔꿈치로 가슴 부위를 받치며 손가락으로 바닥 짚고 왼손을 목 뒤로하여 오른쪽 귀를 잡고 아래돌단자리 호흡을 한다.

행·공·효·능

수태양소장경手太陽小腸經과 수양명대장경手陽明大腸經의 주회 능력을 함양시켜 중기中氣가 부족하여 장腸이 고명꿈鳴하지 않도록 보補해주는 행공으로, 소장열小腸熱을 다스리니 심장이 화후和照해지며 대장의 풍열風熱과 변비를 다스려주고 폐장의 폐문肺門 림프샘의 세망내피계細網內皮系[7]의 기능을 강화하여 병원체病原體를 부동不動시키는 능력이 강화된다. 아울러 우폐동맥右肺動脈에 활력을 주고 간장, 담, 위장, 비장의 기능을 강화하여 독소 분해 능력과 백혈구 생성 능력을 고취시키고 노폐한 적혈구 파괴 능력을 북돋워주며 신장과 방광의 수기水氣를 모공으로 배출할 수 있는 능력을 향상시켜준다.

---

7   림프관, 지라, 흉선, 골수 등에서 볼 수 있는 동일한 계통 조직의 총칭 돌기가 그물 모양으로 연결된 세포.

원기단법 18편 9번   동심법動心法의 암법庵法

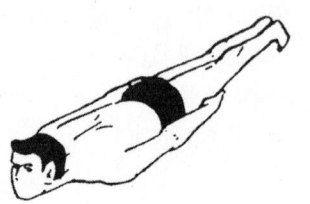

평안히 엎드려 손바닥을 바닥에 대고 14경 유통하며 아래돌단자리 호흡을 한다.

행 · 공 · 효 · 능

신체 어느 곳에도 힘 들어간 데 없이 물처럼 전신全身을 편안하고 안락하게 만드는 행공으로, 사람의 의지와 상관없이 작용하는 자율신경을 밝돌법 특유의 심법心法을 통해 오직 부교감신경을 우위優位로 끌어올려 부교감신경 활동에 방해가 되는 요소들을 잠재우고 뇌파 활동도 잠재워 미려부터 뇌에 이르는 독맥에 정수精髓가 활달하게 유통되고 조화를 이루도록 하니, 12경 유주流周를 인위가 아닌 순리에 맡겨 유통해야 교감신경을 자극하지 않고 12경 기혈의 주류周流 통로를 체지體智하게 된다.

원기단법 18편 10번   합심법合心法의 현법懸法

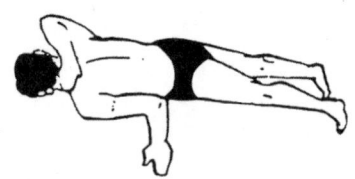

천천히 엎드린 자세에서 왼쪽 팔꿈치로 가슴 부위를 받치며 손가락으로 바닥 짚고 오른손을 목 뒤로하여 왼쪽 귀를 잡고 아래돌단자리 호흡을 한다.

행 · 공 · 효 · 능

수태양소장경手太陽小腸經과 수양명대장경手陽明大腸經의 주회 능력을 함양하여 중기中氣가 부족하여 장腸이 고명苦鳴하지 않도록 보補해주는 행공이다. 소장열小腸熱을 다스리니 심장이 화후和煦해지고 대장의 풍열風熱과 변비를 다스려주며 폐장의 폐문肺門 림프샘의 세망내피계細網內皮系의 기능을 강화하여 병원체病原體를 부동不動시키는 능력이 강화된다. 아울러 우폐동맥右肺動脈에 활력을 주고 간장, 담, 위장, 비장의 기능을 강화하여 독소 분해 능력과 백혈구 생성 능력을 고취시키고 노폐한 적혈구 파괴 능력을 북돋워주며 신장과 방광의 수기水氣를 모공으로 배출할 수 있는 능력을 향상시켜준다.

원기단법 18편 11번   일관법一觀法의 서법捿法

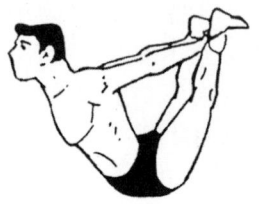

천천히 엎드린 자세에서 양손을 뒤로하여 양 발목을 잡고 아래돌단자리만 바닥에 댄 채 몸을 활 모양처럼 만들고 365락 유통하며 아래돌단자리 호흡을 한다.

행 · 공 · 효 · 능

족태음비경足太陰脾經과 족궐음간경足厥陰肝經의 원활한 진기 유주流周를 돕고 복압을 높여 복강 안에 울혈鬱血되거나 응혈凝血된 혈을 쾌속히 심장으로 환원하여 원기元氣를 아래돌단자리에 결집시키며, 내기內氣 순환의 원활한 유주를 통해 아래돌단자리의 내압內壓을 고강高强하게 조화시켜 응축된 진기가 밝점에 응집되도록 만드는 행공이다. 또한 척수시상로脊髓視床路에 소속된 신경섬유 집합체의 촉각觸覺과 통각痛覺 전달 작용을 차단하는 밝돌법 특유의 심법心法을 통해 통증을 차단하는 능력을 고취시키고 팔 근력과 하지 근육 및 늑간근에 긴장이 고조된 가운데 365락을 유통할 수 있는 능력을 고양시킨다.

원기단법 18편 12번   사리법事理法의 태법台法

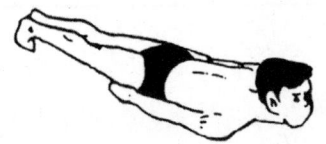

평안한 가운데 엎드려 전신의 힘을 다 빼고 고요한 경지에서 천문天門이 하늘을 향하도록 하면서 아래돌단자리 호흡을 한다.

행 · 공 · 효 · 능

수련 중 시도 때도 없이 찾아드는 내면의 갈등은 영靈이 깨어 일어나기 위한 하나의 과도기적 과정이며, 외부로부터 안으로 끌어들이는 갈등은 혼魂의 작용임을 깨달아 깨달음으로 인도되어야 한다. 깨달음은 깨달음을 얻기 위한 정도正道로 정행正行할 때 이루어진다는 확신을 가지고 자기의 영성靈性을 키우기 위해 몸의 유무有無를 잊은 채 영의 순수함과 변화를 찾고자 위돌단자리 열두 대문 안에 있는 자화상自畵像을 밝을 통해 바라보며 적적성성寂寂醒醒의 길로 진입하는 행공이다.

원기단법 19편

원기단법 19편 1번　　일신법―身法의 건법乾法

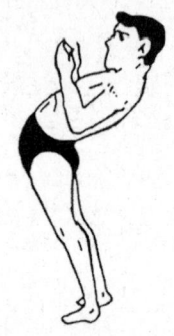

서서 양손을 합장하고 상체를 뒤로 젖히며 고개를 앞으로 숙이고 아래돌단자리 호흡을 한다.

행 · 공 · 효 · 능

하늘의 일광日光을 밝점에 결집시키며 양陽이 상승하여 밖을 호위하고 동動을 주장하며 용천혈로부터 양기陽氣를 일으켜 복부와 늑골과 수手를 거쳐 정수리(뇌천腦天)의 천문天門에 이르도록 운행하기 위해 독맥의 척중혈脊中穴을 중심점으로 삼아 상체를 뒤로 젖혀준다. 이로 말미암아 간유혈肝兪穴, 담유혈膽兪穴, 비유혈脾兪穴, 위유혈胃兪穴, 삼초유혈三焦兪穴, 신유혈腎兪穴에 자극이 가해져 열거한 혈들의 양기養氣를 북돋고 신허정산腎虛精散[1]을 방지하며 보신補腎하여 신기腎氣를 보양하고 열熱이 신장으로 침입하지 못하도록 하는 행공이다.

1　신기腎氣가 허약해지고 정액이 흩어지는 것.

원기단법 19편 2번   정심법正心法의 굴법屈法

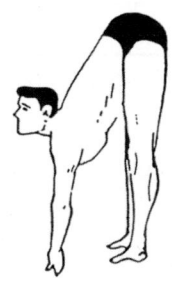

천천히 엉덩이를 뒤로 빼며 상체 앞으로 바짝 숙이고 양 손가락으로 바닥 짚고 **임독 유통**하며 아래 돌단자리 호흡을 한다.

행·공·효·능

족삼음足三陰의 기허氣虛를 보익補益하고 보정양혈補精養血하니 인체의 내골격內骨格이 강화되는 행공이다. 중추신경의 신경 충격 시배 능력을 활달하게 하고 좌골신경총坐骨神經叢의 지배 능력을 강인하게 만들어 기氣 순환 감각을 고취시키며, 정신의 소모를 막고 생냉生冷으로 인해 진기가 조창條暢해지지 않도록 막아 영위榮衛[2]를 조화롭게 유도해 안혼정백安魂定魄[3]을 꾀하며 임독 유통의 진기 주류周流를 느끼게 한다.

---

2 영기榮氣와 위기衛氣를 줄인 말로 영기는 혈액과 함께 흐르는 기를 뜻하며 위기는 맥脈 외부로 운행하는 기를 말한다.
3 혼백을 안정시킨다는 뜻.

원기단법 19편 3번 　　　　신심법身心法의 성법誠法

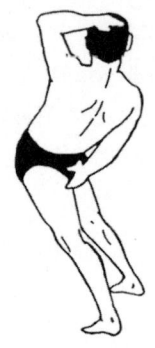

천천히 상체를 세우며 오른쪽으로 틀고 왼손은 머리 위로, 오른손은 뒤로하여 왼쪽 엉덩이에 대고 아래돌단자리 호흡을 한다.

행 · 공 · 효 · 능

오른손을 엉덩이에 대주면 지실혈志室穴과 신유혈腎兪穴이 자연스럽게 자극을 받아 주회周廻하는 진기를 통해 신수腎水를 수양水養하여 골骨에 만수滿髓가 되도록 하고, 왼손을 백회혈 부위에 얹어주면 임독맥 자개自開가 미숙한 수련자에게 노궁혈을 통해 운기되는 진기가 독맥으로 상승하는 양화기陽火氣의 견인차 역할을 해주며 직하直下에 있는 영곡靈谷 또는 천곡天谷이라 호칭하는 위돌단자리에 안주하는 원령元靈 열두 대문의 허실虛實을 체지體智하도록 유도하니, 원령이 스스로 영곡에서 깨어 일어나 뇌가 수髓의 바다가 되니 수해髓海가 유여有餘해지도록 하는 행공이다.

원기단법 19편 4번   인심법忍心法의 천법泉法

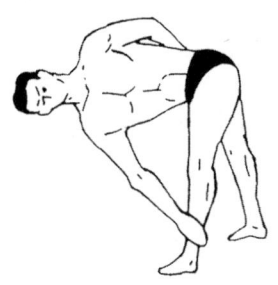

천천히 상체를 앞으로 숙여 왼쪽으로 틀고 오른손으로 왼쪽 발목 잡고 왼손은 뒷짐 지고 아래돌단자리 호흡을 한다.

행 · 공 · 효 · 능

방욕房慾으로 상한 신腎을 양정養精하도록 도와 정혈精血이 근筋을 보양하도록 하니 요추는 물론 천골까지 틀어준다는 마음으로 전체가 틀어지도록 자극을 준다. 척수신경계脊髓神經系에 소속된 대퇴신경大腿神經, 늑간신경肋間神經, 천골신경총薦骨神經叢, 제5요신경腰神經의 지배 기능을 활성화하고 경신경총頸神經叢과 뇌신경腦神經의 기능을 강화하며 요추연골腰椎軟骨에 산소 공급과 기혈 순환이 원활해지도록 하는 행공이다.

원기단법 19편 5번   파심법破心法의 창법倉法

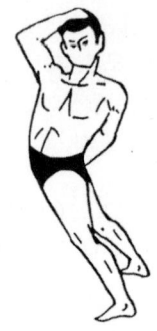

천천히 상체를 세우며 왼쪽으로 틀고 오른손은 머리 위에, 왼손은 뒤로하여 오른쪽 엉덩이에 대고 아래돌단자리 호흡을 한다.

행 · 공 · 효 · 능

왼손을 엉덩이에 대주면 지실혈志室穴과 신유혈腎兪穴이 자연스럽게 자극을 받아 주회周廻하는 진기를 통해 신수腎水를 수양水養하여 골骨에 만수滿髓가 되도록 하고, 오른손을 백회혈 부위에 얹어주면 임독맥 자개自開가 미숙한 수련자에게 노궁혈을 통해 운기되는 진기가 독맥으로 상승하는 양화기陽火氣의 견인차 역할을 해주며 직하直下에 있는 영곡靈谷 또는 천곡天谷이라 호칭하는 위돌단자리에 안주하는 원령元靈 열두 대문의 허실虛實을 체지體智하도록 유도하니, 원령이 스스로 영곡에서 깨어 일어나 뇌가 수髓의 바다가 되니 수해髓海가 유여有餘해지도록 하는 행공이다.

원기단법 19편 6번

전심법轉心法의 지법紙法

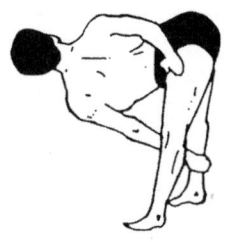

천천히 상체를 앞으로 숙여 오른쪽으로 틀고 왼손으로 오른쪽 발목 잡고 오른손은 뒷짐 지고 아래 돌단자리 호흡을 한다.

행·공·효·능

방욕房慾으로 상한 신腎을 양정養精하도록 도와 정혈精血이 근筋을 보양하도록 하니 요추는 물론 천골까지 틀어준다는 마음으로 전체가 틀어지도록 자극을 준다. 척수신경계脊髓神經系에 소속된 대퇴신경大腿神經, 늑간신경肋間神經, 천골신경총薦骨神經叢, 제5요신경腰神經의 지배 기능을 활성화하고 경신경총頸神經叢과 뇌신경腦神經의 기능을 강화하며 요추연골腰椎軟骨에 산소공급과 기혈 순환이 원활해지도록 하는 행공이다.

원기단법 19편 7번   해심법解心法의 군법郡法

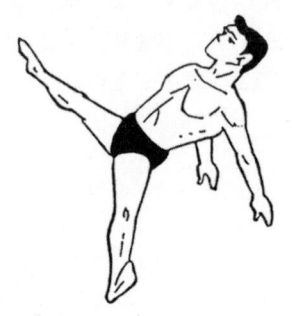

천천히 앉아 양발을 좌우로 멀리 벌리고 상체를 뒤로 젖히며 양 손가락으로 뒤쪽 바닥 짚고 12경 유통하며 아래돌단자리 호흡을 한다.

행 · 공 · 효 · 능

족태양근足太陽筋과 족소음근足少陰筋의 기능을 강화하여 음부陰部가 안으로 무력하여 발기하지 못하는 원천을 차단해 발기 능력을 강화하도록 보補하는 행공이다. 척추를 끼고 목으로 올라가는 승모근僧帽筋과 흉쇄유돌근胸鎖乳突筋, 하체 넓적다리 부분의 대둔근大臀筋, 대퇴근막장근大腿筋膜長筋, 치골근恥骨筋, 장요근腸腰筋, 장내전근腸內轉筋을 강인하게 만들고 진기 유주流周 행로行路가 방해받는 일이 없도록 하여 아래돌단자리의 진기충일眞氣充溢을 통해 12경을 유통하며 기류를 몸으로 느껴나간다.

원기단법 19편 8번　　휴심법休心法의 명법明法

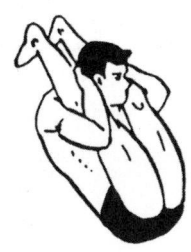

앉은 자세에서 양손으로 양발을 끌어안아 어깨에 메고 아래돌단자리 호흡을 한다.

행·공·효·능

족태음근足太陰筋과 수소음근手少陰筋의 기능을 강화하니 음부陰部가 안으로 무력하여 발기하지 못하는 원천을 차단해 발기 능력을 보補하고 용요龍曜의 즙汁을 운반하는 세관細管에 활기가 생양生養되도록 하며, 가자미근, 반막양근半膜樣筋, 반건양근半健樣筋, 대퇴이두근장두大腿二頭筋長頭, 박근薄筋, 치골근恥骨筋의 강인성을 꾀하고 대퇴정맥大腿靜脈에 산소 공급을 조화시켜 혈류가 원활하게 소통되도록 혈관벽에 접착되어 있는 지방질과 콜레스테롤을 태워주는 행공이다.

원기단법 19편 9번　　동심법動心法의 갑법甲法

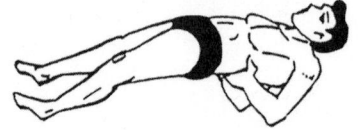

천천히 바로 누우며 양 팔꿈치를 굽혀 바닥에 대고 양손으로 허리 좌우를 받치며 발뒤꿈치를 바닥에 대고 14경 유통하며 아래돌단자리 호흡을 한다.

행·공·효·능

신장과 방광의 발열로 담과 신장에 기울氣鬱되어 생기는 결석結石을 예방하는 행공이다. 가슴을 활짝 펴 흉곽강胸廓腔을 넓혀 늑간근肋間筋의 활력을 증진하고 노궁혈을 통해 신유혈腎兪穴과 삼초유혈三焦兪穴로 운기하니 신기腎氣가 신장에 조창條暢하며 진정眞精을 배양하여 정기精氣의 모손耗損을 예방한다. 또한 요신경총腰神經叢과 천골신경총薦骨神經叢의 지배 기능을 강화하여 하체 세포의 전달 능력을 고양시켜 천기天氣와 지기地氣의 출입을 만들어주기 위해 14경을 유통하는 행공이다.

원기단법 19편 10번 　　　합심법合心法의 양법裏法

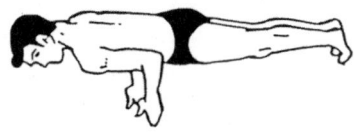

천천히 엎드려 양팔을 굽혀 늑골 받치고 손가락과 발가락만 바닥에 대고 아래돌단자리 호흡을 한다.

행 · 공 · 효 · 능

척수신경脊髓神經의 전근前根 강화를 유도하고 화火가 성盛해 간기肝氣를 저해하는 것을 방어하는 행공이다. 간장, 담, 위장, 비장의 기능을 강화하여 독소 분해 능력과 소설疏泄 기능과 혼魂을 보호하는 간기肝氣의 중기中氣 운용을 돕고 비장의 운화運化 기능을 보補하며, 소화 기능과 백혈구 생성 능력을 고취하고 노폐한 적혈구 파괴 능력을 북돋우며 신장과 방광의 수기水氣를 모아 모공을 통해 배출하는 능력을 향상시켜준다.

원기단법 19편 11번

일관법―觀法의 계법界法

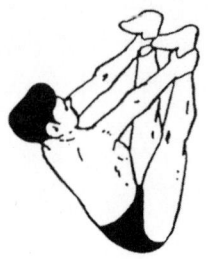

천천히 반듯하게 누웠다가 상체와 하체를 들어 올리며 양손으로 양 발목 잡고 엉덩이만 바닥에 대고 365락 유통하며 아래돌단자리 호흡을 한다.

행·공·효·능

미려혈부터 뇌호혈腦戶穴까지 정기精氣가 승강昇降하는 길로 만수滿髓를 유주流周하기 위해 미저골尾骶骨을 자극함으로써 미려혈의 공혈孔穴이 막히는 것을 방어하며, 기혈氣血이 경락에 응체凝滯[4]되거나 울기鬱氣되지 못하게 산소 공급을 조화시켜나가며 비기脾氣의 유행流行을 원활하게 제작하여 비체脾滯하거나 진기가 상승하는 것을 방해하는 요인들을 제거하니, 365락을 유통하며 진기 주류周流의 행로를 체득해나가는 행공이다.

---

4 모여 있어 흐르지 못하고 걸려 있거나 막혀 있는 상태.

원기단법 19편 12번　　　사리법事理法의 승법乘法

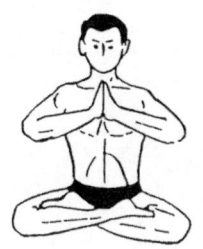

돌단얹거리앉음세로 앉아 양손을 합장하고 고요한 경지에서 아래돌단자리 호흡을 한다.

행 · 공 · 효 · 능

혼魂의 생명生命은 감각적 포착 대상이자 의지의 힘에서 흘러나오는 것이니 마음의 편협을 없애고 외부에서 자극적으로 밀려오는 환경에 동화되지 말아야 배신과 배역背逆의 길로 접어들지 않는다. 밝돌법을 지적知的 수준으로 하향시켜 오감五感으로 판단하고 결정하지 말 것이며, 내 존재의 깊은 심원心源을 깨달아 정심靜心으로 자신을 인도하며 내면을 성찰省察[5]하여 직감直感[6]으로 나타나는 현상을 잠재울 때 혼적 움직임이나 이끌림을 잠재우게 되니, 혼침魂寢시키기 위해 모든 청각을 닫고 위돌단자리에서 발산되는 직관直觀을 통해 내부에서 외부로 발출되는 영력靈力 안에서 모든 것을 이룰 수 있다는 신념으로 염사念思[7]한다.

5　지난 일의 선악善惡과 시비是非를 마음으로 반성하고 살피는 것.
6　설명이나 증명을 거치지 않고 사물의 진상을 곧바로 마음으로 느껴 아는 것.
7　마음속으로 생각하는 것을 외부로 나타내기 위해 결정된 실체를 밝돌법에서는 염사라 한다.

원기단법 20편

원기단법 20편 1번

일신법一身法의 월법月法

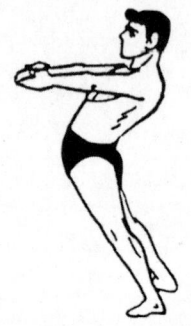

서서 양손을 앞으로 수직으로 뻗고 상체를 뒤로 젖히며 고개 숙이고 **임독 유통**하며 아래돌단자리 호흡을 한다.

행·공·효·능

양손을 앞으로 뻗어 수심주근手心主筋[1]을 강고히 하여 지근支筋이 땅기는 것을 방지하며 행공 중 가슴이 아프거나 숨을 크게 헐떡이는 요인을 막아주는 행공이다. 요추를 뒤로 젖히는 게 아니라 독맥의 척중혈脊中穴을 중심점으로 삼아 상체를 뒤로 젖혀야 임독 유통을 통해 간유혈肝兪穴, 담유혈膽兪穴, 비유혈脾兪穴, 위유혈胃兪穴, 삼초유혈三焦兪穴, 신유혈腎兪穴의 양기養氣를 북돋우며 신허腎虛로 인한 정기精氣의 정산精散[2]을 예방한다.

---

1 가운데손가락에서부터 겨드랑이를 거쳐 늑간을 끼고 가슴에 흩어져 있는 힘줄. 즉 수궐음근.
2 정精을 보정保定할 때 정이 흩어지는 것을 말한다.

원기단법 20편 2번

정심법正心法의 윤법輪法

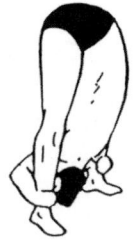

양발을 좌우로 넓게 벌리고 상체를 앞으로 바짝 숙여 양발 사이로 머리가 나오게 하며 양손으로 발목 뒤쪽에서 바깥쪽으로 잡고 머리는 바닥에 대고 아래돌단자리 호흡을 한다.

행 · 공 · 효 · 능

뇌와 말초신경 사이의 지각 운동 기능, 자극 전달 기능, 반사 기능을 향상시키는 동작으로, 엄지발가락에서부터 넓적다리를 거쳐 음부陰部로 모이는 족태음근足太陰筋과 새끼손가락에서부터 팔뚝을 거쳐 가슴으로 들어가 배꼽에 이어지는 수소음근手少陰筋을 강건하게 한다. 또한 습濕과 열熱로 인해 대근大筋이 축단縮短되고 소근小筋이 늘어져 근력에 힘이 없어지는 것을 방지하며 근筋의 습열을 조절해주는 행공이다.

원기단법 20편 3번   신심법身心法의 야법野法

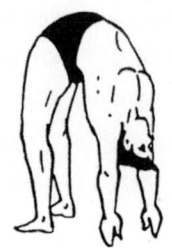

천천히 상체를 뒤로 젖히며 양손을 뒤로하여 손가락으로 바닥 짚고 **12경 유통**하며 아래돌단자리 호흡을 한다.

행 · 공 · 효 · 능

위돌단자리에 청신한 기혈이 주류周流하니 뇌혈관에 접착된 지방질을 태우고 분해시켜 식물성신경[3]의 지배 기능을 강화한다. 또한 척수를 중심으로 갈려져 있는 대뇌, 뇌신경, 경신경총頸神經叢, 늑간신경肋間神經, 대퇴신경大腿神經의 지배 기능도 강화하고 척수신경절脊髓神經節에 있는 지각신경 집합 세포체에 진기를 순환시켜 세포체를 강고하게 만들도록 12경을 유통하는 행공이다.

---

3   식물의 소화와 흡수, 노폐물의 배출, 혈액 순환 등의 기능은 자신의 의지와는 별개로 자연히 이루어지는 것으로, 이와 같은 자동적인 기능을 다스리는 신경을 식물신경 또는 자율신경이라고 한다. 교감신경과 부교감신경이 여기에 해당된다.

원기단법 20편 4번   인심법忍心法의 환법歡法

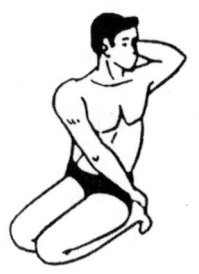

천천히 발가락 눌러 무릎 꿇고 앉아 오른손을 앞으로 하여 왼 발목 잡고 상체를 왼쪽으로 틀며 왼손을 목 뒷부분 천주혈에 대고 아래 돌단자리 호흡을 한다.

행 · 공 · 효 · 능

측거근側擧筋을 강인하게 만들어 기혈의 순환 장애가 발생할 수 있는 경經과 락絡의 기혈 순환을 촉진하고, 요신경총腰神經叢의 지배 기능을 도와 내전근內轉筋, 박근薄筋, 외폐쇄근外閉鎖筋, 대퇴하퇴大腿下腿 내측면內側面의 피부와 슬육절膝肉節의 지배신경을 강화하는 행공이다. 또한 척추를 돌려 추간연골椎間軟骨을 자극하고 수강髓腔 속 수액의 활동력을 도와주며 교감신경과 부교감신경의 기능을 강화시켜준다.

원기단법 20편 5번   파심법破心法의 갈법葛法

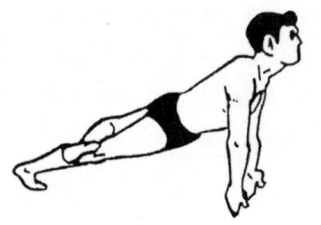

천천히 엎드린 자세에서 양 손가락과 오른 발가락으로만 바닥을 짚고 왼발을 들어 오른발 학골 뒷부분에 얹고 아래돌단자리 호흡을 한다.

행·공·효·능

심혈心血을 왕성하게 만들어 근력과 근맥筋脈의 쇠락을 방지하고 기체氣滯로 인한 요통腰痛 때문에 임독 유통이 방해받지 않도록 도와준다. 또한 방광기膀胱氣를 순조롭고 화창하게 이끌어주니 척수신경脊髓神經 세포들의 활력을 증진시켜 신체가 화창해지고 혈맥血脈이 유통流通되니 화지華池[4]에서 기운이 움직이기 시작하여 신기神氣가 지곡地谷(아래돌단자리)에 가득 차는 행공이다.

---

4 가운데돌단자리를 이르는 고어.

원기단법 20편 6번   전심법轉心法의 세법細法

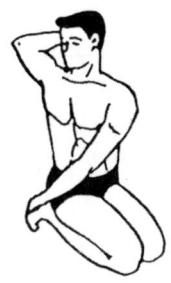

천천히 발가락 눌러 무릎 꿇고 앉아 왼손을 앞으로 하여 오른 발목 잡고 상체를 오른쪽으로 틀며 오른손을 목 뒷부분 천주혈에 대고 아래돌단자리 호흡을 한다.

행 · 공 · 효 · 능

측거근側擧筋을 강인하게 만들어 기혈의 순환 장애가 발생할 수 있는 경經과 락絡의 기혈 순환을 촉진하고, 요신경총腰神經叢의 지배 기능을 도와 내전근內轉筋, 박근薄筋, 외폐쇄근外閉鎖筋, 대퇴하퇴大腿下腿 내측면內側面의 피부와 슬육절膝肉節의 지배신경을 강화하는 행공이다. 또한 척추를 돌려 추간연골椎間軟骨을 자극하고 수강髓腔 속 수액의 활동력을 도와주며 교감신경과 부교감신경의 기능을 강화시켜준다.

원기단법 20편 7번   해심법解心法의 사법舍法

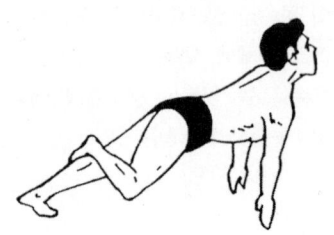

천천히 엎드린 자세에서 양손가락과 왼 발가락으로만 바닥을 짚고 오른발을 들어 왼발 학골 뒷부분에 얹고 아래돌단자리 호흡을 한다.

―――― 행 · 공 · 효 · 능 ――――

심혈心血을 왕성하게 만들어 근력과 근맥筋脈의 쇠락을 방지하고 기체氣滯로 인한 요통腰痛 때문에 임독 유통이 방해받지 않도록 도와준다. 또한 방광기膀胱氣를 순조롭고 화창하게 이끌어주니 척수신경脊髓神經 세포들의 활력을 증진시켜 신체가 화창해지고 혈맥血脈이 유통流通되니 화지華池에서 기운이 움직이기 시작하여 신기神氣가 지곡地谷(아래돌단자리)에 가득 차는 행공이다.

원기단법 20편 8번   휴심법休心法의 교법教法

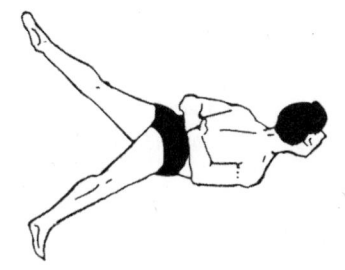

편안히 엎드려 천천히 양발을 좌우로 넓게 벌리고 양손을 뒤로 깍지 낀 채 상체를 들어 올리고 14경 유통하며 아래돌단자리 호흡을 한다.

행·공·효·능

피로는 신기神氣를 움직여 진기를 소진消盡[5]시키니 마음을 맑게 하고 사려思慮를 쉬어서 진기를 회복시켜 피로를 소산消散시켜야 한다. 승모근僧帽筋, 요방형근腰方形筋, 광배근廣背筋의 근력을 향상시키고 교감신경을 활성화하여 늑연골肋軟骨을 강고하게 도와 늑간신경肋間神經과 좌골신경총坐骨神經叢에 유입되는 진기를 통해 신경 계통을 조화시켜나가며 14경을 유통시키는 행공이다.

---

5 닳아서 없어지다, 흩어져 다 없어진다는 뜻.

원기단법 20편 9번　　　동심법動心法의 승법升法

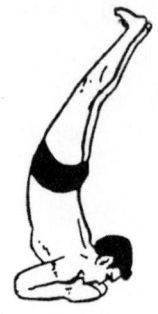

천천히 무릎 꿇고 앉아 양 팔꿈치부터 손바닥까지 바닥에 세모꼴로 대고 물구나무서되 머리는 바닥에서 떼고 아래돌단자리 호흡을 한다.

행 · 공 · 효 · 능

수삼양맥도手三陽脈導를 다스려 직립 자세에서 열기가 상초上焦[6]에 머무는 것을 청리淸利[7]시켜 음기陰氣가 비산飛散하도록 천곡天谷에 진원지기眞元之氣를 유주流周시키는 행공이다. 수련자의 의식意識이란 영원한 생명의 그림자로 물질적이고 육체적인 스스로의 표현이기에 두뇌와 신경 계통과 육체의 공명 현상共鳴現象[8]을 만들어내려면 심층深層에서 흘러나오는 영파靈波의 동태를 관찰하고 이해하며 원신元神의 구성 요소를 통해 일어나는 외부로부터 끌어들이는 감각적 경험들을 잠재우고 영靈을 우위優位로 끌어올려야 한다.

---

6 인체에 있는 삼초三焦 가운데 제일 윗부분으로 위胃의 분문噴門 부분을 일컬으며 음식을 흡수하는 기능을 한다. 천돌혈天突穴부터 구미혈鳩尾穴까지 가슴뼈 부분 심장의 아래쪽으로 보는 학설도 있다.
7 맑고 편안하다는 뜻.
8 여기서 말하는 공명 현상은 자신의 육체 가운데 있는 고유 진동수가 외부의 음파音波, 기파氣波, 전파電波, 뇌파腦波, 영파靈波의 진동수와 같아져 일어나는 현상.

원기단법 20편 10번   합심법合心法의 행법杏法

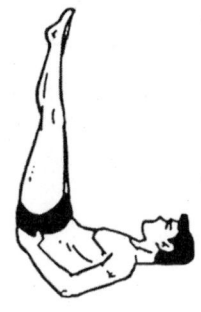

천천히 반듯이 누웠다가 어깨와 머리만 바닥에 대고 하체를 하늘 향해 들며 양손으로 허리 받치고 아래돌단자리 호흡을 한다.

행 · 공 · 효 · 능

천곡天谷은 허공虛空을 용납하여 원신元神이 천곡을 지켜 조화를 내고 지곡地谷은 만물을 포용하여 원신을 안주시키니 신기腎氣가 신장에 조창해지는 행공이다. 생식정액生殖精液은 천지기운天地氣運이 합실한 독특한 정물精物이기에 진정眞精을 배양하여 정기精氣의 모손耗損을 예방하며, 족삼양맥도足三陽脈導를 다스려 심心과 폐肺의 양기陽氣를 충일시켜 영위榮衛의 운행을 조절하여 간肝과 신腎의 음기陰氣가 위로 양陽을 이기려는 행기行氣를 제어하고 양명陽明의 생발生發한 기기氣를 순환시켜 풍風이 양명경陽明經으로 범접하는 것을 차단한다.

원기단법 20편 11번   일관법一觀法의 답법畓法

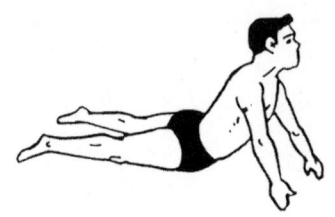

천천히 잎드려 양손을 45도 각도로 벌리고 손가락으로 바닥 짚으며 상체를 밀어 올리고 365락 유통하며 아래돌단자리 호흡을 한다.

행·공·효·능

요추腰椎를 꺾는 것이 아니라 척중脊中, 현추懸樞, 명문命門 부위에 자극이 가도록 상체를 일으켜 진기眞氣의 배설排泄을 차단하고 경經과 락絡의 기혈 유주流周를 촉진시키며, 요신경총腰神經叢의 지배 기능을 도와 내전근內轉筋, 박근薄筋, 외폐쇄근外閉鎖筋, 대퇴하퇴大腿下腿의 내측면內側面 피부와 슬육절膝肉節의 지배신경을 강화한다. 신腎이 강건해져 정혈精血이 근육을 보양하도록 하며 독맥기督脈氣의 주류周流를 강성하게 도와 365락을 유통하는 행공이다.

원기단법 20편 12번 　　사리법事理法의 쌍법雙法

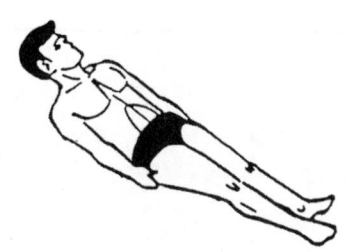

천천히 자연스럽게 반듯이 누워 고요한 가운데 아래돌단자리 호흡을 한다.

행 · 공 · 효 · 능

몸동작이나 어느 것에도 구애받지 말고 말 그대로 자연스럽게 누워 창조력에 대한 자신감을 양성하며 고정관념에서 벗어나기 위해 도道가 마음으로 운용되는 것을 깨달아 도道로 마음을 보도록 심법心法을 운용해야 한다. 여기서 말하는 마음은 인심人心이 아닌 천심天心이니 그것을 보도록 행공하여 한 마음은 아래돌단자리에서 축기된 기운이 밝점에 응집되도록 하고 또 다른 한 마음은 사람의 인격이 거하는 혼魂의 어리석음과 우둔함을 깨달아나가며 생각이나 감정보다 심오한 직관의 자리를 찾기 위해 감정에 휘말리지 말고 영적인 의의疑義(가치)를 깨닫기 위해 행공해야 한다.

원기단법 21편

원기단법 21편 1번   일신법一身法의 곡법谷法

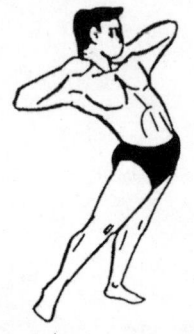

천천히 양발을 어깨너비로 벌리고 양손을 어깨 부위에 대고 상체를 뒤로 젖히며 고개 앞으로 숙이고 **임독 유통**하며 아래돌단자리 호흡을 한다.

행·공·효·능

지양至陽, 근축筋縮, 중추中樞 세 혈이 뒤로 젖혀져야 영대혈靈臺穴과 상통하는 독맥 중추인 척간연골脊間軟骨에 양기陽氣가 수급되고 기혈 순환이 원활해진다. 척추를 강고히 하고 밝점의 인도를 따라 진기와 함께 움직이는 척수의 주회周廻 능력이 강성하도록 함양하며, 족태양방광경足太陽膀胱經으로 진기의 도인導引을 원활하게 만들어 악한惡寒과 악열惡熱을 다스려주고 울기鬱氣,[1] 흉비胸痺,[2] 결흉結胸,[3] 혈체血滯[4]를 다스려주는 행공이다.

---

1 진기의 흐름이 원활하지 못하게 한 곳에 뭉쳐 막혀 있는 증상.
2 가슴이 답답하고 울기鬱氣 비슷하며 호흡 수련에 장애를 받는 증상.
3 흉비보다 더 가슴이 답답하고 호흡 수련을 할 수 없을 정도의 증상.
4 혈액 순환이 원활하지 못하게 정체되는 것 산후에 오로惡露가 깨끗이 안 내린 상태에서 풍한風寒, 습랭濕冷, 서열暑熱을 외감外感하거나, 음식내상飮食內傷이나 칠정울결七情鬱結로 담과 어혈이 생겨 발생한다.

원기단법 21편 2번   정심법正心法의 양법養法

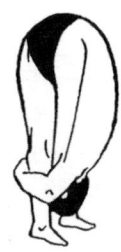

양발을 어깨너비로 벌리고 상체를 천천히 앞으로 바짝 숙이며 양손으로 다리를 끌어안고 아래돌단자리 호흡을 한다.

행 · 공 · 효 · 능

천곡天谷에 은거하는 영靈의 의식 상태가 완전히 발현되도록 혼의 속성 가운데 하나인 쾌락을 잠재우고 골윗샘에 기혈의 주회를 도우며 밝점의 인도를 통해 진기가 잠영潛靈[5]을 일깨워 뇌와 말초신경 사이의 지각 운동 기능, 자극 전달 기능, 반사 기능을 향상시키는 행공이다. 또한 족태음근足太陰筋과 수소음근手少陰筋의 습열濕熱을 조정하여 근력에 힘이 없어지는 것을 방지하고 비복근腓腹筋과 종골근踵骨筋[6]을 강인하게 해준다.

---

5   영이 휴면 상태로 숨어 있는 것을 말한다.
6   아킬레스건.

원기단법 21편 3번   신심법身心法의 통법通法

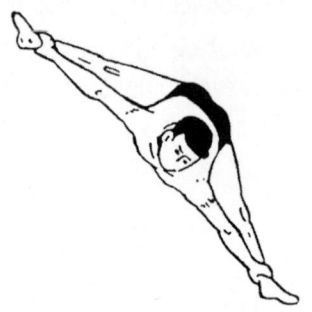

천천히 앉아 두 다리를 좌우로 넓게 벌리고 양손으로 양 발목 잡고 상체를 앞으로 바짝 숙이며 고개를 들고 눈은 반개半開하며 12경 유통하되 1일 3회만 하며 아래돌단자리 호흡을 한다.

행 · 공 · 효 · 능

진기를 12경으로 유통하며 마음에서 형성하고자 하는 이상理想을 꼭 붙들고 '하면 된다'는 긍정적인 신념으로 대우주大宇宙의 힘을 자신이 운용할 수 있다고 굳게 믿고 행공하면 12경맥으로 활달한 기운이 폭포수처럼 체내로 주회周廻하는 현상을 느끼기 시작하는 관문이다. 부교감신경을 우위優位로 끌어올려 전신에 안정감이 올 때 12경을 유통시키며 부대적으로 장내전근長內轉筋과 단내전근短內轉筋, 중둔근中臀筋과 소둔근小臀筋 및 치골근恥骨筋과 박근薄筋을 강인하게 만들어주는 행공이다.

원기단법 21편 4번

인심법忍心法의 구법句法

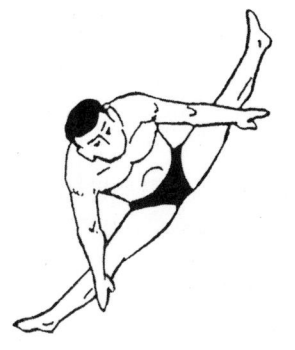

천천히 양팔을 대각선으로 벌리며 손가락으로 바닥 짚고 몸 전체를 들어 학골 뒤 오금 부위(위중혈)를 팔꿈치(곡지曲池) 위에 올려놓고 아래돌단자리 호흡을 한다.

행·공·효·능

사지四肢에 있는 양陽의 기운을 강성하게 해주는 행공으로 사지에 양의 기운이 편만遍滿해지고 강건해지며 손가락에 자신의 전 체중을 실을 수 있는 힘을 길러 외공外功 수련 시 손가락의 타공打功 능력이 강화된다. 또한 십선기혈十宣奇穴의 폭기爆氣 능력을 함양하며 수육경手六經으로 진기의 입출入出을 원활하게 하기 위해 아래돌단자리 밝점에 체중의 중심을 잡도록 하며 힘의 분배 능력을 배양하는 행공으로 육체적으로 오는 고열, 실신, 서체, 지단肢端 마비 등을 예방한다.

원기단법 21편 5번   파심법破心法의 등법登法

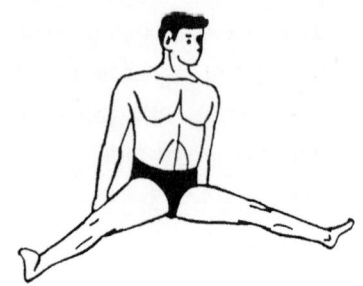

천천히 몸 내려앉아 양발을 좌우로 넓게 벌린 상태에서 척추를 곧게 세워 대각선으로 뒤로 젖히며 양 손가락으로 바닥 짚고 가슴 펴고 몸 전체 들고 손발 끝에 은은히 힘을 넣으며 아래돌단자리 호흡을 한다.

행 · 공 · 효 · 능

사지에 양화기陽火氣를 순환시켜 완신경총腕神經叢[7]의 기능을 촉진하며 자율신경을 강인하게 만들고 상두신경절上頭神經節과 미주신경迷走神經[8] 및 내장신경절內臟神經節[9]과 복강신경절腹腔神經節[10]의 활력을 향상시켜 오장육부의 병증을 차단한다. 직감으로 나타나는 외부의 잡다한 일들을 끌어들이는 혼魂의 활동력을 점차적으로 차단하며 영적靈的으로 고차원의 행공에 진입할 수 있도록 강건하고 강인한 정신을 배양시키기 위한 행공이다.

---

7   팔을 관장하는 자율신경계의 신경총.
8   연수에서 나오는 열 번째의 뇌신경. 후두喉頭의 여러 근육 운동, 인두咽頭와 후두의 지각 및 기관지, 식도, 심장, 위, 장, 간장, 췌장, 비장, 신장의 운동과 분비를 맡은 신경.
9   교감신경의 제10~11의 가슴신경절에서 나오는 신경으로 복부 안의 내장을 지배한다. 대복강으로 나와 복강신경총으로 들어가는 내장신경으로 주로 복부 내장의 지각 섬유로 만들어진 얼기 뭉치(매듭).
10   복강신경얼기 속에 있는 신경세포체의 얼기 뭉치(매듭).

원기단법 21편 6번

전심법轉心法의 망법望法

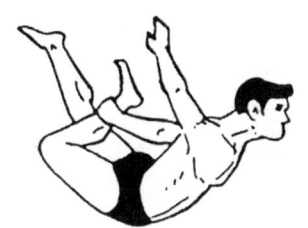

천천히 엎드려 왼손을 뒤로하여 오른 발목을 잡고 오른손과 왼발을 하늘 향해 들어 올리되 몸을 활 모양으로 들어 올릴 때 손발을 당기며 아래돌단자리만 바닥에 대고 아래돌단자리 호흡을 한다.

행·공·효·능

자율신경의 전달 능력을 함양하고 척추를 더욱 강건하게 만들어 요신경총腰神經叢의 기능을 도와 내전근內轉筋, 박근薄筋, 외폐쇄근外閉鎖筋, 족소음근足少陰筋과 슬육절膝肉節의 지배신경을 강화한다. 척추에 기혈과 진기의 수급이 원활해지니 추간연골椎間軟骨을 자극하여 수강髓腔 속 수액 증강을 도와 교감신경과 부교감신경의 기능을 강화하는 행공이다.

원기단법 21편 7번

해심법解心法의 등법燈法

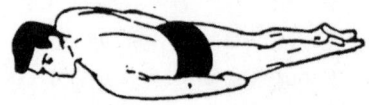

평안한 자세로 엎드려 양손을 몸 옆에 가지런히 놓고 손바닥을 바닥에 대고 14경 유통하며 아래돌단자리 호흡을 한다.

행 · 공 · 효 · 능

조용히 천곡天谷을 향해 독맥으로 진기를 상승시켜 수련자에게 제일 필요하고 신령神靈한 수행의 자양분이 되는 영액靈液(멜라토닌)의 생성을 돕고 영성靈性을 찾기 위한 노력이 필요한 때이다. 탁월한 추상抽象과 지혜로운 말과 논리적인 논법論法이 수련자들 마음에 사상思想을 더해주고 감정을 자극하며 의지를 움직이는 따위의 혼적魂的 사상을 배척케 하고 내 영성에 힘입어 타인의 영성도 살려나갈 수 있다는 분명한 목적을 가지게 하며 잠재의식을 계발하기 위해 14경을 유통하는 행공이다.

원기단법 21편 8번   휴심법休心法의 주법呪法

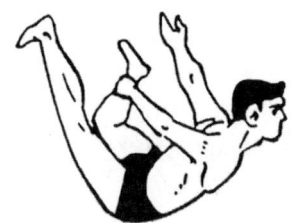

천천히 엎드려 오른손을 뒤로하여 왼 발목을 잡고 왼손과 오른발을 하늘 향해 들어 올리되 몸을 활 모양으로 들어 올릴 때 손발을 당기며 아래돌단자리만 바닥에 대고 아래돌단자리 호흡을 한다.

행 · 공 · 효 · 능

자율신경의 전달 능력을 함양하고 척추를 더욱 강건하게 만들어 요신경총腰神經叢의 기능을 도와 내전근內轉筋, 박근薄筋, 외폐쇄근外閉鎖筋, 족소음근足少陰筋과 슬육절膝肉節의 지배신경을 강화한다. 척추에 기혈과 진기의 수급이 원활해지니 추간연골椎間軟骨을 자극하여 수강髓腔 속 수액 증강을 도와 교감신경과 부교감신경의 기능을 강화하는 행공이다.

원기단법 21편 9번   동심법動心法의 원법遠法

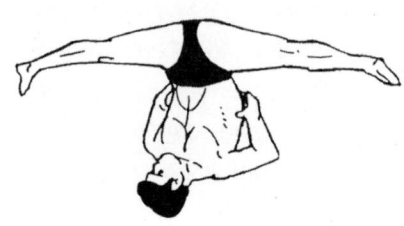

천천히 반듯하게 누워 뇌호혈 부위와 어깨 부위만 바닥에 대고 하체를 들어 올려 양발을 좌우로 넓게 벌리고 양손으로 허리 받치며 아래돌단자리 호흡을 한다.

행 · 공 · 효 · 능

후두근後頭筋과 흉쇄유돌근胸鎖乳突筋 및 승모근의 근력을 강인하게 하고 족소음근足少陰筋과 족태양근足太陽筋의 신축력을 강화하여 족삼양맥도足三陽脈導를 다스리는 행공이다. 심心과 폐肺의 양기陽氣를 충일시켜 영위榮衛의 운행을 조절하여 간肝과 신腎의 음기陰氣가 위로 양陽을 이기려는 행기行氣를 제어하며 양명陽明의 생발生發한 기를 순환시켜 풍風이 양명경陽明經으로 범접하지 못하게 차단해준다.

원기단법 21편 10번   합심법合心法의 형법亨法

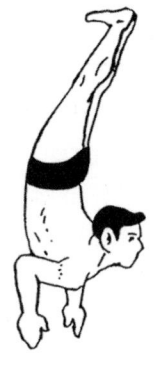

천천히 엎드려 양 팔꿈치를 가슴 부위에 대고 손가락으로 바닥 짚고 몸 전체를 들어 올리며 아래돌 단자리 호흡을 한다.

행 · 공 · 효 · 능

천곡天谷에 진원지기眞元之氣를 유통시켜 심층 안에서 흘러나오는 영靈의 동태를 관찰하고 이해하기 위해 원신元神의 구성 요소를 통해 일어나는 외부로부터 끌어들이는 감각적 경험을 잠재우고 영을 우위로 끌어올리는 행공이다. 형법亨法을 통해서 영이 활기를 잃으면 양심良心도 활기를 잃으니 양심이 피동적으로 되는 것을 차단하고 정선正善으로 향하도록 신념 가운데 노력할 것이며, 부대적으로 수태양근手太陽筋과 수소양근手少陽筋과 수양명근手陽明筋의 신축력을 돕고 수삼양맥도手三陽脈導를 다스려 직립 자세에서 열기가 상초上焦에 머무는 것을 청리淸利시켜 음양陰陽의 기를 교류交流 승강昇降시키는 행공이다.

원기단법 21편 11번   일관법一觀法의 적법赤法

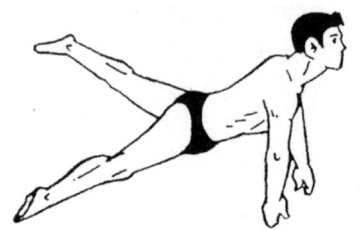

천천히 엎드리며 발목을 틀어 안쪽 복사뼈가 바닥에 닿게 하고 양발을 좌우로 멀리 벌리고 양팔을 45도 각도로 벌리며 상체를 세우되 중추혈 부위가 꺾이도록 하면서 365락 유통하며 아래돌단자리 호흡을 한다.

행 · 공 · 효 · 능

척중혈脊中穴은 일명 신종神宗이라 하여 신비한 기운으로 독맥경을 돕는 혈자리로 척중을 다스리고 윗돌단자리와 연결되어 영성靈性을 영묘靈妙하게 이끌어 심층의식의 견인차 역할을 한다. 임독맥이 자개한 수행자들에게 혼적混積[11]한 길을 열어주는 현묘玄妙한 자리로, 원기단법 행공 효능 20편 이전에는 6회에 걸쳐 세밀한 설명 없이 근축筋縮, 중추中樞, 척중脊中 세 혈을 뒤로 젖히라는 설명으로 일관했으나 이는 도단道段에 도달하지 못한 수행자에게는 알려줘도 뜻을 모를 뿐 아니라 자기 나름대로 분석하려는 경향을 차단하기 위해서이고, 또한 수행은 묵묵히 수행할 때 이루어진다는 진리를 알게 하기 위해서이다.

---

11 여러 가지 물건들을 섞어서 쌓는다는 뜻이 있으나 여기서는 축기된 진기가 물처럼 흐르는 양상을 뜻한다.

원기단법 21편 12번 　　사리법事理法의 내법來法

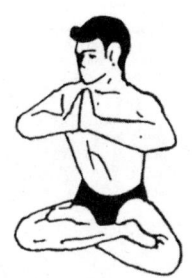

밝돌엏거리앉음세[12]로 앉아 양손을 합장하고 적적성성에 든다.

행 · 공 · 효 · 능

밝돌엏거리앉음세로 앉아 혼잡하게 쌓여가는 세상일로 방해받는 모든 잡다한 생각의 끈을 놓고 '돌'의 이치에 참여한다는 강한 신념을 가져야 한다. 이때 순수의식은 심력心力 혹은 생각하는 힘을 통해 나타난다는 굳은 믿음 가운데 밝점에 결집된 힘으로부터 나타나는 자신의 생각이 환경을 변화시키고 자신을 변화시킨다는 사실을 믿어야 한다. 이때 수련자가 더욱 고상한 생활 원칙을 따라 살고 있다고 생각하면 도덕적 표준을 낮추는 경향이 나타나니 비도덕적인 문제를 비도덕적이라고 아는 힘을 잃게 된다. 이 점을 주의해서 극치적 도덕력을 염두에 두고 수련해야 한다. 밝점을 향한 의식 집중이 무엇을 표현하기 위한 것인지 영적 지각을 통해 깨닫는 행공으로, 마음에 품은 밝점을 통해 나타나는 형상이 위돌단자리 활동 능력을 통해 정신 능력과 함께 조화를 이루도록 수련한다.

---

12 오른발을 먼저 당겨 왼쪽 허벅지 위에 올려놓고 왼발을 상단 전면에 올려놓는 자세이다. 따라서 위 동작 그림의 발 모양은 반대가 되어야 한다.

원기단법 22편

원기단법 22편 1번

일신법一身法의 덕법德法

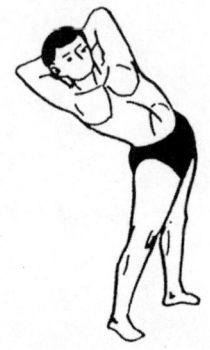

양발을 어깨너비로 벌리고 서서 양손을 뒤로하여 팔꿈치 위를 바짝 조여 잡고 상체를 뒤로 젖히며 오른쪽으로 틀고 아래돌단자리 호흡을 한다.

행 · 공 · 효 · 능

족소음足少陰과 족궐음足厥陰의 음중양陰中陽을 생발生發시키는 행공으로 체중을 양발에 동일하게 실어주고 상체를 오른쪽으로 틀어줘야 제4~5요추 척간연골脊間軟骨과 골반신경이 강화되고 방광기膀胱氣가 협하脇下[1]로 들어가 일으키는 제諸 질병을 예방한다. 또한 늑간근의 신축 작용을 도와 흡기吸氣를 키워 요추 간 산소 수급과 기혈 순환이 원활하게 이루어져 척추를 강고하게 하며 진기와 함께 움직이는 척수의 주회周廻 능력이 강성하도록 함양한다.

---

1 옆구리 아래쪽.

원기단법 22편 2번   정심법正心法의 보법普法

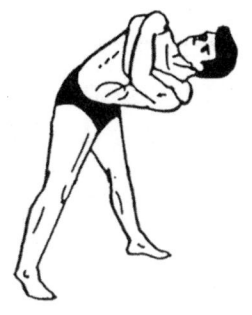

천천히 양손을 가슴 앞에서 교차하며 양어깨를 바짝 끌어안고 상체를 앞으로 숙여 오른쪽으로 틀며 아래돌단자리 호흡을 한다.

행·공·효·능

손상된 신기腎氣를 온溫하게 만들어 양정養精하도록 도와 정혈精血이 근筋을 보양케 하며 신허腎虛로 인해 생기는 초조하고 무서워하는 증상을 없애주며 나이 들어 밤에 소변이 자주 마려운 증상을 다스려준다. 요추腰椎는 물론 천골薦骨까지 틀어준다는 마음으로 전체가 틀어지도록 자극을 줌으로써 척수신경계脊髓神經系, 천골신경총薦骨神經叢,[2] 제5요신경腰神經의 기능을 활성화하고 경신경총頸神經叢과 뇌신경의 기능이 강인해져 요추간연골腰椎間軟骨에 진기를 수급하여 기혈 순환이 원활해지는 행공이다.

---

2 좌골신경총과 음부신경총의 총칭으로 사람의 골반 후벽에 이어져 천골 양측에 있다.

원기단법 22편 3번   신심법身心法의 축법竺法

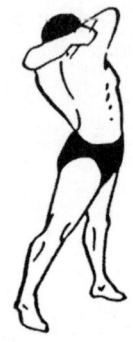

양발을 어깨너비로 벌리고 서서 양손을 뒤로하여 팔꿈치 위를 바짝 조여 잡고 상체를 뒤로 젖히며 왼쪽으로 틀고 아래돌단자리 호흡을 한다.

행 · 공 · 효 · 능

족소음足少陰과 족궐음足厥陰의 음중양陰中陽을 생발生發시키는 행공으로 체중을 양발에 동일하게 실어주고 상체를 오른쪽으로 틀어줘야 제4~5요추 척간연골脊間軟骨과 골반신경이 강화되고 방광기膀胱氣가 협하脇下로 들어가 일으키는 제諸 질병을 예방한다. 또한 늑간근의 신축 작용을 도와 흡기吸氣를 키워 요추 간 산소 수급과 기혈 순환이 원활하게 이루어져 척추를 강고하게 하며 진기와 함께 움직이는 척수의 주회周廻 능력이 강성하도록 함양한다.

원기단법 22편 4번   인심법忍心法의 담법潭法

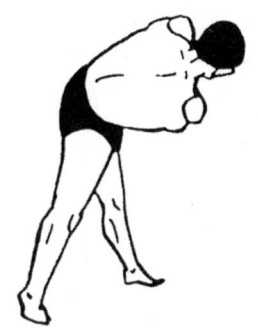

천천히 양손을 가슴 앞에서 교차하며 양어깨를 바짝 끌어안고 상체를 앞으로 숙여 왼쪽으로 틀고 아래돌단자리 호흡을 한다.

행·공·효·능

손상된 신기腎氣를 온溫하게 만들어 양정養精하도록 도와 정혈精血이 근筋을 보양케 하며 신허腎虛로 인해 생기는 초조하고 무서워하는 증상을 없애주며 나이 들어 밤에 소변이 자주 마려운 증상을 다스려준다. 요추腰椎는 물론 천골薦骨까지 틀어준다는 마음으로 전체가 틀어지도록 자극을 줌으로써 척수신경계脊髓神經系, 천골신경총薦骨神經叢, 제5요신경腰神經의 기능을 활성화하고 경신경총頸神經叢과 뇌신경의 기능이 강인해져 요추간 연골腰椎間軟骨에 진기를 수급하여 기혈 순환이 원활해지는 행공이다.

원기단법 22편 5번   파심법破心法의 영법迎法

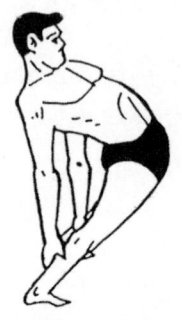

천천히 상체를 뒤로 비짝 젖히며 양손으로 양 발목 잡고 고개 앞으로 숙이고 **임독 유통**하며 아래돌단자리 호흡을 한다.

행 · 공 · 효 · 능

요추를 역逆으로 젖혀 수강髓腔 속 수액髓液이 진기 주회周廻를 통해, 골질骨質이 석회염분石灰鹽分을 잃어 발생하는 뼈의 결손을 미연에 방지한다. 엄지발가락에 힘을 실어줘 골밑샘(뇌하수체)의 생식 및 발육과 관계있는 호르몬의 분비 저하로 말미암아 발생하는 골밑샘의 기능 저하를 예방해주며, 성인에게 오는 골밑샘의 생식기 위축 및 비반증肥胖症[3] 과 요붕증尿崩症[4]을 제어한다. 또한 요신경총腰神經叢에서부터 분포돼 있는 지계통枝系統의 신경을 강화하고 허벅지의 봉공근縫工筋과 대퇴직근大腿直根을 강인하고 신축성 있게 만들며 양방괄약근兩方括約筋을 안으로 당겨 아래돌단자리에서 진기를 응축시키며 분심分心의 원리를 적용하여 임독 유통을 하는 행공이다.

---

[3] 비만증의 고어.
[4] 주로 뇌하수체 후엽의 기능 부전 또는 뇌저종양腦低腫瘍이나 염증에 의한 장애로 일어나는 질환으로 다뇨多尿와 저비중뇨低比重尿가 주된 증상이며 입안이 마르고 수분 섭취가 적으면 탈수 상태가 된다.

원기단법 22편 6번

전심법轉心法의 경법敬法

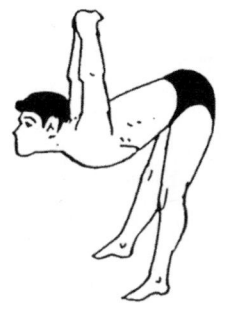

양손을 뒤로 깍지 끼어 하늘 향해 들고 상체를 앞으로 숙이며 고개 들고 12경 유통하며 아래돌단자리 호흡을 한다.

행 · 공 · 효 · 능

엄지발가락에 힘을 실어줘 골밑샘(뇌하수체) 전엽의 기능 부전으로 생기는 악액질惡液質을 방비하고 생식 및 발육과 관계있는 호르몬의 분비 저하로 발생하는 골밑샘의 기능 저하를 예방해준다. 또한 대흉근大胸筋의 신축력을 강인하게 만들어 전지前肢 운동과 호흡 운동, 중추신경의 신경 충격 전달 능력을 강고하게 만들어주고 좌골신경총坐骨神經叢을 강인하게 만들어 기 순환 감각을 고취시킨다. 정신의 소모를 막고 생냉生冷으로 인해 진기가 조창條暢해지지 않는 것을 막아 영위榮衛를 조화롭게 유도해 안혼정백安魂定魄을 꾀하며 12경 유통의 진기 주회를 느끼게 하는 행공이다.

원기단법 22편 7번   해심법解心法의 번법番法

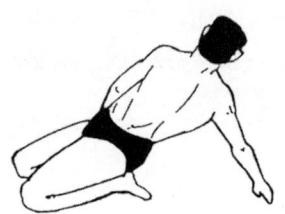

천천히 발가락 누르며 앉아 상체를 오른쪽으로 틀고 뒤로 젖히며 오른 손가락으로 바닥 짚고 왼손은 아래돌단자리에 대고 아래돌단자리 호흡을 한다.

행·공·효·능

설정泄精[5]과 유뇨遺尿[6]와 뇨혈尿血[7]을 다스려주고 대퇴사두근大腿四頭筋의 신축력을 높여주며 족육경의 기혈 순환을 촉진시키는 행공이다. 견갑관절肩胛關節의 관절낭關節囊과 관절연골關節軟骨을 강화하고 견갑근肩胛筋을 강인하게 만들며 척추를 돌려줌으로써 추간연골椎間軟骨을 자극하고, 수강髓腔 속 수액髓液에 진기를 주회周廻시켜 뇌실맥락총腦室脈絡叢의 기능이 강화되어 뇌와 척수의 보호 기능을 강건하게 만들며 교감신경과 부교감신경의 기능을 강화해준다.

---

5 몽설夢泄, 몽정夢精과 같은 말.
6 스스로 조절하지 못하고 오줌을 싸는 것.
7 오줌에 피가 섞여 나오는 것.

원기단법 22편 8번   휴심법休心法의 소법所法

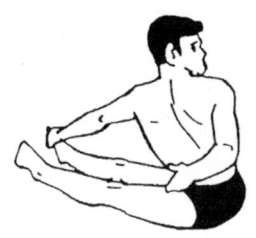

천천히 양발을 앞으로 쭉 뻗고 왼손으로 오른 발가락 잡고 오른손은 뒷짚 지며 상체를 앞으로 바짝 숙여 오른쪽으로 틀고 **14경 유통** 하며 아래돌단지리 호흡을 한다.

행 · 공 · 효 · 능

14경 유통을 통해 대퇴이두근大腿二頭筋과 측거근側擧筋을 강인하게 만들어 기혈 주회 시 순환 장애가 발생할 수 있는 경經과 락絡의 기혈 순환을 촉진하고 주회하는 진기를 따라 요신경총腰神經叢의 기능을 도와 내전근內轉筋, 박근薄筋, 외폐쇄근外閉鎖筋, 대퇴하퇴大腿下腿의 내측면內側面 피부와 슬육절膝肉節의 지배신경을 강화하는 행공이다. 척추를 돌려 추간연골椎間軟骨을 자극하고 수강髓腔 속 수액髓液의 유통력을 도와 교감신경과 부교감신경의 기능을 강화해준다.

원기단법 22편 9번　　동심법動心法의 오법悟法

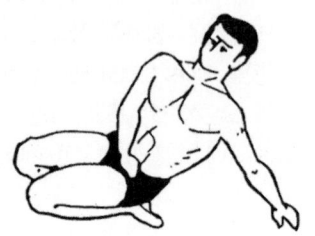

천천히 발가락 누르며 앉아 상체를 왼쪽으로 틀고 뒤로 젖히며 왼손가락으로 바닥 짚고 오른손은 아래돌단자리에 대고 아래돌단자리 호흡을 한다.

행 · 공 · 효 · 능

설정泄精과 유뇨遺尿와 뇨혈尿을 다스려주고 대퇴사두근大腿四頭筋의 신축력을 높여주며 족육경의 기혈 순환을 촉진시키는 행공이다. 견갑관절肩胛關節의 관절낭關節囊과 관절연골關節軟骨을 강화하고 견갑근肩胛筋을 강인하게 만들며 척추를 돌려줌으로써 추간연골椎間軟骨을 자극하고, 수강髓腔 속 수액髓液에 진기를 주회周廻시켜 뇌실맥락총腦室脈絡叢의 기능이 강화되어 뇌와 척수의 보호 기능을 강건하게 만들며 교감신경과 부교감신경의 기능을 강화해준다.

원기단법 22편 10번   합심법合心法의 항법項法

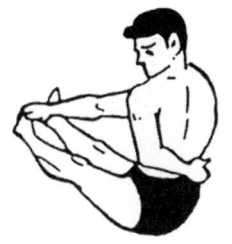

천천히 양발을 앞으로 쭉 뻗고 오른손으로 왼 발가락 잡고 왼손은 뒷짐 지며 상체를 앞으로 바짝 숙여 왼쪽으로 틀고 아래돌단자리 호흡을 한다.

행 · 공 · 효 · 능

대퇴이두근大腿二頭筋과 측거근側擧筋을 강인하게 만들어 기혈 주회 시 순환 장애가 발생할 수 있는 경經과 락絡의 기혈 순환을 촉진하고 주회하는 진기를 따라 요신경총腰神經叢의 기능을 도와 내전근內轉筋, 박근薄筋, 외폐쇄근外閉鎖筋, 대퇴하퇴大腿下腿의 내측면內側面 피부와 슬육절膝肉節의 지배 신경을 강화하는 행공이다. 척추를 돌려 추간연골椎間軟骨을 자극하고 수강髓腔 속 수액髓液의 유통력을 도와 교감신경과 부교감신경의 기능을 강화해준다.

원기단법 22편 11번   일관법一觀法의 동법同法

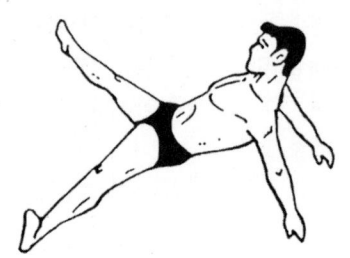

천천히 양발을 좌우로 넓게 벌리고 상체를 뒤로 젖히며 양 손가락으로 바닥 짚고 **365락 유통**하며 아래돌단자리 호흡을 한다.

행·공·효·능

십이경근十二經筋의 강인성과 신축성을 높이는 행공으로, 진기를 유통할 때 막히는 곳이 없도록 진기 충일을 꾀하며 혈기를 강성하게 도와 심心을 동계動悸[8]시키는 직기直氣를 다스려 악기惡氣를 제어하고 심心을 진정시켜 신神을 편안하게 만들어주니, 정기正氣를 증강시켜 오장五臟이 위약萎弱하고 영위榮衛가 고류枯流[9]하지 않도록 도와 경經과 혈血을 보補해준다.

---

8 심장의 고동이 평상시보다 심해서 가슴이 두근거리는 현상.
9 쇠잔하게 흐른다는 뜻인데 여기서는 영위榮衛의 기가 쇠잔하게 흐르는 것을 말한다.

원기단법 22편 12번   사리법事理法의 천법川法

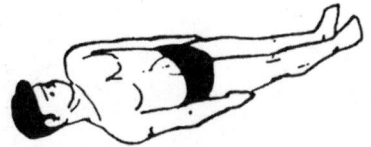

자연스럽게 반듯이 누워 몸에 경직된 곳이 없도록 하며 고요한 경지에서 아래돌단자리 호흡을 한다.

행 · 공 · 효 · 능

고요한 경지에서 대자연大自然의 생명력과 생기生氣가 수련자 체내에서 순환되고 자연치유력이 극대화되어 육신의 강건함이 완전한 생명력으로 이어지면 타인을 돌보는 사랑의 마음이 충만해지고 더욱 긍정적인 자세로 수련에 임하게 되어 9750년 동안 면면히 이어져 내려온 밝돌법의 진수眞修를 접하게 된다. 부디 긴 숙면에서 깨어 일어나 자신의 무지無智, 편협偏狹, 자아自我라는 환영幻影과 허영虛榮에서 탈피해야 자신의 실상實像을 깨달을 수 있다. 자신의 실상을 깨닫고 이해하며 교만을 벗어버리고 아집을 깨트려야 진아眞我를 깨달을 수 있으며 겸손한 자리에 들지 않으면 진리眞理를 얻을 수 없으니 겸손하고 선한 마음으로 자신의 내면세계 혼魂의 자리로 들어가 배움에 정진하며 자기의 가장 위험한 적을 발견하고 대처하게 될 때 혼의 속성에 빠지지 않고 진아를 깨닫게 된다.

원기단법 23편

원기단법 23편 1번 　　일신법一身法의 은법銀法

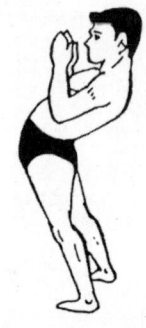

직립 자세에서 양손을 합장하고 상체를 뒤로 젖히고 **임독 유통**하며 아래돌단자리 호흡을 한다.

행 · 공 · 효 · 능

요추를 뒤로 젖히는 것이 아니라 독맥의 영대혈靈臺穴을 중심점으로 삼아 상체를 뒤로 젖혀야 폐유肺兪, 궐음유厥陰兪, 심유心兪, 격유膈兪 혈들이 자극을 받아 활성화되고 폐가 약해 병이 폐유에 접착하는 것을 예방하며 역기逆氣해서 일으키는 견배통肩背痛을 다스려준다. 격막膈膜이 심폐心肺 아래에 있어 등背, 등마루脊, 가슴胸, 배腹와 더불어 주회周廻하는 진기와 밀착하여 흉곽을 넓게 벌려줄 때 원기元氣의 승강을 돕고 아래돌단자리에 축기된 단화기丹火氣가 협척혈夾脊穴로 올라오며 수髓에 신기腎氣가 스며들어 허리로부터 등마루 뼈脊上를 끼고 뇌호혈로 음기陰氣가 진입하는 것을 차단해주고 능형근菱形筋과 극하근棘下筋이 강인해진다.

원기단법 23편 2번   정심법正心法의 연법連法

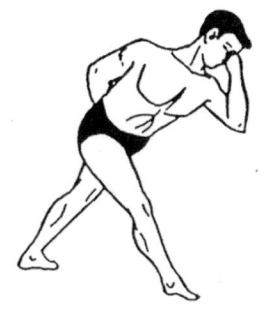

천천히 양발을 좌우로 멀리 벌리며 상체를 앞으로 바짝 숙여 오른쪽으로 틀고 왼손을 목 뒷부분 아문혈 부위에 대고 오른손은 뒷짐지며 아래돌단자리 호흡을 한다.

행 · 공 · 효 · 능

발을 넓게 벌릴 때 엄지발가락과 엄지발가락 뒤의 두툼한 부분에 힘을 실어줘 가슴샘(흉선胸腺)에서 분비되는 호르몬을 통해 신체의 발육을 촉진하고 강건하게 하는 행공이다. 골밑샘(뇌하수체)의 생식 및 발육과 관계있는 호르몬의 분비 저하로 생기는 골밑샘의 기능 저하를 예방해주고 성인에게 오는 골밑샘의 생식기 위축 및 비반증肥胖症과 요붕증尿崩症을 제어해주며, 족궐음근足厥陰筋이 강성해져 방욕房慾으로 상한 신腎을 양정養精하도록 도와주고 정혈精血이 근筋을 보양하도록 해준다. 요추는 물론 천골까지 틀어준다는 마음으로 전체가 틀어지도록 자극을 주고 진기를 유입해야 척수신경계脊髓神經系에 소속된 대퇴신경大腿神經, 늑간신경肋間神經과 천골신경총薦骨神經叢과 제5요신경腰神經의 기능이 강성해지고 경신경총頸神經叢 뇌신경腦神經의 기능을 강화하며 요추연골에 진기를 수급하여 기혈 순환이 원활해진다.

원기단법 23편 3번   신심법身心法의 현법賢法

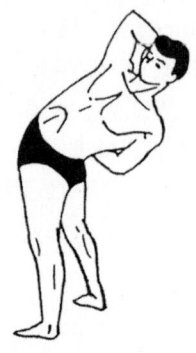

양발을 어깨너비로 벌리고 상체를 뒤로 젖혀 왼쪽으로 틀며 오른손으로 목 뒤 천주혈 부위를 감싸쥐고 아래돌단자리 호흡을 한다.

행·공·효·능

오른손으로 천주혈天柱穴 부위를 감싸주는 것은 임독맥 자개가 미숙한 수련자로 하여금 노궁혈을 통해 운기되는 진기가 아문혈亞門穴을 통해 독맥으로 상승하는 양화기陽火氣의 견인차 역할을 하도록 시키라는 뜻이 있다. 또한 직상直上에 있는 영곡靈谷¹에 안주하는 원령元靈 열두 대문의 허실虛實을 체지體智하도록 유도하므로 원령이 스스로 영곡靈谷에서 깨어 일어나 활동을 시작하니 천곡天谷이 허공虛空을 용납하여 원신元神이 천곡을 지키며 조화를 일으키고 뇌腦가 수髓의 바다가 되니 수해髓海가 유여有餘해진다.

---

1 골윗샘을 지칭하는 말로 위돌단자리를 일컫는 고어.

원기단법 23편 4번   인심법忍心法의 홍법弘法

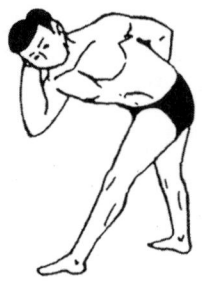

천천히 양발을 좌우로 멀리 벌리며 상체를 앞으로 바짝 숙여 왼쪽으로 틀고 오른손을 목 뒤 아문혈 부위에 대고 왼손은 뒷짐 지며 아래돌단자리 호흡을 한다.

행 · 공 · 효 · 능

발을 넓게 벌릴 때 엄지발가락과 엄지발가락 뒤의 두툼한 부분에 힘을 실어줘 가슴샘(흉선)에서 분비되는 호르몬을 통해 신체의 발육을 촉진하고 강건하게 하는 행공이다. 골밑샘(뇌하수체)의 생식 및 발육과 관계있는 호르몬의 분비 저하로 생기는 골밑샘의 기능 저하를 예방해주고 성인에게 오는 골밑샘의 생식기 위축 및 비반증肥胖症과 요붕증尿崩症을 제어해주며, 족궐음근足厥陰筋이 강성해져 방욕房慾으로 상한 신腎을 양정養精하도록 도와주고 정혈精血이 근筋을 보양하도록 해준다. 요추는 물론 천골까지 틀어준다는 마음으로 전체가 틀어지도록 자극을 주고 진기를 유입해야 척수신경계脊髓神經系에 소속된 대퇴신경大腿神經, 늑간신경肋間神經과 천골신경총薦骨神經叢과 제5요신경腰神經의 기능이 강성해지고 경신경총頸神經叢 뇌신경腦神經의 기능을 강화하며 요추연골에 진기를 수급하여 기혈 순환이 원활해진다.

원기단법 23편 5번 파심법破心法의 감법坩法

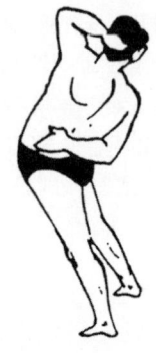

양발을 어깨너비로 벌리며 상체를 뒤로 젖혀 오른쪽으로 틀고 왼손으로 목 뒤 천주혈 부위를 감싸쥐고 아래돌단자리 호흡을 한다.

행·공·효·능

오른손으로 천주혈天柱穴 부위를 감싸주는 것은 임독맥 자개가 미숙한 수련자로 하여금 노궁혈을 통해 운기되는 진기가 아문혈亞門穴을 통해 독맥으로 상승하는 양화기陽火氣를 견인하도록 해주는 뜻이 있다. 또한 직상直上에 있는 영곡靈谷에 안주하는 원령元靈 열두 대문의 허실虛實을 체지體智하도록 유도하므로 원령이 스스로 영곡靈谷에서 깨어 일어나 활동을 시작하니 천곡天谷이 허공虛空을 용납하여 원신元神이 천곡을 지키며 조화를 일으키고 뇌腦가 수髓의 바다가 되니 수해髓海가 유여有餘해진다.

원기단법 23편 6번   전심법轉心法의 찰법察法

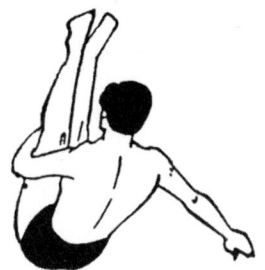

천천히 앉아 양발을 앞으로 쭉 뻗었다가 왼손을 학골 뒤로하여 양다리 끌어안고 상체를 오른쪽으로 틀어 오른손가락으로 뒤쪽 바닥 짚고 아래돌단자리 호흡을 한다.

행·공·효·능

사기邪氣가 심포락心包絡에 범하는 것을 막고 다른 장부에서 일어나는 사기가 심心의 지맥支脈으로 침범하지 못하게 하며 산기散氣, 등기騰氣, 침기沈氣, 결기結氣, 소기消氣, 난기亂氣, 울기鬱氣 현상을 방지해주는 행공이다. 비脾가 건장하도록 중中을 조정하고 우사憂思가 비脾를 상하거나 분노가 간肝을 상하게 하여 일어나는 요통을 방지하며 치풍보허治風補虛[2]하여 간기肝氣를 길러준다.

---

2 허한 기운을 보補해주고 바람을 다스린다는 뜻.

원기단법 23편 7번   해심법解心法의 국법菊法

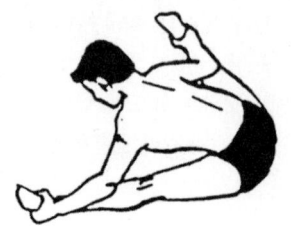

천천히 양발을 좌우로 넓게 벌리고 상체를 앞으로 바짝 숙이며 양손으로 양 발목 잡고 **12경 유통**하며 아래돌단자리 호흡을 한다.

행 · 공 · 효 · 능

진기를 12경으로 유통하며 마음에서 형성하려는 이상理想을 꼭 붙들고 '하면 된다'는 긍정적인 신념으로 대우주大宇宙의 힘을 자신이 운용할 수 있다는 굳은 신념을 붙잡고 행공하면 12경맥으로 활달한 기운이 폭포수처럼 체내로 주회周廻하는 현상을 느끼기 시작하는 행공이다. 부교감신경을 우위優位로 끌어올려 전신에 안정감이 올 때 12경을 유통하며 부대적으로 장내전근長內轉筋, 단내전근短內轉筋, 중둔근中臀筋, 소둔근小臀筋, 치골근恥骨筋, 박근薄筋을 강인하게 만들어준다.

원기단법 23편 8번   휴심법休心法의 양법兩法

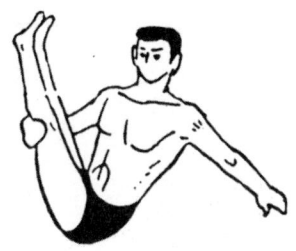

천천히 앉아 양발을 앞으로 쭉 뻗었다가 오른손을 학골 뒤로하여 양다리 끌어안고 상체를 왼쪽으로 틀어 왼 손가락으로 뒤쪽 바닥 짚고 아래돌단지리 호흡을 한다.

행 · 공 · 효 · 능

사기邪氣가 심포락心包絡에 범하는 것을 막고 다른 장부에서 일어나는 사기가 심心의 지맥支脈으로 침범하지 못하게 하며 산기散氣, 등기騰氣, 침기沈氣, 결기結氣, 소기消氣, 난기亂氣, 울기鬱氣 현상을 방지해주는 행공이다. 비脾가 건장하도록 중中을 조정하고 우사憂思가 비脾를 상하거나 분노가 간肝을 상하게 하여 일어나는 요통을 방지하며 치풍보허治風補虛하여 간기肝氣를 길러준다.

원기단법 23편 9번   동심법動心法의 이법梨法

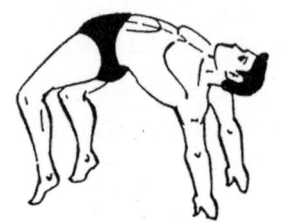

천천히 바로 누웠다가 손가락과 발가락으로만 바닥을 짚고 몸 전체를 들어 올리고 14경 유통하며 아래돌단자리 호흡을 한다.

행 · 공 · 효 · 능

천곡天谷은 원궁元宮이라 원영元靈이 상주常住하며 영성靈性이 존재하는 곳이니 진일眞一의 조화造化를 간직하며 원신元神을 침잠·주거住居시키니 정명正明이라, 진기가 유통되는 수髓는 미려혈부터 천곡에 이르도록 정수精髓가 승강하는 도로道路이니 임독 유통에서 수髓의 움직임을 통한 것만이 진실임을 알게 하는 행공이다. 14경 유통을 통해 정명의 영성을 더욱 계발하여 혼성魂性을 잠재우고 육체적으로는 대뇌, 뇌신경, 경신경총頸神經叢, 늑간신경肋間神經, 대퇴신경大腿神經의 기능을 강화하고 더불어 척수신경절脊髓神經節에 있는 지각신경 집합 세포체에 진기를 순환시켜 세포체를 강고하게 만들어나간다.

원기단법 23편 10번   합심법合心法의 구법邱法

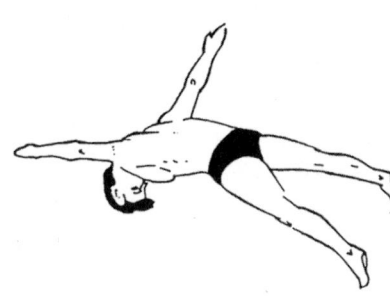

천천히 엎드려 양손을 좌우로 멀리 벌리고 이마 상성혈과 신정혈 및 발가락만 바닥에 대고 아래돌 단자리 호흡을 한다.

행·공·효·능

상성혈上星穴과 신정혈神庭穴을 바닥에 대는 까닭은 두기頭氣가 척리脊裏[3]를 따라 천곡에 머물게 하기 위함인데, 발현發顯[4]되지 않고 내재되어 있는 잠재의식을 일깨우고 수련자들로 하여금 마음속 '나는 잠재의식 계발에 도달하기 어렵다'는 생각을 버리고 오장육부가 평안을 유지하는 가운데 '된다'는 긍정적인 사고를 유출하도록 일깨운다. 육체적으로는 경추골頸椎骨과 경추신경頸椎神經의 기능을 강화하며 뇌세포에 신선한 기혈 순환을 도와주는 행공이다.

---

3 등마루 뼛속.
4 숨겨져 있던 것이 바깥으로 드러나 보임.

원기단법 23편 11번   일관법一觀法의 황법黃法

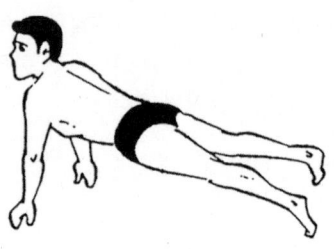

엎드린 자세에서 손가락과 발가락만 바닥에 대고 365락 유통하며 아래돌단자리 호흡을 한다.

행 · 공 · 효 · 능

원양元陽을 도와 365락으로 유통되는 진기의 유주가 신기神氣의 유행遊行과 출입出入을 도와 혈血이 맥중脈中에서 흩어지는 것을 방지하고 체내의 오염된 기를 씻어주며 울기鬱氣된 것은 풀어주고 기체氣滯된 곳은 열어주며, 하기下氣의 부족은 채워주고 상기上氣의 넘침은 깎아내려 음양陰陽 조화造化가 체내에서 이루어지도록 신체의 균형을 이루며 365락을 유통하는 의의가 매우 큰 행공이다. 경지에 도달하지 못한 수행자에겐 그림의 떡과 같은 행공법이며 이 법이 누구에게나 상통하는 것이 아님을 명심해야 한다.

원기단법 23편 12번   사리법事理法의 농법籠法

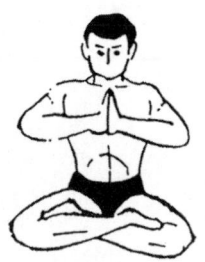

돌단앉거리앉음세로 앉아 고요한 경지에서 합장하고 적적성성에 든다.

―― 행 · 공 · 효 · 능 ――

정심靜心에 들어 진정한 영성靈性의 토대 위에 굳게 서서 진아眞我를 발견하며 장구한 세월 동안 진리를 순수하게 보존전승해오신 선현先賢들의 뜻을 따라 자만하지 말아야 한다. 밝돌법 가르침을 타인에게 강요하지도 말고 권위도 내세우지 말며 정치적 집단이나 단체가 되어서는 더욱 안 되고, 오로지 수련을 통해서 증명하되 수련자들 의식 속에 도사리고 있는 악한 이기심을 경계하고 마음속에서 완전히 제거해야 한다. 그래야 영혼의 순수함 가운데 아직 개현開顯[5]하지 않은 잠재의식을 계발하게 되고 대자연의 법칙을 따르는 순천順天의 삶을 실행하는 수련자가 되어 영靈의 기능을 깨달으며 영의 본질을 하나하나 파악해갈 수 있다. 영의 능력과 기능을 알고 영을 따라 사는 법칙法則을 알게 하는 행공이기에 적적성성寂寂醒醒이 되지 않으면 영의 기능을 찾을 수 없다는 법리法理가 숨겨진 행공이다.

---

5 열어서 나타난다는 듯.

원기단법 24편

원기단법 24편 1번　　　　일신법一身法의 불법佛法

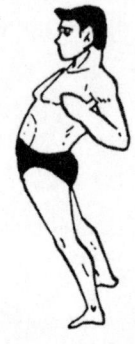

서서 양손 엄지손가락을 겨드랑이 밑에 끼고 양발을 어깨너비로 벌리며 상체를 뒤로 바짝 젖히고 고개 들고 아래돌단자리 호흡을 한다.

행·공·효·능

상체를 뒤로 젖힐 때 제3요추와 제5요추가 활강되도록 해야 요신경총腰神經叢에 진기 주회周廻가 원활해지며 요추에 자극을 주어 추간연골이 강인해진다. 특히 이 자세에서 아래돌단자리 호흡을 할 때 아래돌단자리에 생동하는 진기가 복강 안에서 시작되는 내관골근內臟骨筋에 원활하게 순환되어 내장골근內腸骨筋, 대요근大腰筋, 장요근腸腰筋, 요방형근腰方形筋을 강인하게 만들어 병인을 예방하고 수태양근手太陽筋과 수태음근手太陰筋을 강인하게 하며 골기骨氣[1]를 성盛하게 만들어 근골筋骨[2]을 강화하고 속이 화和하며 기를 내려 요근腰筋[3]을 다스려준다.

1　뼈대에 나타난 사람의 기질. 뼈대와 기질.
2　근육과 뼈. 체력.
3　골반강의 후측벽을 형성하는 대요근, 소요근, 장골근을 총칭.

원기단법 24편 2번　　　정심법正心法의 학법鶴法

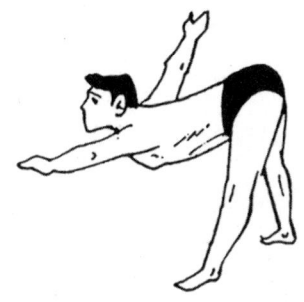

서서 양손과 양발을 멀리 벌리고 상체를 앞으로 숙이며 등이 수평이 되도록 유지하며 고개 들고 **임독 유통**하며 아래돌단자리 호흡을 한다.

행·공·효·능

발을 넓게 벌리고 엄지발가락에 힘을 실어 생식 및 발육과 관계있는 호르몬의 분비 저하로 인한 골밑샘(뇌하수체)의 기능 저하를 예방하고 성인에게 오는 골밑샘의 생식기 위축 및 비반증肥胖症과 요붕증尿崩症을 제어한다. 또한 경혈經穴의 총령격인 방광경의 기혈 순환을 원활하게 하고 진기 유주流周를 통해 경골신경脛骨神經[4]과 비골신경腓骨神經[5]의 마비를 예방하며 복재신경伏在神經[6]과 늑간신경肋間神經을 강고히 하고 음부신경陰部神經과 대퇴신경大腿神經 및 폐쇄신경閉鎖神經[7]의 기능을 강화하니, 신수腎水가 골骨로부터 신기腎氣가 승勝하도록 수양水養[8]하고 만수滿髓[9]가 되도록 수련함으로써 임독 유통을 통해 만수의 흐름을 감지한다.

4　오금 안쪽에서 다리와 안쪽 복사뼈를 지나 발바닥까지 이르는 신경으로 좌골신경의 한 가지.
5　좌골신경이 넓적다리 뒤쪽에서 갈려 하퇴부의 근육과 피부에 분포하는 신경.
6　넓적다리 신경의 끝가지. 정강이 안쪽과 발등 안쪽의 피부를 다스린다.
7　요신경총에 생긴 혼합신경. 내전근, 박근, 외폐쇄근, 대퇴, 하퇴의 내측면 피부와 슬육절을 지배한다.
8　신장의 수기水氣를 양생한다는 뜻.
9　뼛속에 골수骨髓가 꽉 차 있는 것을 말한다.

원기단법 24편 3번   신심법身心法의 별법別法

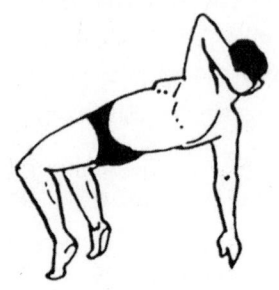

천천히 상체를 뒤로 젖히며 오른쪽으로 틀고 오른 손가락으로 바닥 짚으며 왼손으로 목 뒷부분을 잡고 아래돌단자리 호흡을 한다.

행 · 공 · 효 · 능

밝점을 통해 진기가 원활하게 유주流周하여 교감신경과 부교감신경의 긴장도가 평형을 유지하도록 자율신경계를 강인하게 만드는 행공이다. 미주신경迷走神經[10]과 내장신경절內臟神經節과 복강신경절腹腔神經節의 기능을 향상시켜 간肝, 췌膵, 비脾, 신腎이 강해지며 지방간脂肪肝 생성을 억제하고 혈당량을 조절하며 백혈구 생성과 노폐한 적혈구의 파괴 능력을 강화한다. 또한 선천원기先天元氣의 활동력을 강화하며 오장五臟을 보익補益[11]하고 골수를 증가시켜 정精을 보補해 양기陽氣를 돕는다.

---

10 제10번 뇌신경으로 후두, 인두의 감각과 운동에 관여하고, 흉부와 복부의 부교감신경이다.
11 보태고 늘여 도움이 되게 한다는 뜻.

원기단법 24편 4번   인심법忍心法의 기법基法

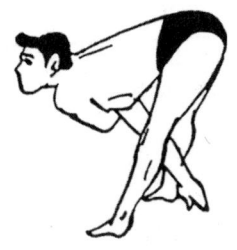

양발을 좌우로 넓게 벌리고 왼손으로 오른쪽 어깨를 잡고 상체를 앞으로 바짝 숙이며 오른손으로 양발 사이 뒤쪽 바닥을 짚고 발가락과 손가락만 바닥에 대고 아래 돌단자리 호흡을 한다.

행 · 공 · 효 · 능

손과 발이 삼각형을 이루도록 자세를 취하고 고개를 들어 경추간연골頸椎間軟骨과 위돌단자리에 청신한 기혈 유통으로 산소 수급량을 증대시키는 행공이다. 반건양근半腱樣筋과 반막양근半膜樣筋을 강인하게 하고 선골 부분의 척추신경절脊椎神經節이 부교감신경과 교감을 이뤄 면역력을 증진하여 마음을 안정감 있게 유도하도록 돕고 대둔근大臀筋을 강인하게 만들어 골반과 체간體幹 운동을 도와 하둔신경下臀神經을 활성화하고 운기運氣의 감지感知 능력을 고양한다. 엄지발가락과 엄지발가락 뒤의 두툼한 부분에 힘을 실어줘 가슴샘(흉선)에서 분비되는 호르몬을 통해 신체의 발육을 촉진 강건하게 하며, 골밑샘(뇌하수체)의 생식 및 발육과 관계있는 호르몬의 분비 저하로 생기는 골밑샘의 기능 저하를 예방해주고 성인에게 오는 골밑샘의 생식기 위축 및 비만증肥胖症과 요붕증尿崩症을 제어하는 행공이다.

원기단법 24편 5번　　파심법破心法의 취법取法

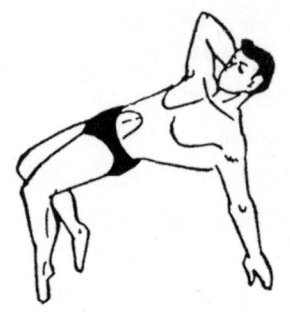

천천히 상체를 뒤로 젖히며 왼쪽으로 틀고 왼 손가락으로 바닥 짚으며 오른손으로 목 뒷부분을 잡고 아래돌단자리 호흡을 한다.

행·공·효·능

밝점을 통해 진기가 원활하게 유주流周하여 교감신경과 부교감신경의 긴장도가 평형을 유지하도록 자율신경계를 강인하게 만드는 행공이다. 미주신경迷走神經과 내장신경절內臟神經節과 복강신경절腹腔神經節의 기능을 향상시켜 간肝, 췌膵, 비脾, 신腎이 강해지며 지방간脂肪肝 생성을 억제하고 혈당량을 조절하며 백혈구 생성과 노폐한 적혈구의 파괴 능력을 강화한다. 또한 선천원기先天元氣의 활동력을 강화하며 오장五臟을 보익補益하고 골수를 증가시켜 정精을 보補해 양기陽氣를 돕는다..

원기단법 24편 6번   전심법轉心法의 경법景法

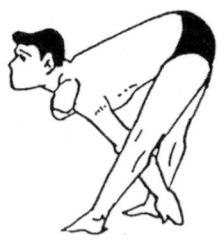

양발을 좌우로 넓게 벌리고 오른손으로 왼쪽 어깨를 잡고 상체를 앞으로 바짝 숙이며 왼손으로 양발 사이 뒤쪽 바닥을 짚고 발가락과 손가락만 바닥에 대고 아래돌단자리 호흡을 한다.

행·공·효·능

손과 발이 삼각형을 이루도록 자세를 취하고 고개를 들어 경추간연골頸椎間軟骨과 위돌단자리에 청신한 기혈 유통으로 산소 수급량을 증대시키는 행공이다. 반건양근半腱樣筋과 반막양근半膜樣筋을 강인하게 하고 선골 부분의 척추신경절脊椎神經節이 부교감신경과 교감을 이뤄 면역력을 증진하여 마음을 안정감 있게 유도하도록 돕고 대둔근大臀筋을 강인하게 만들어 골반과 체간體幹 운동을 도와 하둔신경下臀神經을 활성화하고 운기運氣의 감지感知 능력을 고양한다. 엄지발가락과 엄지발가락 뒤의 두툼한 부분에 힘을 실어줘 가슴샘(흉선)에서 분비되는 호르몬을 통해 신체의 발육을 촉진 강건하게 하며, 골밑샘(뇌하수체)의 생식 및 발육과 관계있는 호르몬의 분비 저하로 생기는 골밑샘의 기능 저하를 예방해주고 성인에게 오는 골밑샘의 생식기 위축 및 비반증肥胖症과 요붕증尿崩症을 제어하는 행공이다.

원기단법 24편 7번   해심법解心法의 기법器法

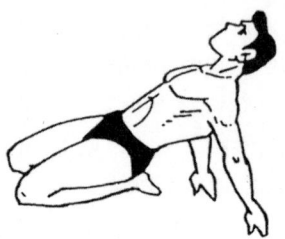

천천히 발가락 눌러 무릎 꿇고 앉으며 상체를 뒤로 젖히고 양팔을 뒤로하여 손가락으로 바닥 짚고 **12경 유통**하며 아래돌단자리 호흡을 한다.

행·공·효·능

설정泄精과 유뇨遺尿와 뇨혈尿血을 다스려주고 진기가 12경으로 유통될 때 아래돌단자리 내압內壓이 더욱 공고해지도록 응축시키며, 정기正氣의 유행遊行이 12경 유통을 조화시켜나갈 때 신기神氣가 밝점에 응집되도록 만들어 밝점을 따라 순환하는 12경을 더욱 활성화시켜 수련자들로 하여금 밝점을 통해 수납收納한 밝의 정기正氣를 유통하며 조절하는 행공이다.

원기단법 24편 8번

휴심법休心法**의 반법**半法

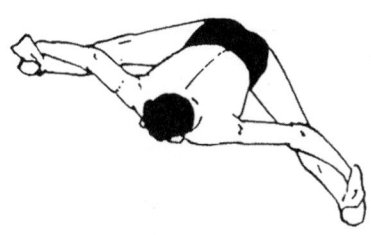

천천히 양발을 좌우로 멀리 벌리고 상체를 앞으로 바짝 숙이며 양손을 복사뼈 바깥쪽으로 하여 발뒤꿈치 잡고 엄지발가락이 바닥을 향하도록 하며 뺨을 바닥에 대고 아래돌단자리 호흡을 한다.

행 · 공 · 효 · 능

엄지발가락을 바닥으로 향하면 족태음근足太陰筋과 족궐음근足厥陰筋이 강인해지고 음고陰股[12]가 유강柔强[13]해지며 영기榮氣의 체내 순환이 더욱 활성화되어 부교감신경을 우위優位로 끌어올려 전신에 안정감이 들도록 해준다. 이렇듯 고요한 가운데 수련하면 부대적으로 장내전근長內轉筋, 단내전근短內轉筋, 중둔근中臀筋, 소둔근小臀筋, 치골근恥骨筋이 강인해진다.

---

12 사타구니 아래쪽 하체.
13 강인하고 유연하다는 뜻.

원기단법 24편 9번　　동심법動心法의 업법業法

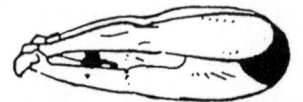

반듯이 누웠다가 하체를 들어 머리 위로 넘기며 발가락을 바닥에 대고 양손으로 양 발목을 잡고 14경 유통하며 아래돌단자리 호흡을 한다.

행·공·효·능

흉기胸氣와 복기腹氣가 유留하지 못하게 압력을 높여주고 밝점을 통해 척추 골수를 따라 유통하는 정기正氣가 위돌단자리에서 지연되지 않고 음맥지해陰脈之海를 거쳐 아래돌단자리에 모이며 그렇게 모인 기운을 12경으로 유주流周시킬 때, 간肝, 심心, 비脾, 폐肺, 신腎의 사기邪氣를 축출하여 진기의 모손耗損을 차단시켜 양정養精하는 행공이다.

원기단법 24편 10번   합심법合心法의 정법丁法

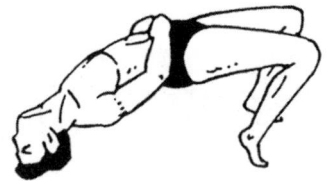

반듯하게 누워 머리 뒷부분 후정혈 부위와 발가락만 땅에 대며 양손을 아래돌단자리에 대고 몸 전체 들고 아래돌단자리 호흡을 한다.

행 · 공 · 효 · 능

후정혈後頂穴은 교충交衝이라 천곡天谷을 수호하니 천기天氣가 천문天門으로 출입하는 것을 보호하고 골윗샘과 변지체(뇌량)와 골밑샘에 청신한 기혈이 주류하도록 하여 식물성신경기능植物性神經機能을 강화한다. 인체의 척수를 중심으로 갈라져 있는 대뇌大腦, 뇌신경腦神經, 경신경총頸神經叢, 늑간신경肋間神經, 대퇴신경大腿神經의 기능 강화와 더불어 척수신경절脊髓神經節에 있는 지각신경 집합 세포체에 진기를 순환시켜 세포체를 강고하게 만드는 행공이다.

원기단법 24편 11번   일관법一觀法의 현법玄法

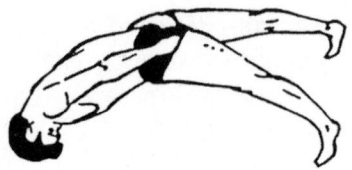

천천히 엎드려 머리 앞부분의 상성혈이나 신정혈 그리고 발가락만 바닥에 대고 양 손바닥을 골반에 올려놓으며 **365락 유통**하며 아래 돌단자리 호흡을 한다.

행 · 공 · 효 · 능

상성혈上星穴과 신정혈神庭穴을 바닥에 댐으로써 두기頭氣가 척리脊裏를 따라 천곡天谷에 머물게 하여, 발현되지 않고 내재해 있는 잠재의식을 심법心法을 통해 발현하려는 수련자들 마음에서 부정적인 생각을 버리고 잠재의식 계발은 밝점을 통해 반드시 이루어진다는 신념을 가져야 심층의식에 도달할 수 있다. 오장육부가 평안을 유지하는 가운데 '하면 된다'는 긍정적인 사고를 유출하도록 일깨워 상념想念을 가질 것이며, 육체적으로는 경추골頸椎骨과 경추신경頸椎神經의 기능을 강화하고 뇌세포에 신선한 기혈을 순환하여 뇌세포막을 강건하게 도와주며 365락을 유통하는 행공이다.

원기단법 24편 12번   사리법事理法의 온법溫法

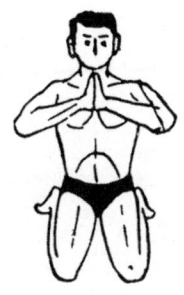

발가락 눌러 무릎 꿇고 앉아 양손을 합장하고 고요한 경지에서 밝점을 바라보며 아래돌단자리 호흡을 한다.

행 · 공 · 효 · 능

고요한 경지에서 밝점을 통해 만물 속에 깃들어 있는 자연의 실체를 깨닫기 위해 그 속에 존재하는 밝의 빛으로 가운데돌단자리를 비추되, 밝점의 움직임을 통해 아래돌단자리로 유도하여 가운데돌단자리가 고요한 침묵 속으로 잠잠하게 가라앉도록 해야 한다. 이때 수련자의 어두웠던 마음에 광명의 밝빛이 환희와 함께 밀려들도록, 혼탁하고 밀폐된 속성을 가진 혼으로 위돌단자리에 내재된 영성靈性이 영기靈氣와 함께 밀려들도록 수련하면 혼魂이 순수함을 얻게 된다. 이 순수함이 혼에 깃들어야만 대우주大宇宙의 실체 속에 소우주小宇宙인 나를 결합하고 분리하는 것을 깨달아 아래돌단자리에 영혼靈魂이 깃들게 되니, 이로써 세 돌단자리가 하나로 결합한다는 극강極强한 믿음으로 고요한 경지에서 외부로 나타내는 것 없이 수련하는 행공이다.

원기단법 25편

원기단법 25편 1번   일신법一身法의 해법海法

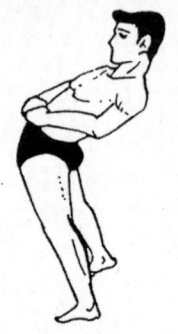

양 손바닥을 아래돌단자리 위아래에 대고 상체를 뒤로 젖히며 고개 앞으로 숙이고 **임독 유통**하며 아래돌단자리 호흡을 한다.

행 · 공 · 효 · 능

독맥의 중추혈中樞穴을 중심점으로 삼아 상체를 뒤로 젖혀야 임독 유통을 통해 간유肝兪, 담유膽兪, 비유脾兪, 위유胃兪, 삼초유三焦兪, 신유腎兪 혈의 양기養氣를 북돋고 신허腎虛로 인해 신수腎水가 정산精散하지 않으며 신기腎氣에 열이 침범하여 생기는, 뼈가 마르고 골수가 줄어서 생기는 골위증骨萎症을 예방한다. 나아가 기가 수궐음심포경手厥陰心包經을 통해 심포락心包絡으로 운기되니 횡격막의 신축성이 강인해진다. 심계心系의 심기心氣가 평정을 유지하도록 행공하며 분심법分心法[1] 원리를 적용·체능하며 임독 유통하는 행공이다.

---

1   분심법分心法이라 하면 마음이 두 곳으로 분산된 것같이 여겨지나 마음이 둘로 나뉘어 있는 것이 아니라 두 마음이 한곳에 융화되어 활동하는 것을 말하며 정신분석적으로도 의식되지 않는 마음의 상태를 말한다. 한 마음이 다른 한 마음에 영향을 주지 않으면서 함께 융화되어 심층深層에서 연계되어 있으면서 서로 다른 의식 가운데 있는 두 자각自覺을 마음에서 함께 느끼며 두 가지 사고思考를 함께 유출해내는 마음의 심층의식 작용을 밝돌법에서는 분심법이라 표현한다.

원기단법 25편 2번   정심법正心法의 성법星法

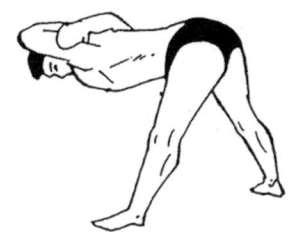

양발을 좌우로 멀리 벌리고 양손을 뒤로하여 팔꿈치 윗부분을 바짝 끌어안고 상체를 앞으로 숙이며 수평을 이룬 상태에서 아래돌 단자리 호흡을 한다.

행·공·효·능

경혈經穴의 총령격인 방광경의 기혈 순환을 원활하게 하고 진기 유주流周를 통해 경골신경脛骨神經과 비골신경腓骨神經의 마비를 예방하며, 복재신경伏在神經과 늑간신경肋間神經을 강고히 하고 음부신경陰部神經과 대퇴신경大腿神經 및 폐쇄신경閉鎖神經의 기능을 강화하는 행공이다. 신수腎水가 골骨로부터 신기腎氣를 승勝하도록 수양水養하고 대흉근大胸筋의 신축력을 더욱 높여 호기呼氣와 흡기吸氣의 양을 늘리며 세근막細筋膜[2]을 강인하게 만들어 근육의 수축을 견제하고 심폐 기능을 더욱 활성화시켜 중추신경의 신경 충격 전달 능력을 강고하게 만들어준다. 또한 좌골신경총坐骨神經叢을 강인하게 만들어 기 순환 감각을 고취시키며 정신의 소모를 막고 영위榮衛를 조화롭게 유도해 안혼정백安魂定魄을 꾀하며 진기 주류周流를 느끼게 하는 행공이다.

---

2 근육의 표면을 싸고 있는 결체직성結締織性의 엷고 세미한 막으로 과도한 근육의 수축을 견제하는 작용을 한다.

원기단법 25편 3번   신심법身心法의 도법到法

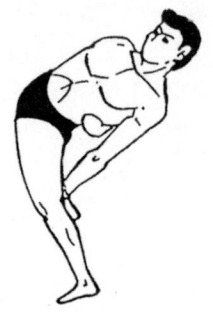

천천히 상체를 뒤로 젖히며 왼손을 뒤로하여 오른 발목을 잡고 오른손은 뒷짐 지며 아래돌단자리 호흡을 한다.

행 · 공 · 효 · 능

견갑근肩胛筋[3]과 견갑관절연골肩胛關節軟骨과 척추간연골脊椎間軟骨을 강화하고 요신경총腰神經叢과 인체 하지에 퍼져 있는 하지신경下肢神經 기능을 강화하여 신경절 가운데 지각신경知覺神經에 속하는 세포체를 강건하게 만드는 행공이다. 가슴을 넓게 펴는 동작을 취함으로써 폐활량을 더욱 증강시키고 산소의 수급이 많아져 전신의 기혈을 맑고 기운차게 만들어 준다.

---

3   어깨뼈가 있는 자리에 붙어 있는 힘줄.

원기단법 25편 4번 　　인심법忍心法의 은법恩法

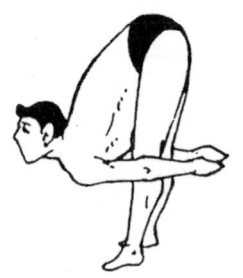

양발을 모아 상체를 앞으로 바짝 숙이고 양손을 무릎 바깥으로 수평이 되게 뒤로 뻗으며 고개 들고 아래돌단자리 호흡을 한다.

행·공·효·능

천곡天谷에 잠면潛眠하고 있는 영靈의 의식 상태가 완전히 발현되도록 밝점의 인도를 통해 진기가 잠영潛靈을 일깨워 뇌와 말초신경 사이의 지각 운동 기능, 자극 전달 기능, 반사 기능을 향상시킨다. 또한 족태음근足太陰筋과 족소음근手少陰筋에 정기精氣를 주류周流시키니 비기脾氣와 신기神氣가 충일해져 혼기魂氣에 중심이 잡혀 선천기先天氣의 활동력이 강화되는 은혜의 행공이다.

원기단법 25편 5번   파심법破心法의 장법臟法

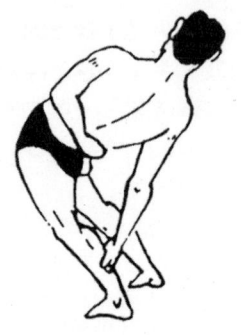

천천히 상체를 뒤로 젖히며 오른손을 뒤로하여 왼 발목을 잡고 왼손은 뒷짐 지며 아래돌단자리 호흡을 한다.

행 · 공 · 효 · 능

견갑근肩胛筋과 견갑관절연골肩胛關節軟骨과 척추간연골脊椎間軟骨을 강화하고 요신경총腰神經叢과 인체 하지에 퍼져 있는 하지신경下肢神經 기능을 강화하여 신경절 가운데 지각신경知覺神經에 속하는 세포체를 강건하게 한다. 가슴을 넓게 펴는 동작을 취함으로써 폐활량을 더욱 증강시키고 산소의 수급이 많아져 전신의 기혈을 맑고 기운차게 만들어주는 행공이다.

원기단법 25편 6번   전심법轉心法의 묘법妙法

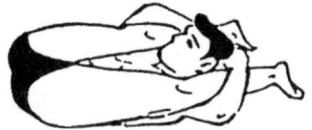

천천히 앉았다가 양다리를 하늘 향해 들어 올리면서 양손으로 두 다리 끌어안아 어깨에 대고 양 손바닥으로 목 뒤를 잡고 아래돌단자리 호흡을 한다.

행·공·효·능

대퇴사두근大腿四頭筋, 대퇴직근大腿直筋, 복직근腹直筋, 요삼각근腰三角筋을 강화하고 요추를 강인하게 해주는 공능功能이 있다. 신경 중추로 유입되는 진기가 척수신경계 전후근前後根의 운동신경과 지각신경을 발달시켜주고 오로五勞⁴와 칠상七傷⁵을 다스려주며 신기腎氣를 증강시키고 허냉虛冷을 다스려 신腎이 쇠하여 누정漏精⁶하는 것을 막으며, 심화心火를 내리고 비토脾土를 도와 정충精充하도록 골수를 보補해주며 기혈이 충일하고 심평기화心平氣和하도록 조화시키는 행공이다.

---

4 오장五臟을 허약하게 만들어 다섯 가지 병의 원인이 되는 과로過勞. 오래 보면久視 혈血을 상하고, 오래 누우면久臥 기氣를 상하고, 오래 앉아 있으면久坐 육肉을 상하고, 오래 서 있으면久立 뼈를 상하고, 오래 걸으면久行 근筋을 상하니 이것을 오로五勞 소상所傷이라 한다.

5 몸에 허손증虛損症이 생기는 일곱 가지 원인, 남자의 신기가 허약하여 생기는 일곱 가지 증상. 〈노상勞傷의 칠상〉: ① 지나치게 포식하여 비脾를 상하는 것 ② 대노大怒로 역기逆氣하여 간을 상하는 것 ③ 힘에 겨운 무거운 물건을 들거나 습기가 많은 곳에 오래 앉아 신腎을 상하는 것 ④ 육신이 냉한데 찬 것을 먹어 폐肺를 상하는 것 ⑤ 생각이 깊고 근심이 많아 심心을 상하는 것 ⑥ 풍우風雨와 한서寒暑로 형形을 상하는 것 ⑦ 두렵고 불안하여 지志를 상하는 것. 〈남자의 신기腎氣 훼손의 칠상〉: ① 음한陰寒 ② 음위陰痿 ③ 이급裏急 ④ 정활精滑 ⑤ 정소精少, 음하습陰下濕 ⑥ 정청精淸 ⑦ 소변이 빈삭頻數하고 배출 시 끝까지 다 나오지 않는 것.

6 성교를 하지 않고 무의식중에 정액이 체외로 배출되는 현상.

원기단법 25편 7번   해심법解心法의 개법蓋法

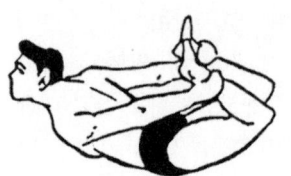

천천히 엎드린 자세에서 양손을 뒤로하여 발목을 잡고 당겨 올리면서 상하체를 동시에 들고 아래돌단자리만 바닥에 대고 **12경 유통**하며 아래돌단자리 호흡을 한다.

행 · 공 · 효 · 능

척수시상로脊髓視床路에 소속된 신경섬유 집합체의 촉각 및 통각 전달 작용을 차단하는 밝돌법 특유의 심법心法을 통해 전신에 통증을 차단하는 능력을 고취시키는 행공이다. 팔 근력과 하지 근육 및 늑간근의 긴장이 고조된 가운데 12경을 유통할 수 있는 능력을 고양하고 자율신경 기능을 강화하여 추간연골을 강인하게 하여 진기 수급 능력을 함양涵養[7]한다. 또한 높아지는 복압을 통해 복강 내에 청신한 기혈 순환을 돕는 부대적 효능을 갖는 가운데 12경을 유통하며 아래돌단자리 호흡을 한다.

---

7 저절로 물드는 것같이 천천히 길러내고 천천히 양성한다는 뜻.

원기단법 25편 8번　　휴심법休心法의 상법尙法

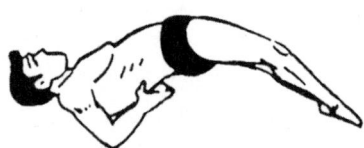

천천히 양발을 붙여 모아 누웠다가 팔꿈치를 굽혀 바닥에 대고 양손으로 허리 좌우를 받치며 발가락만 바닥에 대고 아래돌단자리 호흡을 한다.

행·공·효·능

가슴을 활짝 펴 흉곽강胸廓腔을 넓히는 동작으로 늑간근의 활력을 증진하고 신유혈과 삼초유혈과 노궁혈로 운기하니 혼기魂氣가 안정을 찾고 신기腎氣가 신腎을 따뜻하게 조화하는 행공이다. 그로 말미암아 진정眞精을 배양하여 정기精氣의 모손을 예방하니 요신경총腰神經叢과 천골신경총薦骨神經叢의 기능이 강화되며 하체 세포의 전달 능력을 고양시켜 천기天氣와 지기地氣의 출입을 체능體能할 수 있도록 지기고양志氣高揚[8]한다.

8　지조志操와 의기義氣가 높은 기상.

원기단법 25편 9번   동심법動心法의 조법鳥法

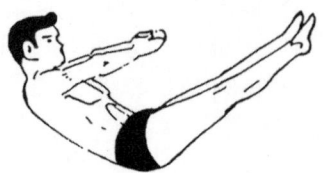

천천히 반듯하게 누웠다가 상하체를 들어 올리며 엉덩이만 바닥에 대고 양손과 양발을 수직으로 뻗고 14경 유통하며 아래돌단자리 호흡을 한다.

행 · 공 · 효 · 능

미저골을 자극하여 미려혈의 공혈孔穴이 발현되도록 하는 행공으로 견배통肩背痛을 소산消散하고 기혈이 경락에 응체凝滯하는 것을 막으며 비위脾胃가 중中을 집수하도록 보補해 비기脾氣의 유행流行을 원활하게 만들어 비체脾滯되거나 진기 상승을 방해하는 요인들을 제거한다. 복직근腹直筋을 강화하고 울기되어 기가 막힌 곳을 통기通氣시켜 진기가 조창條暢하도록 하며, 배후背後의 상관上關, 중관中關, 하관下關9으로 정기精氣가 승강하도록 도우니 영위榮衛가 조화되도록 14경을 유통하는 행공이다.

---

9 상관은 뇌호혈, 중관은 협척혈, 하관은 미려혈을 말한다.

원기단법 25편 10번

합심법合心法의 횡법橫法

천천히 엎드려 양발을 모아 쭉 뻗고 양손도 귀밑 수직으로 뻗고 365락 유통하며 아래돌단자리 호흡을 한다.

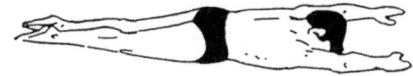

행 · 공 · 효 · 능

생기生氣의 근원인 선천신기先天腎氣가 동기動氣하니 전신으로 정기精氣를 기체화하여 유주流周시키는 행공이다. 수련자에게 제일 필요한 신령한 수행의 자양분이 되는 영성靈性을 배영하는 데 필요한 직관直觀과 영교靈交를 통해 양심良心의 소리를 경청하도록 하며 탁월한 추상抽象과 지혜로운 말과 논리적인 논법이 수련자들 마음에 사상思想을 더해주고 감정을 자극하며 의지를 움직이는 따위의 혼적 사상을 배척케 하고, 내 영성에 힘입어 타인의 영성도 살려나갈 수 있다는 분명한 목적을 갖게 하며 잠재의식과 심층의식을 계발하기 위해 365락을 유통하는 행공이다.

원기단법 25편 11번

일관법一觀法**의 용법**容法

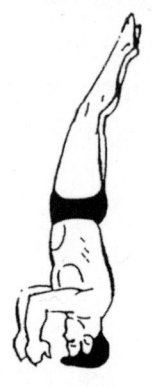

양손과 머리의 위치가 정삼각형을 이루도록 바닥 짚고 앉았다가 양 손가락과 머리를 바닥에 대고 물구나무서서 아래돌단지리 호흡을 한다.

행 · 공 · 효 · 능

물구나무선 자세에서 수삼양맥도手三陽脈導를 다스려 열기가 상초上焦에 머무는 것을 청리淸利시켜 음기陰氣가 비산飛散하도록 천곡天谷에 진원지기眞元之氣를 유통하는 행공이다. 영혼靈魂의 순수함과 도덕道德의 고결함을 성취하기 위해 선현先賢들의 뒤를 따라 그분들이 품고 계셨던 고차원의 이상理想을 자신의 이상으로 삼고 수련에 정진해나가야 한다. 선현들께서 성취하신 삶을 이뤄내기 위해 심층 안에서 흘러나오는 영靈의 동태를 관찰하고 이해하려면 원신元神의 구성 요소를 통해 일어나는, 외부로부터 끌어들이는 감각적 경험들을 잠재우면서 잠재의식을 계발해야 한다.

원기단법 25편 12번   사리법事理法의 악법岳法

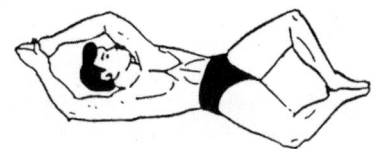

천천히 반듯하게 누워 양손을 머리 위로 합장하고 양 발바닥을 맞대며 고요한 경지에서 아래돌단자리 호흡을 한다.

행 · 공 · 효 · 능

견인차 역할을 하는 밝점을 통해 아래돌단자리 백魄과 위돌단자리 영靈이 만나고 가운데돌단자리 혼魂도 만나서 세 돌단자리가 합일하여 천지인天地人 삼재三才의 도道가 수련자 체내에서 이루어지도록 노력하는 행공으로 염법수련念法修煉[10]을 통해 혼정魂停[11]하는 법을 깨닫고자 숙숙성성宿宿醒醒한다. 자신의 세포섬유질 근육과 신경세포와 신체 기관 하나하나가 모두 파동을 따라 대자연의 공명共鳴을 받아들이도록 영관靈觀을 통해 밝점을 따라 움직이는 경험을 자각自覺하고 그 움직임을 전신으로 확장해나갈 때 진아眞我의 참된 오묘한 뜻을 깨닫게 된다. 그러한 신념을 확고히 갖고 고요한 가운데 내적 변화를 이루며 기혈의 장애를 받지 않고 신체에 나타나는 음양의 조화가 진의眞意를 주도하며 아래돌단자리에 축기를 많이 하기 위한 행공이다.

---

10 긍정적인 생각 위에 영묘靈妙한 마음으로 진입하기 위한 덕스러운 마음을 키우고자 정결한 것만 생각하며 묵언默言으로 이루는 수련

11 혼魂이 날아다니며 외부의 일을 끌어들이지 못하게 한곳에 머무르게 하는 것

원기단법 26편

원기단법 26편 1번   일신법一身法의 쌍법雙法

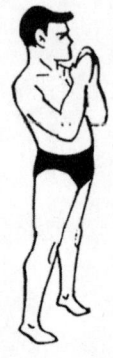

서서 양손을 합장하고 임독 유통하며 아래돌단자리 호흡을 한다.

행 · 공 · 효 · 능

전신의 긴장을 풀고 인신人身의 기운과 천지자연天地自然의 기운이 합치한다는 마음의 자세로 아래돌단자리에 밝점을 고정시켜 의식 집중과 숨고르기를 잘해 웅대한 양성陽性이 천기天氣를 끌어들인다는 점을 마음에 각인하고 정충왕성精充旺盛[1]한 연후에 임독을 유통한다. 정설精泄하고 체손體損하면 양생陽生의 시기가 늦어진다는 점을 깨달아 임독 유통 수련을 할 때는 색色을 멀리하고 육신을 곤고하게 만들지 말아야 한다는 원리를 다시 한번 각성하며 행공한다.

---

1 정精이 충만하고 왕성하다는 뜻.

원기단법 26편 2번   정심법正心法의 수법壽法

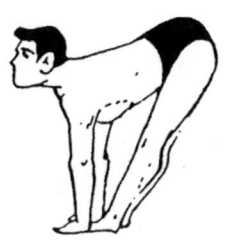

서서 양발을 모으고 상체를 앞으로 바짝 숙이며 양 손바닥을 바닥에 대고 고개 들고 아래돌단자리 호흡을 한다.

행·공·효·능

단원丹元[2]이 수령守靈[3]하고 용연龍烟[4]이 함명含明[5]하며 상재常在[6]가 혼정魂停하고 호화晧華[7]는 허성虛成[8]이며 현명玄冥[9]이 육영育嬰[10]하니 용요龍曜[11]는 위명威明[12]이라, 위돌단자리는 영靈을 관장하고 간肝은 양화陽和의 기를 선발宣發[13]하며 비脾는 혼魂을 머물게 하고 폐肺는 청탁淸濁의 기를 분포하며 신腎은 어린아이 기르듯 정精을 기르며 담膽은 강정과단剛正果斷[14]하여 의심 없이 기정氣正하도록 오장五臟 일낭一囊의 기능을 강화하는 행공이다.

2 도가에서 말하는 심신心神. 위돌단자리를 가리킨다. 마음가짐의 으뜸 되는 실체란 뜻이다.
3 심신心神의 자字. 영을 관장하고 영을 지켜볼 줄 안다.
4 도가에서 말하는 간신肝神. 간장肝臟을 일컫는 고어.
5 간장肝臟의 자字를 말하는 고어.
6 도가에서 말하는 비신脾神. 비장脾臟을 일컫는 고어.
7 폐장肺臟을 일컫는 고어.
8 폐장肺臟의 자字라고도 한다.
9 도가에서 말하는 신신腎神. 신장腎臟을 일컫는 고어.
10 신신腎神의 자字. 어린아이를 양육하듯 기르고 가르치는 것.
11 도가에서 말하는 담신膽神. 담膽을 일컫는 고어.
12 담낭의 자字를 일컫는 고어.
13 기氣나 진액津液이 잘 보내지도록 한다는 뜻.
14 어떤 일을 결정할 때 딱 잘라 용기 있고 강하고 바르게 결정한다는 뜻.

원기단법 26편 3번   신심법身心法의 임법林法

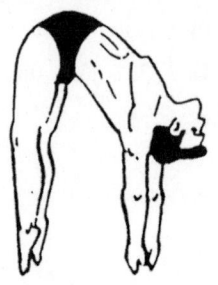

천천히 상체를 뒤로 젖히며 양 손가락과 양 발가락으로 바닥을 짚고 12경 유통하며 아래돌단자리 호흡을 한다.

행 · 공 · 효 · 능

천곡天谷은 원궁元宮이라 원신元神이 상주常住하고 영성靈性이 존재하는 곳이니 진일眞一의 조화造化를 간직하며 원신元神을 주거住居시키니 정명正明이라, 진기가 유통되는 12경을 통해 정명의 영성을 더욱 계발하여 혼성魂性을 잠재우는 행공이다. 육체적으로는 대뇌, 뇌신경, 경신경총頸神經叢, 늑간신경肋間神經, 대퇴신경大腿神經의 기능을 강화하고 척수신경절脊髓神經節에 있는 지각신경 집합 세포체에 진기를 순환시켜 세포체를 강고하게 만들어나가는 행공이다.

원기단법 26편 4번   인심법忍心法의 구법舊法

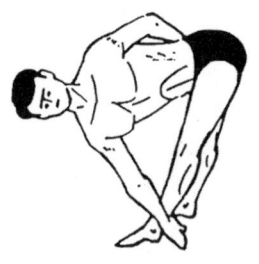

천천히 상체를 앞으로 숙이며 왼쪽으로 틀고 체중이 양발에 균등히 실리도록 하며 오른 손가락으로 바닥 짚고 왼손은 뒷짐 지고 아래돌단자리 호흡을 한다.

행 · 공 · 효 · 능

척추와 척추간연골脊椎間軟骨을 강고히 하고 경추간연골頸椎間軟骨과 위돌단자리에 청신한 기혈을 유통하여 산소 보급을 증대시키는 행공이다. 반건양근半腱樣筋과 반막양근半膜樣筋을 강인하게 하고 선골 부분의 척추신경절脊椎神經節이 부교감신경과 교감을 이뤄 면역력을 증진하며 정신을 안정감 있게 유도하고, 대둔근大臀筋을 강인하게 만들어 골반과 체간體幹 운동을 도와주며 하둔신경下臀神經을 활성화하여 운기의 감지 능력을 고양해나간다.

원기단법 26편 5번   파심법破心法의 작법雀法

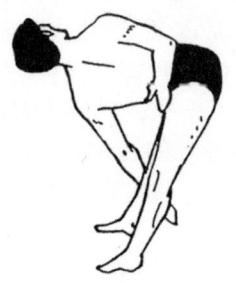

천천히 상체를 앞으로 숙이며 오른쪽으로 틀고 체중이 양발에 균등히 실리도록 하며 왼 손가락으로 바닥 짚고 오른손은 뒷짐 지고 아래돌단자리 호흡을 한다.

행 · 공 · 효 · 능

척추와 척추간연골脊椎間軟骨을 강고히 하고 경추간연골頸椎間軟骨과 위돌단자리에 청신한 기혈을 유통하여 산소 보급을 증대시키는 행공이다. 반건양근半腱樣筋과 반막양근半膜樣筋을 강인하게 하고 선골 부분의 척추신경절脊椎神經節이 부교감신경과 교감을 이뤄 면역력을 증진하며 정신을 안정감 있게 유도하고, 대둔근大臀筋을 강인하게 만들어 골반과 체간體幹 운동을 도와주며 하둔신경下臀神經을 활성화하여 운기의 감지 능력을 고양해나간다.

원기단법 26편 6번 전심법轉心法의 유법維法

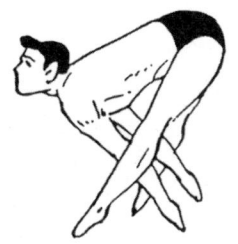

천천히 양발을 넓게 벌리고 상체를 앞으로 바짝 숙이며 양손을 양다리 사이 뒤로 넣어 손가락으로 바닥 짚고 고개 들고 14경 유통하며 아래돌단자리 호흡을 한다.

행·공·효·능

체중의 반을 바닥 짚은 손가락에 실어줘야 십선기혈十宣奇穴의 폭기爆氣 능력을 함양하며 수육경手六經을 강화하고 모든 장臟의 열기를 적정으로 유지하며 골윗샘에 진기를 활달히 유통시켜 영성을 보補한다. 또한 위기衛氣를 도와 분육分肉을 따뜻하게 하여 피부가 윤택해지는데, 피부 안쪽과 분육 사이를 주회周回하는 힘을 강화하고 폐기肺氣를 보補하니 기의 청탁清濁 교환이 신속하다. 경대經隊[15]는 오장육부의 대로大路라, 위胃에서 기를 얻어 오미五味가 다 좋아하는 장부로 분배되는 기로氣路를 활달하게 소통되도록 하며 비복근腓腹筋과 대퇴이두근장두大腿二頭筋長頭와 요배건막腰背腱膜을 강인하게 해주는 행공이다.

---

15 곡물穀物에서 기를 받아 운기를 운행하도록 지기地氣를 내는 밥통(위)을 뜻한다.

원기단법 26편 7번   해심법解心法의 풍법豊法

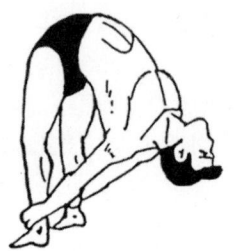

천천히 상체를 뒤로 바짝 젖히며 양손으로 양 발목을 잡고 고개 들고 아래돌단자리 호흡을 한다.

행 · 공 · 효 · 능

요추를 역逆으로 젖힐 때 유주流周하는 진기가 수강髓腔 속의 수액髓液을 자극하도록 운기하여 골질骨質이 석회염분을 유실하여 발생하는 뼈의 결손을 미연에 방지한다. 요신경총腰神經叢에서부터 분포돼 있는 지계통枝系統의 신경을 강화하고 허벅지의 내측광근內側廣筋과 대퇴직근大腿直筋을 강인하고 신축성 있게 만들어가며 양방괄약근兩方括約筋을 수축시켜 아래돌단자리에서 진기를 응축하는 행공이다.

원기단법 26편 8번   휴심법休心法의 홍법興法

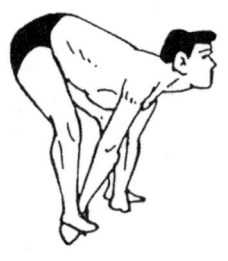

천천히 상체를 앞으로 숙이며 양 손가락을 세워 바닥에 대고 양발을 손등 위에 얹어 체중이 손가락에 실리도록 하면서 무릎을 곧게 펴고 아래돌단자리 호흡을 한다.

행·공·효·능

십선기혈+宣奇穴[16]과 사봉기혈四縫奇穴[17]의 폐쇄된 기능을 회복하고 강화하여 내기內氣의 발출拔出과 외기外氣의 기입氣入을 원활하게 해주는데, 사봉기혈은 발의 용천혈과 함께 자연계와의 진기 유통 통로이다. 이 행공은 원기단법 후반을 수련하는 이들에게 진기단법眞氣丹法 입문 과정을 수련하고자 지력指力을 강화하고 서체暑滯[18]와 지단마비肢端麻痺[19]를 예방해 주는 행공이다. 또한 진기가 잠영潛靈을 일깨워 뇌와 말초신경 사이의 지각 운동 기능, 자극 전달 기능, 반사 기능을 향상하여 수련자 육체의 파장을 자연의 파장에 접선하기 위해 천령개天靈盖를 개문開門하기 위한 행공이다.

---

16 양손 열 손가락 끝의 한가운데 손톱에서 2밀리미터 정도 떨어진 곳에 위치한 혈의 이름.
17 손바닥에서 손가락 끝 쪽으로 한마디 손톱에서부터 두 번째 마디 정중앙에 위치한 혈.
18 더위를 먹는다는 뜻.
19 사지의 말초에 오는 마비 증상. 손발 맨 끝부분에 오는 마비 증상.

원기단법 26편 9번   동심법動心法의 비법飛法

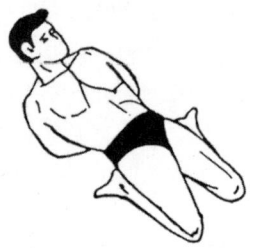

천천히 무릎 꿇고 앉아 뒤로 누워 양 발등과 양 팔꿈치를 바닥에 대고 양 손바닥으로 허리 받치고 365락 유통하며 아래돌단자리 호흡을 한다.

행 · 공 · 효 · 능

발등을 바닥에 대어 족소양담경足少陽膽經을 자극함으로써 흉협胸脇과 늑肋과 비슬脾膝과 경절골脛節骨에 진기가 원활하게 유주流周하며, 가슴을 활짝 펴 흉곽강胸廓腔을 넓혀 늑간근의 활력을 증진하고 신유혈과 삼초유혈과 노궁혈로 운기하니 혼기魂氣가 안정을 찾고 신기腎氣가 신腎을 따뜻하게 조화하여 진정眞精을 배양한 다음 정기精氣의 모손을 예방하는 행공이다. 요신경총腰神經叢과 천골신경총薦骨神經叢의 기능이 강화되고 하체 세포의 전달 능력이 고양되어 천기天氣와 지기地氣의 출입出入을 체능體能할 수 있도록 일깨우며 신수腎水 부족과 음허陰虛를 다스려준다.

원기단법 26편 10번   합심법合心法의 금법錦法

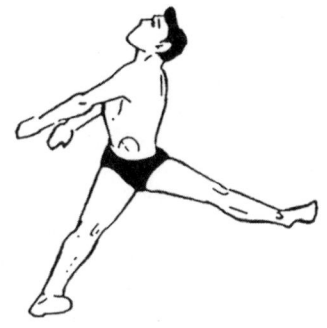

천천히 앉으며 양발을 좌우로 넓게 벌리고 상체를 뒤로 젖히며 오른쪽으로 틀고 양 손가락으로 바닥 짚고 아래돌단자리 호흡을 한다.

행 · 공 · 효 · 능

방욕房慾에 신腎을 상하여 정혈精血이 근筋을 보양保養하지 못해 생기는 음허陰虛와 신허요통腎虛腰痛과 기체요통氣滯腰痛을 다스리는 행공으로, 요신경총腰神經叢에 진기를 주류周流시켜 밝점을 통해 교감신경과 부교감신경의 긴장도가 평형을 유지하도록 수련한다. 그렇게 하면 자율신경을 강인하게 만들어 미주신경 및 내장신경절과 복강신경절의 기능이 향상되고 간肝, 췌膵, 비脾, 신腎을 강고하게 만들어 지방간 및 혈당량을 조절하며 백혈구 생성과 노폐한 적혈구의 파괴 능력이 강화되고 선천원기先天元氣의 활동력이 강화된다.

원기단법 26편 11번   일관법一觀法의 매법梅法

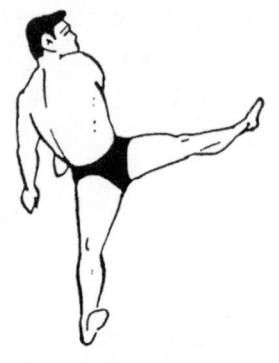

천천히 앉아 양발을 좌우로 넓게 벌리고 상체를 뒤로 젖히며 왼쪽으로 틀고 양 손가락으로 바닥 짚고 아래돌단자리 호흡을 한다.

행·공·효·능

방욕房慾에 신腎을 상하여 정혈精血이 근筋을 보양保養하지 못해 생기는 음허陰虛와 신허요통腎虛腰痛과 기체요통氣滯腰痛을 다스리는 행공으로, 요신경총腰神經叢에 진기를 주류周流시켜 밝점을 통해 교감신경과 부교감신경의 긴장도가 평형을 유지하도록 수련한다. 그렇게 하면 자율신경을 강인하게 만들어 미주신경 및 내장신경절과 복강신경절의 기능이 향상되고 간肝, 췌膵, 비脾, 신腎을 강고하게 만들어 지방간 및 혈당량을 조절하며 백혈구 생성과 노폐한 적혈구의 파괴 능력이 강화되고 선천원기先天元氣의 활동력이 강화된다.

원기단법 26편 12번 　　사리법事理法의 아법牙法

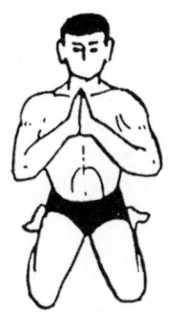

발가락 누르며 앉아 양손을 합장하고 고요한 경지에서 아래돌단자리 호흡을 한다.

행 · 공 · 효 · 능

위돌단자리 영성靈性을 되살리는 길을 찾고자 고요한 경지에서 가운데 돌단자리의 실체를 규명하기 위한 적적성성寂寂醒醒이 필요한 시점이다. 육신의 본질 속에 있는 본성本性의 신성함을 깨달을 때 영靈, 혼魂, 백魄의 뚜렷한 실체가 밝혀지며, 영적靈的 시간 속에 사는 것이 실제 속에 사는 것이라는 깨달음을 얻을 때 삶의 가치와 사고思考가 혼魂의 사고처럼 한정적이 아니라는 사실에 눈을 뜨고 혼의 실체를 깨닫는 계기가 된다. 그러한 확신을 굳게 가지고 적성寂醒에 들어 정각正覺을 이루어나가며 대자연의 파장을 통해 수련자 육신의 파장을 접선하면서 대자연의 영과 수련자의 영을 분별하는 능력을 얻어 영의 기능을 분별하고 자신의 영이 거하는 처소를 분명히 익히면서 축기에 힘쓰는 행공이다.

원기단법 27편

원기단법 27편 1번   일신법一身法의 통법通法

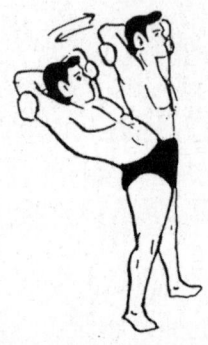

서서 양손을 목 뒤로 깍지 끼며 양 팔꿈치를 감싸 잡고 호呼하며 상체를 뒤로 젖히고 흡吸하며 상체를 반듯하게 세우면서 **임독 유통**하며 아래돌단자리 호흡을 한다.

행 · 공 · 효 · 능

직립 자세에서 양 발가락에 은은히 체중을 실어 장부의 정기精氣가 충일하니 위돌단자리 기가 성장하도록 아래돌단자리에 충만하고 실實한 정精에다 흡기吸氣한 천기天氣를 기체화氣體化하여 임독으로 수髓와 함께 유통시킨다. 아울러 염법수련念法修煉에 가일층 힘쓰며 호기呼氣하면서 가운데돌단자리가 청명해지도록 혼정魂停하기 위해 모든 생각을 놓아준 가운데 운기하며, 근축혈筋縮穴과 척중혈脊中穴에 자극이 가도록 몸을 뒤로 젖히기를 반복하면서 호흡에 따라 움직이면 협척혈夾脊穴로 진기가 운집雲集하는 행공이다.

원기단법 27편 2번   정심법正心法의 숭법崇法

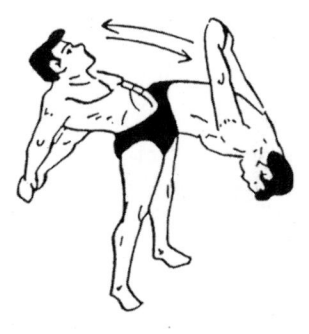

천천히 양손을 깍지 끼고 호呼하며 상체를 바짝 뒤로 젖히고 흡吸하며 상체를 세우고 호하며 상체를 앞으로 숙이고 흡하며 상체를 바로 세우기를 반복하면서 아래돌단자리 호흡을 한다.

행·공·효·능

앞 동작의 연속으로 상체를 반듯하게 세우고 흡기吸氣한 천기天氣는 아래돌단자리에 돌단으로 쌓으며 응축하되 법도法度를 따라야 하고 호기呼氣하면서 전신으로 유주流周하는 기혈 순환을 통해 응기凝氣나 응혈凝血된 곳은 없는지 살피며 막힌 곳은 터주고 뭉친 곳은 풀어주며 전신에 기혈 순환이 원활하게 소통되도록 행공한다. 여기까지도 기체氣滯나 흉비胸痺나 응기凝氣가 풀리지 않으면 별법別法의 수행이 요구되니 자신의 수행을 자신이 점검하며 지도자에게 현상을 알려서 진기단법眞氣丹法에 들기 위해 호흡은 순조롭고 마음은 화창和暢[1]하도록 자신의 전 수련 과정을 점검해야 한다.

---

1 마음이 온화하고 상쾌한 상태.

원기단법 27편 3번   신심법身心法의 능법能法

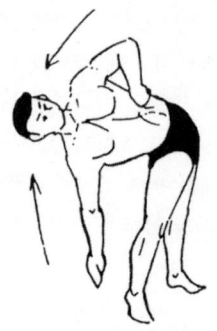

천천히 호呼하며 상체를 왼쪽으로 숙이고 흡吸하며 상체를 바로 세우고 호하며 상체를 오른쪽으로 숙이고 흡하며 상체를 바로 세우기를 반복하면서 아래돌단자리 호흡을 한다.

행·공·효·능

늑간근肋間筋의 내외內外 두 근筋 가운데 늑골거근肋骨擧筋의 강고한 근력을 통해 흡기량의 배양성이 배가된 것을 체능하고 협근脇筋의 강인성을 키우며, 요추와 선골의 추간연골椎間軟骨의 기체氣滯를 미연에 방지하고 어떤 일에 실패하여 소망所望을 실지失志[2]하여 심혈心血이 왕성하지 못한 근맥筋脈[3]을 강건하게 보補해주는 행공이다.

---

2 범사에 뜻을 상실하다, 의기소침하여 매사에 의욕을 잃다는 뜻.
3 힘줄과 핏줄.

원기단법 27편 4번   인심법忍心法의 관법觀法

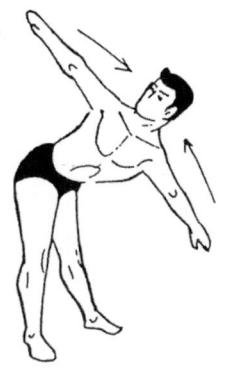

양손을 좌우로 수평이 되도록 벌리고 호呼하며 상체를 앞으로 숙여 왼쪽으로 틀고 흡吸하며 상체를 바로 세우고 호하며 상체를 앞으로 숙여 오른쪽으로 틀고 흡하며 상체를 바로 세우기를 반복하면서 아래돌단자리 호흡을 한다.

행 · 공 · 효 · 능

족태양근足太陽筋과 수심주근手心主筋에 영기營氣 유주流周를 도와 근갈筋渴 현상이 발생하여 무릎과 다리와 팔과 겨드랑이의 힘줄이 마르는 것을 차단하는 수련으로 정혈精血이 힘줄을 보양하도록 협근脇筋의 강인성을 키워준다. 또한 요추와 선골과 추간연골椎間軟骨의 기체氣滯를 미연에 방지하고 어떤 일에 실패하여 소망所望을 실지失志하여 심혈心血이 왕성하지 못한 근맥筋脈을 강건하게 보補해주는 행공이다.

원기단법 27편 5번   파심법破心法의 방법方法

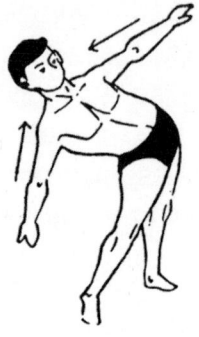

양손을 좌우로 수평이 되도록 벌리고 호呼하며 상체를 뒤로 젖혀 왼쪽으로 틀고 흡吸하며 상체를 바로 세우고 호하며 상체를 뒤로 젖혀 오른쪽으로 틀고 흡하며 상체를 바로 세우기를 반복하면서 아래돌단자리 호흡을 한다.

행 · 공 · 효 · 능

족태양근足太陽筋과 수심주근手心主筋에 영기營氣 유주流周를 도와 근갈筋渴 현상이 발생하여 무릎과 다리와 팔과 겨드랑이의 힘줄이 마르는 것을 차단하는 수련으로 정혈精血이 힘줄을 보양하도록 협근脇筋의 강인성을 키워준다. 또한 요추와 선골과 추간연골椎間軟骨의 기체氣滯를 미연에 방지하고 어떤 일에 실패하여 소망所望을 실지失志하여 심혈心血이 왕성하지 못한 근맥筋脈을 강건하게 보補해주는 행공이다.

원기단법 27편 6번   전심법轉心法의 양법楊法

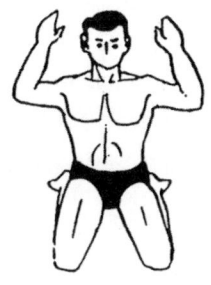

천천히 발가락 눌러 무릎 꿇고 앉아 양팔 팔꿈치를 수직으로 굽혀 손가락이 하늘 향하도록 하고 12경 유통하며 아래돌단자리 호흡을 한다.

행·공·효·능

12경을 유통하는 가운데 수육경手六經 중에 수궐음심포락手厥陰心包絡으로 기혈 순환을 밝점을 통해 의식적으로 운행하되 기氣는 노궁혈에 모으고 혈血은 흐름에 맡겨야 한다. 족태양근足太陽筋으로 운기되는 진기가 족소음근足少陰筋에서 결합하며 요신경총腰神經叢으로 유주流周할 때 하복부와 골반과 대퇴부의 신경 조직들이 강화되며 발아래에서 일어나는 열궐熱厥[4]의 열을 산열散熱하는 행공이다.

---

4   술이 위胃로 들어가면 낙맥絡脈이 가득滿하고 경맥經脈이 허虛하며 비장脾編이 위장胃腸을 위해 진액津液을 운행하게 되니, 음기陰氣가 허虛하면 양기陽氣가 침입하고 양기가 침입하면 위가 불화不和하며 위가 불화하면 정기精氣가 마르고枯 정기가 마르면 사지를 영위營衛하지 못하므로 신기腎氣가 쇠衰하고 양기陽氣가 승勝하여(해가 솟아오르듯 하여) 수족手足에 열이 많은 증상.

원기단법 27편 7번   해심법解心法의 광법廣法

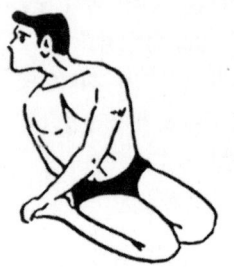

꿇어앉은 자세에서 발등을 바닥에 대고 상체를 오른쪽으로 틀어 오른손으로 왼 발가락 잡고 왼손은 앞으로 돌려 오른 발가락 잡고 아래돌난자리 호흡을 한다.

행 · 공 · 효 · 능

요신경총腰神經叢에서 분포된 대퇴大腿, 폐쇄閉鎖, 외측대퇴피外側大腿皮, 장골하복腸骨下腹, 장골서혜腸骨鼠蹊, 음부대퇴陰部大腿 신경神經에 진기를 순환하여 수진守眞[5]하며 안정을 갖도록 하여, 노怒가 심해 기를 상傷하고 생각이 많아 신기神氣[6]가 줄고 신기神氣가 피곤하여 심기心氣[7]가 고달프고 약기弱氣 하지 않도록 예방해주는 행공이다.

---

5   진기를 보살피다, 진기를 맡아 관장하다, 진기를 지킨다는 뜻.
6   만물 생성의 원기元氣를 말하며, 인체는 정신과 기력에 해당한다.
7   마음으로 느끼는 기분을 뜻하는데, 여기서 말하는 심기는 기로 말미암아 선천적으로 타고난 마음으로 기로써 도道를 삼고 마음으로 종宗을 삼는 것을 뜻한다.

원기단법 27편 8번 — 휴심법休心法의 만법滿法

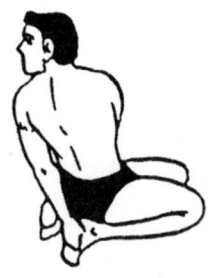

꿇어앉은 자세에서 발등을 바닥에 대고 상체를 왼쪽으로 틀어 왼손으로 오른 발가락 잡고 오른손은 앞으로 돌려 왼 발가락 잡고 아래 돌단자리 호흡을 한다.

행·공·효·능

요신경총腰神經叢에서 분포된 대퇴大腿, 폐쇄閉鎖, 외측대퇴피外側大腿皮, 장골하복腸骨下腹, 장골서혜腸骨鼠蹊, 음부대퇴陰部大腿 신경神經에 진기를 순환하여 수진守眞하며 안정을 갖도록 하여, 노怒가 심해 기를 상傷하고 생각이 많아 신기神氣가 줄고 신기神氣가 피곤하여 심기心氣가 고달프고 약기弱氣하지 않도록 예방해주는 행공이다.

원기단법 27편 9번   동심법動心法의 낭법㮰法

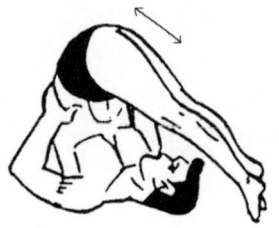

천천히 반듯하게 누워 호呼하며 하체를 들어 머리 위로 넘겨 발가락을 바닥에 댔다가 흡吸하며 하체를 원위치로 반듯하게 내려놓기를 반복하면서 아래돌단자리 호흡을 한다.

행·공·효·능

수태양근手太陽筋의 기능을 향상하여 어깨와 목의 힘줄로 인해 목이 당겨 아프고 귀가 울리고 눈이 아픈 증상을 차단하며, 활처럼 휘는 경추와 척추를 통해 척추간연골脊椎間軟骨의 마디마디를 강인하게 도와준다. 또한 다량多量의 진기 순환으로 연골軟骨 기능을 강화하고 척추직근脊椎直筋[8]을 통해 계협季脇[9]을 강인하게 만들며, 신기腎氣가 요腰로부터 척상脊上을 끼고 올라 신규腎竅[10]의 기능을 강화하면서 음陰이 왕성해지고 양陽이 허약하지 않도록 음양의 균형을 잡아 신규腎竅가 화통化通[11]하니 옥천玉泉[12]에 신선한 영액靈液[13]이 증강增强하는 행공이다.

---

8 등마루 뼈를 따라 좌우에 있는 근육.
9 신체의 측흉側胸 연골 사이 부위.
10 사람의 혀 아래에 4개의 구멍竅이 있는데, 그중 2개의 신액腎液이 통하는 곳.
11 자연의 오묘한 이치에 통한다는 뜻.
12 옥같이 매우 맑은 샘으로 표현하는데, 여기서는 침샘을 이르는 말.
13 영묘靈妙한 물이라 표현하는데, 여기서는 타액唾液을 뜻하며 신액腎液이 통하여 혀 아래에서 솟아오르는 정순淨純한 물.

원기단법 27편 10번   합심법合心法의 희법希法

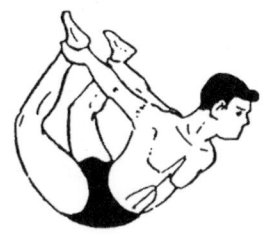

천천히 엎드려 양손을 뒤로하여 양 발목을 잡고 손발을 서로 당기며 상하체를 들어 올리고 아래돌단자리를 바닥에 대고 **14경 유통**하며 아래돌단자리 호흡을 한다.

행 · 공 · 효 · 능

척수시상로脊髓視床路에 소속된 신경섬유 집합체의 촉각과 통각 전달 작용을 정지시키는 밝돌법 특유의 심법心法을 통해 전신의 통증을 차단하는 능력을 고취시키고 팔 근력과 하지 근육 및 늑간근의 긴장이 고조된 가운데 14경을 유통할 수 있는 능력을 고양하는 행공이다. 자율신경 기능을 강화하여 추간연골椎間軟骨에 기혈 순환이 원활해지도록 보補하며 높아지는 복압腹壓을 통해 복강腹腔 안에 청신한 기혈 순환을 돕는 부대적 효능을 갖는 가운데 14경을 유통하며 아래돌단자리 호흡을 한다.

원기단법 27편 11번   일관법一觀法의 우법友法

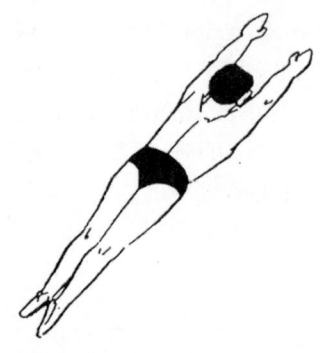

천천히 엎드려 양발을 모아 쭉 뻗고 양손도 귀밑 수직으로 뻗고 365락 유통하며 아래돌단자리 호흡을 한다.

행 · 공 · 효 · 능

생기生氣의 근원인 선천신기先天腎氣가 동기動氣하니 전신으로 정기精氣를 기체화氣體化하여 유주流周하며 수련자에게 제일 필요한 신령한 수행의 자양분이 되는 영성靈性을 배영培靈하기 위한 노력이 필요한 때이다. 탁월한 추상抽象과 지혜로운 말과 논리적인 논법이 수련자들 마음에 사상思想을 더해주고, 감정을 자극하며 의지를 움직이는 따위의 혼적 사상을 배척하고 내 영성에 힘입어 타인의 영성도 살려나갈 수 있다는 분명한 목적을 갖게 하며, 잠재의식과 심층의식을 계발하기 위해 365락을 유통하는 행공이다.

원기단법 27편 12번 　　　사리법事理法의 연법燕法

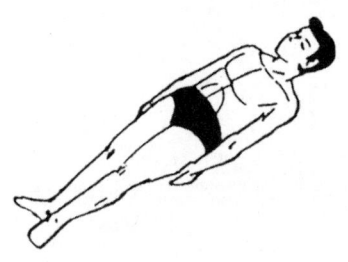

자연스럽게 반듯이 누워 몸에 경직된 곳이 없도록 하고 고요한 경지에서 아래돌단자리 호흡을 한다.

행 · 공 · 효 · 능

전신의 긴장을 이완하고 대자연의 생명력과 생기生氣가 수련자 체내에서 순화되며 자연치유력이 극대화되어야 한다. 그래야 수련자 육신의 강건함이 완전한 생명력으로 이어지며 타인을 돌보는 사랑의 마음이 충만해지고 더욱 긍정적인 자세로 수련에 임하게 된다. 자신의 실상을 깨닫고 이해하며 교만을 벗어버리고 아집을 깨트려야 직관直觀이 소생한다. 이성理性은 우리의 뇌에서 변론辯論하는 성격을 지니고 있으나 직관直觀은 자연으로부터 심층의식을 통해 이성의 일과는 다른 작용으로 나타난다. 영靈은 직관直觀이고 혼魂은 직감直感이니 영혼靈魂을 바로 분별해야 자연계와 나에 대한 깨달음을 얻고 참나를 찾게 된다. 이것이 사리법事理法의 연법燕法에서 날아다니는 혼魂의 속성을 깨우쳐 잠재우고 영성靈性을 깨우면서 돌단을 쌓는 까닭이다.

원기단법 28편

원기단법 28편 1번   일신법一身法의 금법金法

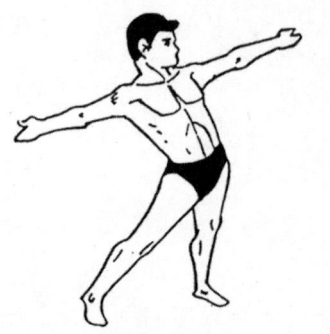

서서 양발을 넓게 벌리고 양팔을 좌우로 뻗으며 상체를 뒤로 바짝 젖히고 고개 앞으로 숙이고 발 안쪽에 힘이 실리게 하면서 아래돌단자리 호흡을 한다.

행 · 공 · 효 · 능

신장腎臟을 보신補腎[1]하고 보익補益[2]하니 방실노상房室勞傷[3]으로 인해 양기陽氣가 허약해져 생기는 신허요통腎虛腰痛과 슬냉膝冷[4]을 다스려준다. 그리고 요추간연골腰椎間軟骨의 기능이 강성하도록 돕고 천골薦骨의 팔료혈八髎穴[5]과 천골신경총薦骨神經叢에 진기를 주회周回하여 산소 공급을 원활하게 조작造作해 신경총神經叢의 기능을 활성화하며, 보신補腎을 통해 아래돌단자리에 순환된 생기生氣가 전신으로 힘차게 흘러 장생구시長生久視[6]의 초석이 되도록 전신 세포에 생기와 활력이 넘치도록 양성養成하는 행공이다.

---

1 돌단을 쌓으며 충일한 단화기丹火氣의 생발生發을 통해 습열濕熱이 신경으로 침입하는 것을 차단하고 신腎을 돕고 보호해주는 것.
2 보충하고 많아지게 하여 도움이 되도록 하는 일.
3 요즘 말로는 성교를 지나치도록 많이 하는 일.
4 무릎에 바람이 들어오는 것같이 차가운 증상.
5 천골薦骨에 있는 상료혈, 차료혈, 중료혈, 하료혈을 말한다.
6 즐거운 인생을 건강하게 언제까지라도 길게 지속하며 산다는 뜻.

원기단법 28편 2번 — 정심법正心法의 구법區法

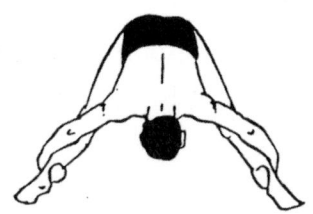

천천히 양발을 좌우로 멀리 벌리고 상체를 앞으로 바짝 숙이며 양손을 복사뼈 바깥쪽으로 하여 발뒤꿈치를 잡고 **임독 유통**하며 아래돌단자리 호흡을 한다.

행 · 공 · 효 · 능

족태음근足太陰筋과 족궐음근足厥陰筋을 강인하게 도와 음고陰股[7]를 유강柔强[8]하도록 하며 영기榮氣의 체내 순환을 더욱 활성화하니, 부교감신경을 우위優位로 끌어 올려 전신이 안정감에 들도록 고요한 가운데 수련하면 부대적으로 장내전근長內轉筋과 단내전근短內轉筋, 중둔근中臀筋과 소둔근小臀筋 및 치골근恥骨筋을 강인하게 만들어주고 원활한 임독 유통을 통해 정수精髓[9]를 충일하게 하며 영대靈臺를 바라보고 영능靈能이 계발되도록 수련하는 행공이다.

---

7 넓적다리 안쪽의 장내전근長內轉筋 부위를 일컫는 말.
8 강인하고 부드러운 것.
9 정기精氣와 골수骨髓를 일컫는 말.

원기단법 28편 3번 　　신심법身心法의 암법岩法

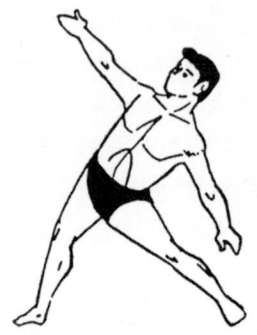

천천히 상체를 뒤로 젖히며 왼쪽으로 틀어 왼 손가락으로 뒤쪽 바닥을 짚고 오른손을 하늘 향해 뻗고 아래돌단자리 호흡을 한다.

행·공·효·능

음액陰液과 기혈氣血을 보양補養하여 정수精髓를 증익增益하니 신음腎陰 부족에서 오는 심간心肝 혈허血虛 발생 요인을 제거하고 요추의 어혈瘀血을 풀어 유강柔强한 요추로 만들어주는 행공이다. 힘의 중추가 되는 요각腰脚[10]을 튼실하게 하여 골기骨氣를 보양하니 골수를 채우고 골절 간 노열勞熱을 다스려 신기腎氣를 승하게 만든다. 그로 말미암아 간肝, 췌膵, 비脾, 신腎이 강고해져 지방간 및 혈당량이 조절되며 백혈구의 생성과 노폐老廢한 적혈구의 파괴 능력이 강화되고 선천원기先天元氣의 활동력이 강화된다.

---

10 요추와 다리를 말한다.

원기단법 28편 4번   인심법忍心法의 주법珠法

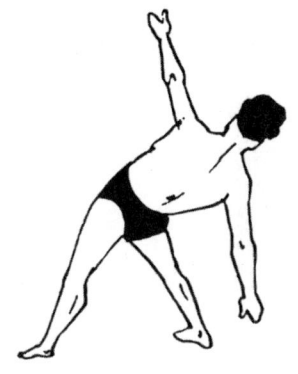

천천히 상체를 뒤로 젖히며 오른쪽으로 틀어 오른 손가락으로 뒤쪽 바닥을 짚고 왼손을 하늘 향해 뻗고 아래돌단자리 호흡을 한다.

행 · 공 · 효 · 능

음액陰液과 기혈氣血을 보양補養하여 정수精髓를 증익增益하니 신음腎陰 부족에서 오는 심간心肝 혈허血虛 발생 요인을 제거하고 요추의 어혈瘀血을 풀어 유강柔强한 요추로 만들어주는 행공이다. 힘의 중추가 되는 요각腰脚을 튼실하게 하여 골기骨氣를 보양하니 골수를 채우고 골절 간 노열勞熱을 다스려 신기腎氣를 승하게 만든다. 그로 말미암아 간肝, 췌膵, 비脾, 신腎이 강고해져 지방간 및 혈당량이 조절되며 백혈구의 생성과 노폐老廢한 적혈구의 파괴 능력이 강화되고 선천원기先天元氣의 활동력이 강화된다.

원기단법 28편 5번   파심법破心法의 신법新法

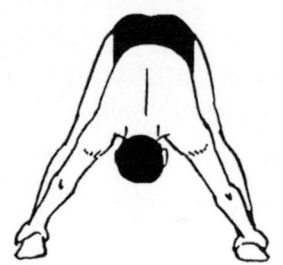

천천히 상체를 앞으로 바짝 숙이며 양 손바닥으로 발등 감싸 잡고 엄지손가락을 족심足心을 향해 밀어 넣고 아래돌단자리 호흡을 한다.

행 · 공 · 효 · 능

족육경足六經에 순화된 기혈이 장중양기掌中陽氣를 수수收受하므로 전신에 생기가 생生하고 넓게 벌린 다리 안쪽의 족소음신경足少陰腎經이 수심주手心主의 동動을 달래며 골궐骨厥[11]을 제어해 마음에 두려움이 없어지는 행공이다. 형성하고자 하는 이상理想을 꼭 붙들고 '하면 된다'는 긍정적인 마음으로 대우주의 힘을 자신이 운용하면서 행공하면 부대적으로 장내전근長內轉筋과 단내전근短內轉筋, 중둔근中臀筋과 소둔근小臀筋 및 치골근恥骨筋이 강인해진다.

---

11 체내에 기氣가 부족하여 깜짝깜짝 놀라는 현상.

원기단법 28편 6번

전심법轉心法의 부법浮法

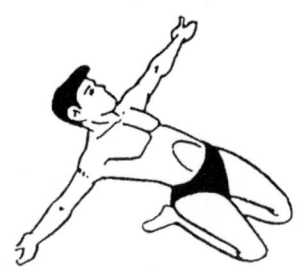

천천히 무릎 꿇고 앉아 발등을 바닥에 대고 뒤로 누우면서 양손을 좌우로 뻗고 **12경 유통**하며 아래 돌단자리 호흡을 한다.

행 · 공 · 효 · 능

진기가 12경으로 유통될 때 아래돌단자리의 내압內壓을 더욱 강화하여 응축하므로 다음 행공에서 임독 유통을 통한 14경 유통을 행할 때 강화된 내원기內元氣의 유행遊行이 12경 유통을 조화시키도록 정수精髓를 충일시켜 진기를 전신에 고루 분배한다. 그로 말미암아 원기元氣를 보補하니 생기生氣의 근원을 보양하며 신기神氣가 밝점에 응집하도록 만들어 밝점을 따라 순환하는 내원기內元氣를 더욱 활성화하여 수련자들로 하여금 밝점을 통해 정기精氣 유통流通을 조절할 수 있도록 하는 행공이다.

원기단법 28편 7번　　해심법解心法의 조법調法

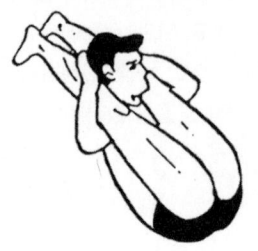

천천히 앉은 자세에서 두 다리를 하늘 향해 들고 양손으로 양발을 목에 걸어 잡고 **14경 유통**하며 아래돌단자리 호흡을 한다.

행 · 공 · 효 · 능

사람의 지각과 운동과 보고 듣고 말하며 냄새 맡는 것이 다 양기陽氣가 피부에 진기眞氣를 쐬는 찜질 모양으로 몸을 충족해주니 모발이 윤택해지고 양기의 운행이 활달하여 달기達氣[12]하며 신수腎水를 증강하고 심화心火를 내리며 비토脾土를 도와 비기脾氣를 건장하게 만드는 행공이다. 또한 정충精充하도록 골수를 보補해주며 기혈이 충일하고 심평기화心平氣和를 이루어 영명靈明해지니 14경 유통으로 전신의 기혈 순화純化가 이루어져 전신 세포 조직의 활력이 증강한다.

---

12 활달하고 명랑한 기운.

원기단법 28편 8번   휴심법休心法의 서법瑞法

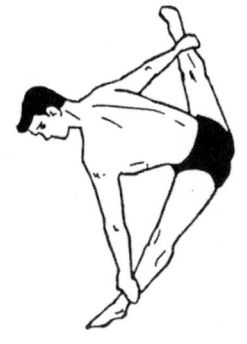

천천히 양발을 좌우로 멀리 벌리고 상체를 앞으로 바짝 숙이며 양손으로 발목 잡고 내족內足이 바닥에 닿게 하면서 아래돌단자리 호흡을 한다.

행·공·효·능

내족內足이 지면을 향하면 족태음근足太陰筋과 족궐음근足厥陰筋이 강인해져 음고陰股가 유강柔强해지며, 영기榮氣가 체내외를 일주一周하면서 사지四肢부터 오장육부五臟六腑까지 주야晝夜와 음양陰陽에 관계없이 주편周遍[13] 순환하는 기운이 더욱 활성화되니 기혈이 화평하고 신기神氣를 증강하여 혼정魂停하며 영성靈性에 활력을 주고 영의 활동 범위를 넓혀주는 행공이다. 파장을 통해 전달되는 외부의 진파振波[14]에 귀 기울여 원청법遠聽法[15]의 원리를 초공初功으로 배워가며 영기靈氣를 맑게 조화시켜간다.

---

13 두루 골고루 돈다는 뜻.
14 진동과 파장.
15 청력의 한계를 벗어난 먼 곳의 소리부터, 숙달되면 혼령魂靈의 소리까지 들을 수 있는 법.

원기단법 28편 9번 　　　동심법動心法의 소법昭法

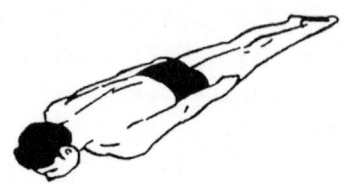

평안한 자세로 엎드려 365락 유통
하며 아래돌단자리 호흡을 한다.

행 · 공 · 효 · 능

천곡天谷을 향해 독맥으로 진기를 상승시켜 수련자에게 제일 필요하며 신령한 수행의 자양분이 되는 영성靈性을 찾기 위한 노력이 필요한 때이다. 탁월한 추상抽象으로 지혜로운 말과 논리적 논법이 수련자들 마음에 사상思想을 더해주고 감정을 자극하며 의지를 움직이는 따위의 혼적魂的 사상 속에서 초자연적超自然的 경험이 혼백魂魄을 통해 일어날 가능성이 많으니, 혼정魂停하는 법을 더욱 깊이 있게 수련하면서 수련자 영靈을 가볍고 경쾌하게 조화시켜 배양된 영성에 힘입어 타인의 영성도 살려나갈 수 있다는 분명한 목적을 가지고 잠재의식을 더욱 계발하기 위해 365락을 유통하는 행공이다.

원기단법 28편 10번　　합심법合心法의 붕법朋法

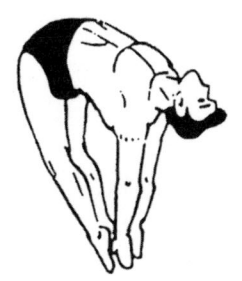

천천히 상체를 뒤로 젖히며 손가락과 발가락으로만 바닥을 짚고 몸 전체 들어 올리며 아래돌단자리 호흡을 한다.

행 · 공 · 효 · 능

천곡天谷은 원궁元宮이라 원신元神이 상주常住하고 영성靈性이 존재하는 곳이니 진일眞一의 조화造化를 간직하며 원신元神을 주거住居시키니 정명正明이라, 영명靈明한 영성을 더욱 계발하여 혼성魂性을 잠재울 때 영을 어둡게 만드는 일이 자주 발생하니 이를 경계해야 한다. 어려운 이 동작에서 심언법心言法[16]을 체지體智하기 위한 수련도 아울러 배우며 분심법分心法의 기초를 완성해나가고, 육체적으로는 대뇌, 뇌신경, 경신경총, 늑간신경, 대퇴신경의 기능 강화와 더불어 척수신경절에 있는 지각신경 집합 세포체에 진기를 순환시켜 세포체를 강고하게 만들어나간다.

---

16 혼령魂靈과 마음으로 대화하는 법. 신기神氣가 극강極强해야만 시도할 수 있다.

원기단법 28편 11번   일관법一觀法의 노법老法

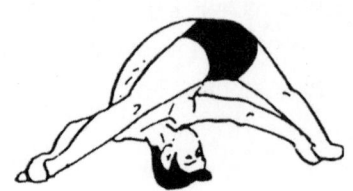

천천히 반듯하게 누웠다가 하체를 들어 머리 위로 넘기면서 양발을 좌우로 넓게 벌리고 양손으로 발가락 잡고 아래돌단자리 호흡을 한다.

행 · 공 · 효 · 능

족소음근足少陰筋과 족태양근足太陽筋이 순화純化되고 강인해지며 족삼양맥도足三陽脈導를 다스려 심心과 폐肺의 양기陽氣를 충일시켜 영위榮衛의 운행을 조절하는 행공이다. 간肝과 신腎의 음기陰氣가 위上로 양陽을 이기려는 행기行氣를 제어하고 양명陽明의 생발生發한 기를 순환시켜 풍風이 양명경陽明經으로 범접하는 것을 차단하며 위돌단자리를 청명경쾌淸明輕快하게 이끌어 영성을 강화해준다.

원기단법 28편 12번   사리법事理法의 제법濟法

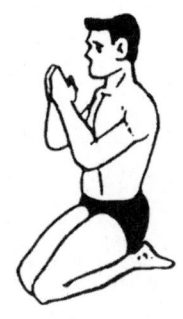

무릎 꿇고 앉아 양손을 합장하고 발등을 바닥에 대고 고요한 경지에서 아래돌단자리 호흡을 한다.

행 · 공 · 효 · 능

밝돌에 이르는 수련을 하는 데 가장 중요한 요소는 영적靈的 강건强健과 혼적魂的 수면睡眠이다. 혼이 발광하며 자신의 권좌權座라 생각하고 내주지 않으려는 자리는 사실 영의 자리로서, 영혼의 구별이 모호해진 사태는 우리가 모태母胎에서 태어날 때 난원공卵圓孔이라는 공혈孔穴이 폐쇄되면서 발생한 불행한 일이다. 이때부터 혼이 인체의 정신을 관장하면서 수련자가 영적으로 강건해지는 일을 방해하고 수련자의 기분을 언짢게 만들어 경쾌해야 할 영을 무겁게 가라앉히고 음주飮酒나 가무歌舞를 통해 더욱 어둡게 만드는 작용을 한다. 마음을 비우고 감정을 억제하여 의지적 결심을 한다고 해서 영이 활동하는 것이 아니다. 위돌단자리를 밝점을 통해 내시內視로 내관內觀하면서 외부 충동에 동요하지 않고 인체의 시視, 청聽, 후嗅, 미味, 촉觸의 다섯 가지 오감五感의 불분명不分明을 깨우쳐 공성空性[17]을 이루려면 밝점을 따라 위돌단자리 영의 자리를 찾기 위한 적적성성寂寂醒醒을 유지하고 마음의 소리를 들어가며 극강極强의 축기를 병행해야 한다.

---

17 사람과 법이 모두 빈 것을 표시하는 본성本性.

원기단법 29편

원기단법 29편 1번   일신법一身法의 백법白法

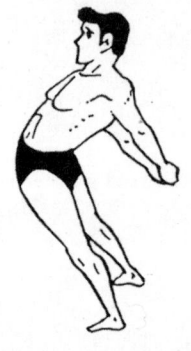

바로 서서 양손을 뒤로 깍지 끼고 상체를 뒤로 젖히며 고개를 앞으로 숙이고 **임독 유통**하며 아래돌 단지리 호흡을 한다.

행·공·효·능

흉각胸脚 운동을 통해 흉추와 늑골과 흉골의 체벽근육體壁筋肉[1]을 강인하게 하고 흡기吸氣를 증강하여 흉비胸痺와 결흉結胸을 소파消破[2]하는 행공이다. 독맥의 중추혈中樞穴을 중심점으로 삼아 상체를 뒤로 젖혀야 임독 유통을 통해 간유肝兪, 담유膽兪, 비유脾兪, 위유胃兪, 삼초유三焦兪, 신유腎兪혈들의 양기養氣를 북돋우니, 신허腎虛로 인해 정산精散하지 않고 수궐음심포경手厥陰心包經을 통해 심포락心包絡으로 운기하여 횡격막의 신축성이 강인해지며 심계心系의 심기心氣가 평정을 유지하도록 고요하게 임독 유통한다.

---

1 체강體腔의 안쪽 벽에 붙어 있는 근육.
2 없어지도록 깨트려버리다, 조금씩 없어지도록 하다.

원기단법 29편 2번   정심법正心法의 반법般法

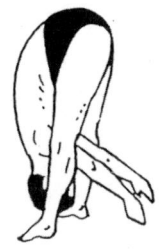

천천히 양발을 좌우로 멀리 벌리며 머리를 양발 사이 바닥에 대고 손가락으로 바닥 짚고 12경 유통하며 아래돌단자리 호흡을 한다.

행 · 공 · 효 · 능

백회혈百會穴과 손가락과 발바닥에 체중이 균등하게 실려야 천령개天靈蓋가 자극을 받아 천곡天谷에서 신기神氣를 진의眞意[3]로 조화하여 감정의 열심, 욕망의 증가, 사상의 혼란을 도외시하며 제반 문제를 냉철한 영靈에게 맡기게 된다. 진기를 유통하며 수육경手六經을 강화하여 모든 장부의 열기가 적정適正을 유지하고 폐기肺氣를 보補하니 기의 청탁淸濁 교환交換이 신속해진다. 선골 부분의 척추신경절이 부교감신경과 교감을 이뤄 면역력을 증진하고 정신적 안정감으로 유도하며 대둔근大臀筋을 강인하게 만들어 골반과 체간體幹 운동을 도와주고 하둔신경下臀神經이 활성화되어 12경 운기의 감지 능력이 고양되는 행공이다.

---

3 참뜻으로 마음의 움직임 없이 고요한 마음으로 성심을 다한다는 의미.

원기단법 29편 3번 신심법身心法의 유법諭法

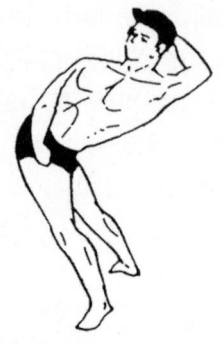

양발을 어깨너비로 벌리고 상체를 뒤로 젖혀 왼쪽으로 틀며 오른손을 아래돌단자리에 대고 왼손으로 목 뒤 천주혈 부위를 감싸 쥐고 아래돌단자리 호흡을 한다.

행 · 공 · 효 · 능

오른손으로 아래돌단자리에서 응축하는 진기를 보補하고 왼손으로 천주혈天柱穴 부위를 감싸줌으로써 아직 임독 자개自開가 미숙한 수련자는 노궁혈을 통해 운기運氣 유주流周되는 진기로 아문혈瘂門穴을 통해 독맥으로 상승하는 양화기陽火氣를 견인하라는 뜻이 있다. 직상直上에 있는 영곡靈谷에 안주하는 원령元靈 열두 대문의 허실虛實을 체지體智하게 유도하여 원령元靈이 스스로 영곡靈谷에서 깨어 일어나 활동을 시작하니 뇌腦가 수髓의 바다가 되고 수해髓海가 유여有餘하도록 하는 행공이다.

원기단법 29편 4번

인심법忍心法의 가법伽法

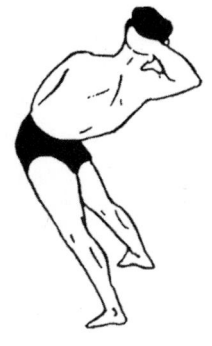

양발을 어깨너비로 벌리고 상체를 뒤로 젖혀 오른쪽으로 틀며 왼손을 아래돌단자리에 대고 오른손으로 목 뒤 천주혈 부위를 감싸 쥐고 아래돌단자리 호흡을 한다.

행 · 공 · 효 · 능

왼손으로 아래돌단자리에서 응축하는 진기를 보補하고 왼손으로 천주혈天柱穴 부위를 감싸줌으로써 아직 임독 자개自開가 미숙한 수련자는 노궁혈을 통해 운기運氣 유주流周되는 진기로 아문혈瘂門穴을 통해 독맥으로 상승하는 양화기陽火氣를 견인하라는 뜻이 있다. 직상直上에 있는 영곡靈谷에 안주하는 원령元靈 열두 대문의 허실虛實을 체지體智하게 유도하여 원령元靈이 스스로 영곡靈谷에서 깨어 일어나 활동을 시작하니 뇌腦가 수髓의 바다가 되고 수해髓海가 유여有餘하도록 하는 행공이다.

원기단법 29편 5번   파심법破心法의 개법開法

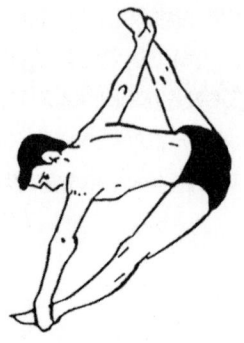

천천히 양발을 좌우로 멀리 벌리고 상체를 앞으로 바짝 숙이며 양손으로 발목을 잡고 뺨을 바닥에 대고 내족內足이 바닥에 닿게 하며 아래돌단자리 호흡을 한다.

행·공·효·능

내족內足이 지면을 향하면 족태음근足太陰筋과 족궐음근足厥陰筋이 강인해져 음고陰股가 유강柔强해지며 영기榮氣가 체내외를 일주一周하면서 사지四肢부터 오장육부五臟六腑까지 주야晝夜와 음양陰陽에 관계없이 주편周遍 순환하는 기운을 더욱 활성화하니 기혈이 화평하고 신기神氣를 증강하여 혼정魂停하며 영성靈性에 활력을 주고 영의 활동 범위를 넓혀주는 행공이다. 나아가 파장을 통해 전달되는 외부의 진파振波에 귀 기울여 원청법遠聽法의 원리를 초공初功으로 배워가며 귀로 들리는 소리를 차단하고 마음으로 들리는 소리에 귀 기울이며 영기靈氣를 맑게 조화시켜간다.

원기단법 29편 6번 전심법轉心法의 두법豆法

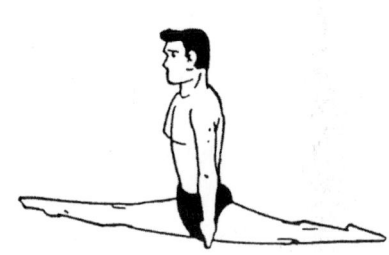

천천히 양발을 좌우로 일자형이 되도록 뻗고 상체를 오른쪽으로 90도로 틀며 양팔을 바닥으로 곧게 내려 손가락으로 바닥 짚고 아래돌단자리 호흡을 한다.

행 · 공 · 효 · 능

하지육근下肢六筋[4]을 조화시키며 신기腎氣를 보補하고 음맥陰脈이 족심足心으로 모여 양기陽氣가 승勝해 발생하는 열궐熱厥과 양기陽氣를 쇠衰해주는 행공이다. 수족手足이 차가워지는 한궐寒厥 같은 음양의 부조화를 개선하고 정기精氣를 보양하며 음양이 화순和順하도록 진기를 조양調養하고 혼정魂停하여 욕심 없이 한가로운 가운데 음사淫邪가 마음에 스며들지 않도록 해준다.

---

4 하지에 있는 태양근, 소양근, 양명근, 태음근, 소음근, 궐음근의 총칭.

원기단법 29편 7번　　해심법解心法의 상법床法

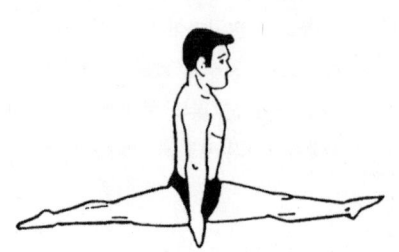

천천히 양발을 좌우로 일자형이 되도록 뻗고 상체를 왼쪽으로 90도로 틀며 양팔을 바닥으로 곧게 내려 손가락으로 바닥 짚고 아래 돌단자리 호흡을 한다.

행 · 공 · 효 · 능

하지육근下肢六筋을 조화시키며 신기腎氣를 보補하고 음맥陰脈이 족심足心으로 모여 양기陽氣가 승勝해 발생하는 열궐熱厥과 양기陽氣를 쇠襄해주는 행공이다. 수족手足이 차가워지는 한궐寒厥 같은 음양의 부조화를 개선하고 정기精氣를 보양하며 음양이 화순和順하도록 진기를 조양調養하고 혼정魂停하여 욕심 없이 한가로운 가운데 음사淫邪가 마음에 스며들지 못하도록 해준다.

원기단법 29편 8번 휴심법休心法의 전법田法

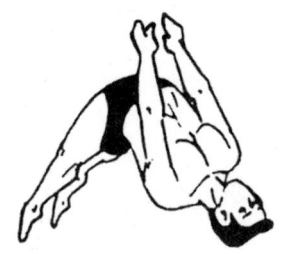

천천히 뒤로 누웠다가 머리 뒤 후정혈 부위와 발가락만 바닥에 대고 몸 전체를 들며 양손을 하늘 향해 곧게 뻗고 아래돌단자리 호흡을 한다.

행·공·효·능

후정혈後頂穴은 교충交衝[5]이라 천곡天谷을 수호하는 자리로 이 동작을 행공하면 천기天氣가 천문天門으로 왕래하는 것을 보호하고 골윗샘과 변지체(뇌량腦梁)와 골밑샘에 청신한 기혈이 유주流周하여 식물성신경기능植物性神經機能을 강화한다. 행입行入을 통해 생명의 완전한 발현을 방해하는 욕망이 발생할 수 있는 근원을 차단하기 위해 생명 활동력을 정비하고 수행자 마음과 만물의 일체심一體心를 찾기 위한 행공이다.

---

5 후정혈의 다른 명칭.

원기단법 29편 9번   동심법動心法의 두법斗法

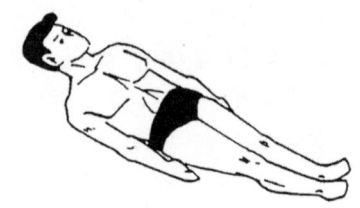

천천히 반듯하게 누워 몸에 경직된 곳이 없도록 편안한 자세에서 365락 유통하며 아래돌단자리 호흡을 한다.

행 · 공 · 효 · 능

몸동작에 구애받지 말고 자연스럽게 누워 아래돌단자리에 축기蓄氣되는 기운이 밝점에 응집되도록 더욱 응축한 뒤에 전신 365락으로 유통하는 행공이다. 수련자의 인격이 거居하는 혼魂의 우둔하고 어리석은 행위를 잠재우지 못하면 혼을 따르게 되니, 자신의 영靈이 피동적으로 되지 않도록 생각을 붙잡고 모든 지시가 영으로부터 유출되어야 한다. 그러나 영이 기계적으로 변하면 무기력한 상태가 되니 감정보다 더 심오한 직관直觀을 통해 영의 자리를 찾기 위해 행공하면서 영적 가치를 깨달아나가야 한다.

원기단법 29편 10번　　합심법合心法의 애법愛法

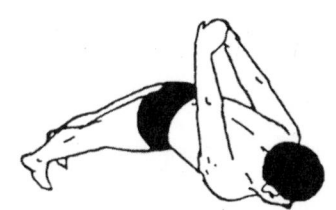

천천히 엎드려 이마와 발가락만 바닥에 대고 몸 전체를 들어 올리며 양손을 뒤로 깍지 끼어 하늘 향해 들고 아랫돌단자리 호흡을 한다.

행 · 공 · 효 · 능

두기頭氣가 척리脊裏를 따라서 천곡天谷에 머물러 발현되지 않고 내재한 잠재의식을 심법心法을 통해 일깨우니 '도달하기 어렵다'는 부정적인 생각을 정리하고 밝점을 통해 심법과 함께 수련할 때 꼭 이루어진다는 마음의 결단이 있어야 심층의식에 도달할 수 있음을 알고 긍정적인 사고를 유출하도록 일깨워야 한다. 육체적으로는 경추골頸椎骨과 경추신경 기능을 강화하고 뇌세포에 신선한 기혈을 순환시켜 뇌파腦波를 발생하는 행공이다.

원기단법 29편 11번   일관법一觀法의 봉법峰法

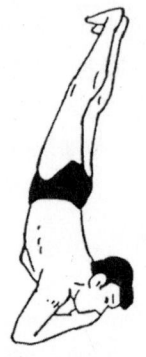

천천히 팔꿈치를 굽혀 손바닥까지 삼각형을 이루도록 바닥에 붙이고 몸 전체를 들어 물구나무서서 아래돌단자리 호흡을 한다.

행 · 공 · 효 · 능

수삼양맥도手三陽脈道를 다스려 영기靈氣가 상초上焦에 머무는 것을 청리淸利[6]시켜 음기陰氣가 비산飛散하도록 천곡天谷에 진원지기眞元之氣를 유주流周시키는 행공이다. 영혼의 순수함과 도덕道德의 고결함과 장생구시長生久視를 성취한 선현들의 뒤를 따라 그분들이 품고 있는 고차원의 이상理想을 수련자의 이상으로 삼아 심층의식에 진입할 수 있도록 분심分心을 발휘하고 운영하여 영靈의 움직임을 활성화하여 부영浮靈[7]의 기틀을 조작造作한다.

---

6 맑고 이롭게 한다는 뜻이나, 여기서는 맑으며 잘 나가다 흩어진다는 뜻.
7 영靈을 띄운다는 뜻. 인체의 영을 공중에 띄워서 원근遠近의 사물을 관찰하거나 원청법遠聽法이나 투시법透視法의 기초를 배우는 데 사용한다.

원기단법 29편 12번   사리법事理法의 양법涼法

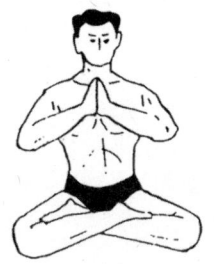

돌단얹거리앉음세[8]로 앉아 양손을 합장하고 적적성성에 들며 아래돌단자리 호흡을 한다.

행 · 공 · 효 · 능

장구長久한 세월 동안 우리 민족의 심신心身 수련법을 전승하고 보존해 온 선현들의 뜻을 따라 밝돌법 가르침을 강요하지 말 것이며 밝빛에 숨을 자가 세상에 하나도 없으니 권위를 내세워도 안 된다. 오직 수련자가 정결하고 그의 생각이 순결해야 도심道心이 밝아지니, 정직한 마음으로 믿고 전수받아 영혼을 깨끗하게 소생시키기 위해 모든 것을 버리는 법을 배우지 않으면 대자연의 순수한 기운을 받을 수 없다. 밝점을 통해 자연의 실체를 깨닫고 가운데돌단자리의 속성을 파악하여 위돌단자리에 내재된 영성靈性이 영기靈氣를 통해 대우주의 실체 속으로 소우주인 개체를 합일하며 기氣, 신神, 정精 세 돌단자리의 합일을 이루기 위해 극강極强한 신념을 배양하면서 아래돌단자리에 축기가 충일하게 이뤄지도록 해주는 행공이다.

---

8 돌단얹거리앉음세는 마음을 안온하고 화평하게 해주는 앉음세로 왼발을 먼저 당겨 오른쪽 허벅지 위에 올려놓고 오른발을 상단 전면에 올려놓는다.

원기단법 30편

원기단법 30편 1번　　　일신법一身法의 선법仙法

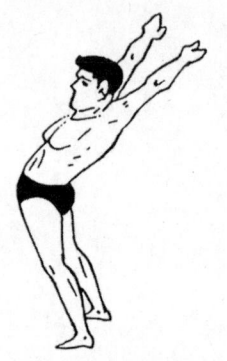

천천히 서서 양손을 하늘 향해 들고 상체를 뒤로 바짝 젖히며 고개를 앞으로 숙이고 **임독 유통**하며 아래돌단자리 호흡을 한다.

행 · 공 · 효 · 능

체중을 양발에 균등하게 싣고 제4~5요추를 뒤로 젖혀야 심신心身을 소양素養[1]한 기운氣運이 기혈氣血의 폭손暴損[2]을 막고 양기陽氣를 도우며 신명神明을 만들어 양혈養血로 생혈生血하여 골수를 보양한다. 씨 뿌려 중기中氣를 잡아 가꾸고乾坤 보살핌으로서元氣 몸이 마음을 따르도록 하였으니 모든 기운을 수련자 체내에 응집시켜 육신을 유강柔强하도록 변환하여 마음대로 움직일 수動作 있게끔 혼정魂停을 통해 마음을 숙정肅靜하여 호흡과 마음이 하나가 되도록 하고 아래돌단자리에 응집된 단화기丹火氣를 밝점의 인도로 임독 유통하는 행공이다.

1　평소에 수련해놓은 것.
2　드러나 없어지게 함, 차츰차츰 줄어듦의 뜻.

원기단법 30편 2번   정심법正心法의 정법貞法

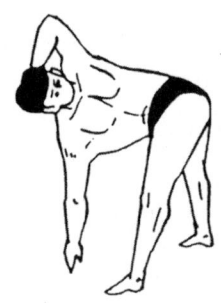

양발을 좌우로 멀리 벌리고 상체를 앞으로 바짝 숙여 왼쪽으로 틀며 양발과 삼각형을 이루는 위치에 오른 손가락으로 바닥 짚고 왼손은 목 뒤 천주혈 부위에 대고 아래돌단자리 호흡을 한다.

행 · 공 · 효 · 능

장부에 있는 음양이기陰陽二氣의 적정適正을 유지하여 폐기肺氣를 도와 흡기吸氣와 호기呼氣의 청탁淸濁 교환을 활발하게 이뤄주는 행공이다. 앞의 선법仙法의 연장으로 마음을 숙정肅正[3]하니 호흡과 마음이 하나 되어 관념觀念을 통해 숙정肅靜[4]하면서 내관內觀하면 영성靈性이 절로 현묘玄妙하게 진기의 끈을 잡았다 놓아주고 비우는 듯하니 놓아준 상태에서 즐기는 법을 알도록 원기단법의 끝머리 공부를 완성해가는 행공이다.

---

3 잘못된 것을 엄격히 바로잡는다는 뜻.
4 엄숙할 정도로 고요하다는 뜻.

원기단법 30편 3번   신심법身心法의 우법牛法

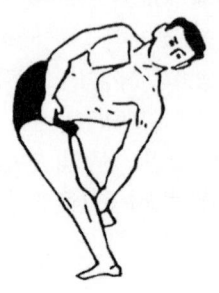

천천히 상체를 뒤로 젖히며 왼손으로 왼 발목 잡고 오른손은 아래돌단자리에 대고 12경 유통하며 아래돌단자리 호흡을 한다.

행 · 공 · 효 · 능

수족手足의 음경陰經을 다스려 족삼음足三陰이 허虛해서 족열足熱이 발생하는 것을 막아주고 이풍涮風으로 인해 비경脾經5의 석腊6을 막아 굴신屈身을 자유롭게 하며, 중추신경의 신경 충격 전달 능력을 배양하고 기 순환을 감각으로 느낄 수 있도록 하여 정신의 소모를 방지하는 행공이다. 12경 유통을 통해 생냉生冷으로 인한 진기의 조창條暢을 배척하지 않게 함으로써 영위榮衛를 조화시켜 안혼정백安魂定魄을 이룬다.

---

5 넓적다리와 종아리.
6 말라서 주름지는 것.

원기단법 30편 4번   인심법忍心法의 가법伽法

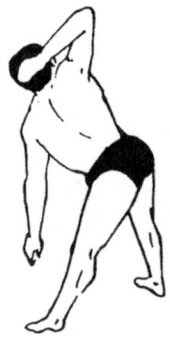

양발을 좌우로 멀리 벌리고 상체를 앞으로 바짝 숙여 오른쪽으로 틀며 양발과 삼각형을 이루는 위치에 왼 손가락으로 바닥 짚고 오른손은 목 뒤 천주혈 부위에 대고 아래돌단자리 호흡을 한다.

행 · 공 · 효 · 능

장부에 있는 음양이기陰陽二氣의 적정適正을 유지하여 폐기肺氣를 도와 흡기吸氣와 호기呼氣의 청탁淸濁 교환을 활발하게 이뤄주는 행공이다. 앞의 선법仙法의 연장으로 마음을 숙정肅正하니 호흡과 마음이 하나 되어 관념觀念을 통해 숙정肅靜하면서 내관內觀하면 영성靈性이 절로 현묘玄妙하게 진기의 끈을 잡았다 놓아주고 비우는 듯하니 놓아준 상태에서 즐기는 법을 알도록 원기단법의 끝머리 공부를 완성해가는 행공이다.

원기단법 30편 5번   파심법破心法의 시법始法

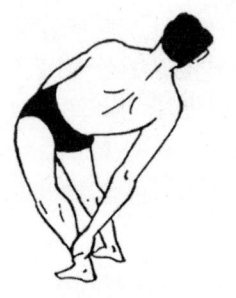

천천히 상체를 뒤로 젖히며 오른 손으로 오른 발목 잡고 왼손은 아래돌단자리에 대고 **14경 유통**하며 아래돌단자리 호흡을 한다.

행 · 공 · 효 · 능

수족手足의 음경陰經을 다스려 족삼음足三陰이 허虛해서 족열足熱이 발생하는 것을 막아주고 이풍痢風으로 인해 비경脾經의 석랍을 막아 굴신屈身을 자유롭게 하며, 중추신경의 신경 충격 전달 능력을 배양하고 기 순환을 감각으로 느낄 수 있도록 하여 정신의 소모를 방지하는 행공이다. 14경 유통으로 생냉生冷으로 인한 진기의 조창條暢을 배척하지 않게 함으로써 영위榮衛를 조화시켜 안혼정백安魂定魄을 이루게 한다.

원기단법 30편 6번

전심법轉心法의 약법藥法

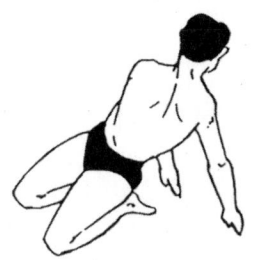

천천히 무릎 꿇고 앉아 발등을 바닥에 대고 상체를 오른쪽으로 틀어 뒤를 향하며 양 손가락으로 바닥 짚고 아래돌단자리 호흡을 한다.

행 · 공 · 효 · 능

족육경足六經과 수육경手六經에 순환하는 진기의 유주流周를 활발하게 만들고 양경陽經에 혈기血氣를 증진하며 정화精華가 상승하여 보정양혈補精養血하므로 몸이 가볍고 피부가 윤택해진다. 또한 진기가 수강髓腔 속의 수액髓液을 자극함으로써 골질骨質의 석회염분화를 제어하여 뼈의 결손을 막아준다. 무념無念과 무욕無慾으로 항상 밝점에 의식을 모아 마음 따라 호흡이 절로 되도록 호흡과 마음을 일치시키는 행공이다.

원기단법 30편 7번

해심법解心法의 정법精法

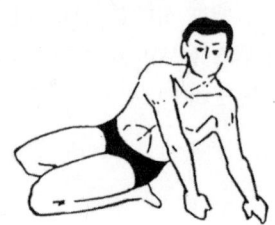

천천히 무릎 꿇고 앉아 발등을 바닥에 대고 상체를 왼쪽으로 틀어 뒤를 향하며 양 손가락으로 바닥 짚고 아래돌단자리 호흡을 한다.

행 · 공 · 효 · 능

족육경足六經과 수육경手六經에 순환하는 진기의 유주流周를 활발하게 만들고 양경陽經에 혈기血氣를 증진하며 정화精華가 상승하여 보정양혈補精養血하므로 몸이 가볍고 피부가 윤택해진다. 또한 진기가 수강髓腔 속의 수액髓液을 자극함으로써 골질骨質의 석회염분화를 제어하여 뼈의 결손을 막아준다. 무념無念과 무욕無慾으로 항상 밝점에 의식을 모아 마음 따라 호흡이 절로 되도록 호흡과 마음을 일치시키는 행공이다.

원기단법 30편 8번

휴심법休心法의 맹법孟法

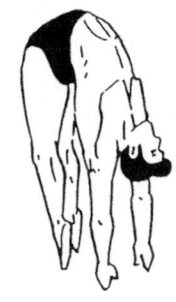

천천히 누웠다가 양 손가락과 양 발가락으로만 바닥을 짚으며 몸통 전체를 들어 올리고 아래돌단자리 호흡을 한다.

행 · 공 · 효 · 능

천곡天谷에 상주하는 원령元靈이 진일眞一을 조화제작造化製作하며 정명正明을 밝히고, 영명靈明한 영성靈性을 고차원으로 승화시키고자 실천적 영성 계발이 이루어져 호흡과 마음이 하나 되어 우주의 기를 받아들이고 운용하게 되는 행공이다. 신체적으로는 골밑샘(뇌하수체), 목밑샘(갑상선), 겉목밑샘(부갑상선), 가슴샘(흉선)의 기능이 활발해져 호르몬 분비가 원활해지니 체내의 물질대사를 높여주며 원신元神이 둔화되고 진기가 정체되지 않도록 하여 신규腎竅를 통해 많은 옥액玉液이 솟아오르게 한다.

원기단법 30편 9번 　　동심법動心法의 혈법穴法

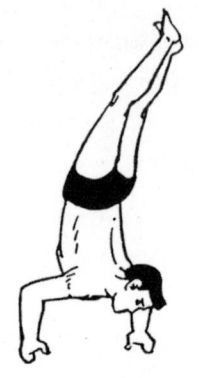

천천히 엎드렸다가 팔꿈치를 굽혀 가슴에 대고 손가락으로만 바닥 짚고 물구나무서서 아래돌단자리 호흡을 한다.

행 · 공 · 효 · 능

열기가 상초上焦에 결집되는 것을 청리淸利하여 음기陰氣가 비산飛散하니 천곡天谷에 유통되는 진원지기眞元之氣가 심층 안에서 영성靈性을 자극하여 영기靈氣가 활동할 수 있도록 해주며, 온화한 가운데 사지가 부드럽게 풀리고 신기神氣가 응결되며 정수精髓가 더욱 충일해지는 행공이다. 신체적으로는 간肝이 허虛하여 풍風이 엄습하거나 신허腎虛하여 진기眞氣가 귀원歸元하는 어려움을 없애준다.

원기단법 30편 10번 　　합심법合心法의 월법越法

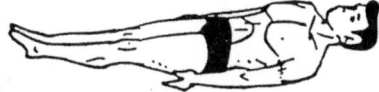

천천히 반듯하게 누워 전신에 경직된 부분이 없도록 하면서 365락 유통하며 아래돌단자리 호흡을 한다.

행 · 공 · 효 · 능

자연치유력이 극대화된 강건한 육체와 완전한 생명력이 타인을 돌보는 사랑의 마음으로 충만해지고 긍정적인 수련인으로 거듭나기 위해 긴 숙면熟眠에서 깨어 일어나야 할 때이다. 자아自我의 무지無智와 편협偏狹이라는 환경과 허영에서 탈피하여 실상을 깨닫고 이해하게 될 때 교만을 벗어던지게 되고 아집도 깨트리며 직관의 소생을 기다릴 수 있다. 직관은 자연으로부터 심층의식을 통해 이성理性의 일과는 다른 형태의 작용을 하니, 직감과 직관의 차이를 깨달으며 365락 유통을 통해 영성을 광명光明하게 이끌어가는 행공이다.

원기단법 30편 11번   일관법一觀法의 포법浦法

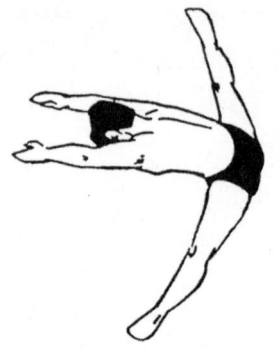

천천히 양발을 좌우로 넓게 벌리며 상체를 앞으로 바짝 숙여 바닥에 대고 양팔을 앞을 향해 귀밑 수직으로 뻗고 아래돌단자리 호흡을 한다.

행·공·효·능

대우주의 힘을 수련자가 운용할 수 있다는 굳은 신념을 갖고 긍정적인 마음으로 행공에 임하면 허노虛勞를 다스려 심장과 신장의 정혈精血을 보補하여 얼굴에 광택이 나고 수족이 따뜻해진다. 참된 기운을 받아들일 수 있는 몸과 마음이 되어 정해진 길로 돌도록 아래돌단자리에 단화기丹火氣를 더욱 생동生動하도록 도와 진기가 불사不死의 원기元氣로 아래돌단자리에서 생성되어 진음진양眞陰眞陽이 되게 하는 행공이다.

원기단법 30편 12번   사리법事理法의 촌법寸法

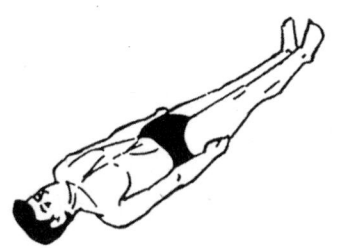

천천히 반듯하게 누워 전신에 힘을 빼고 자연스러운 자세에서 적적성성에 들며 아래돌단자리 호흡을 한다.

행·공·효·능

순수하고 진실한 마음이 있는 자는 마음속에 담대한 비밀을 간직하고 있으니 마음을 비워 양심의 문을 열고 천명天命을 좇아 대우주의식과 하나 되도록 천문天門을 열어 자아의식을 심층의식으로 바꿔야 자연법칙과 하나 되는 길이 열리니 이때 비로소 천지지기天地之氣와 오인지기吾人之氣가 상합한다. 원기단법 마지막 절節에서는 모든 것을 버리고 비우며 수련자 자신을 자연에 맡겨 본능에 의지하는 것이 중요한데, 범사凡事를 생명 본능에 의지하는 자연의 법法을 배우며 무의식으로 밝점을 바라볼 때 가만히 있어도 자연지기自然之氣와 상합상통相合相通하는 경지를 맛보게 되니 호흡도 세입세출細入細出로 천천히 한다. 이는 하늘의 밝은 천기天氣가 육신이라는 그릇에 작은 흠집도 내지 못하도록 하기 위함이니, 이제부터는 올바로 잘 알아서 깨달아가는 순서대로 맞추는 길에 하늘기운과 수련자 기운이 직접 통하고 그 기운이 행공자 체내에서 움직이면서 아래돌단자리에 축기가 이루어져 진기단법 수행에 들어갈 준비를 완료하는 정각도의 마지막 행공이다.

원기단법 총정리

원기단법 30편까지 마친 수련자들은 체득한 모든 법리法理와 심법心法을 통해 무의식無意識으로 밝점을 바라볼 때 자연지기自然之氣와 상통相通·상합相合하는 경지를 맛보는데, 위돌단자리 영靈과 가운데 돌단자리 혼魂과 아래돌단자리 백魄의 기능을 밝히 알아 혼백魂魄 또는 육체와 마음이라는 한정된 삶에서 탈피하여 장생구시長生久視하는 삶 가운데 정선正善에 입각한 선행善行을 베풀 줄 아는 자에게 정각도正覺道 최종 도단道段이 주어진다. 그러기 위해 수련자들에게 원기단법元氣丹法을 복습하는 100일이 주어지니 3일에 한 편씩 반복 수련하여 90일간 행공할 것이며 남은 10일 동안에는 하루에 3편씩 정한 날을 채워 100일간의 행공을 통해 청백淸白하고 사욕私慾 없는 순수한 마음이 되어 천天, 지地, 인人 삼재三才의 도道가 정각도 단계를 마치는 수련자 체내에서 기초를 이룰 수 있도록 한다.

  이때부터 염법수련念法修煉을 통해 혼정魂停하는 법을 깨달아 인체 각 기관마다 파동波動을 따라 대자연의 공명共鳴을 체득하며 관념觀念 가운데 밝점을 따라 움직이는 경험經驗이 전신으로 확장되고 실제 속에 사는 삶이 영적靈的인 시간 속에서 사는 삶이라는 것을 깨달아 삶의 가치와 사고가 혼의 사고思考처럼 한정적限定的이지 않다는 것을 체득해야 한다.

이때 적성寂醒에 들어 대자연의 파장을 수련자가 심법을 통해 접선接線하며 대자연의 천영天靈과 수련자의 원영元靈을 분별하는 법을 익혀 원영의 거처를 정확하게 익혀나가는데, 이성理性은 뇌惱에서 변론하는 성격을 갖는다는 점을 알고 행공을 통해 자연으로부터 심층의식 속으로 흘러들어 원영이 직관을 통해 영혼靈魂에 대한 분별력이 정확해지고 자연계와 본인에 대한 깨달음을 얻어가며 참나眞我를 찾아갈 때 진기단법에 승단하게 된다.

그러기 위해 원기단법 마지막 5편에서 축기를 많이 하도록 구성돼 있으니, 건곤단법에서 임독을 자개하기 시작해서 원기단법을 끝낼 때까지 임독이 완전 자개되어 유통되어야 진기단법에 들어갈 수 있다. 원기단법을 마칠 때까지 임독 유통과 충분한 축기를 하지 않으면 천하없어도 진기단법에 진입할 수 없다는 점을 알아야 한다.

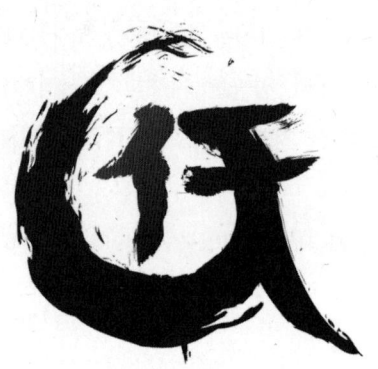